알기 쉬운
수면 이야기

The Resonance of Sleep Stories

알기 쉬운 수면 이야기

The Resonance of Sleep Stories

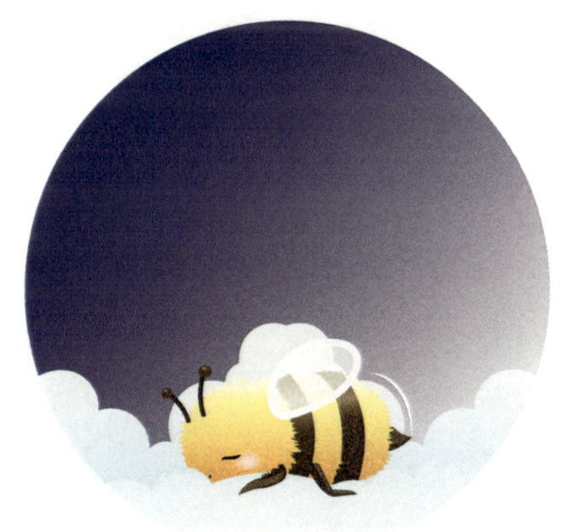

Sleep

조선대학교 출판부

『알기 쉬운 수면 이야기』가 출간되는 데에 도움을 준
조선대학교 의예과 문성현 학생, 상담심리학 석사과정 김명진, 문종근 학생,
그리고 의학과 석사과정 홍지희 학생께 깊이 감사드립니다.
여러분의 소중한 기여가 이 책을 더욱 의미 있게 만들어 주었습니다.

목 차

1장. 수면의학 개론

1-1. '알기 쉬운 수면 이야기'의 소개 ······ 3
1-2. 수면의학의 역사 ······ 9
1-3. 수면의학의 개념과 수면의학의 현재, 미래 ······ 17

2장. 수면생리

2-1. 잠의 기능과 발현 ······ 27
2-2. 수면과 각성을 조절하는 스위치 ······ 35
2-3. 꿈의 비밀 ······ 45

3장. 꿀잠을 자기 위한 수칙

3-1. 꿀잠을 자기 위한 수칙 첫 번째: 수면위생돌보기 ······ 59
3-2. 꿀잠을 자기 위한 수칙 두 번째: 수면-기상 시각 설정법, 자극조절법, 수면제한법 ······ 67
3-3. 꿀잠을 자기 위한 수칙 세 번째: 역설법, 인지행동치료, 이완요법 ······ 75

4장. 불면증

4-A. 불면증의 이해 ······ 87
4-A-1. 불면증의 진단 ······ 87
4-A-2. 불면증의 원인과 병태생리 ······ 95
4-A-3. 불면증의 사례 ······ 103
4-B 불면증의 치료 ······ 111
4-B-1. 불면증의 비약물치료 ······ 111
4-B-2. 불면증의 약물치료 1 ······ 115
4-B-3. 불면증의 약물치료 2 ······ 123

5장. 코골이와 수면장애

5-1. 코골이와 수면무호흡증의 병태생리 ······ 135
5-2. 수면무호흡증의 평가 및 진단 ······ 143
5-3. 수면무호흡증의 치료법 및 지속적 양압술의 원리 ······ 151

6장. 하지불쾌감과 수면장애
6-1. 하지불안증후군 161
6-2. 주기성사지운동증 171
6-3. 수면다리경련과 수면이갈이 181

7장. 잠꼬대와 수면장애
7-1. 렘수면행동장애의 이해와 치료 193
7-2. 사건 수면 201
7-3. 수면섭식장애(Sleep Related Eating Disorder) 209

8장. 기면병
8-1. 기면병의 정의, 원인 및 증상 219
8-2. 기면증의 감별, 진단 및 치료 225
8-3. 기면병의 임상 사례 233

9장. 생체시계
9-1. 생체시계의 작동원리 245
9-2. 생체시계의 기능 255
9-3. 아침형 저녁형 인간 263

10장. 일주기리듬수면장애
10-1. 생체시계가 외부환경을 잘못 인식하여 발생하는 일주기리듬수면장애 273
10-2. 생체시계가 외부 지시를 따를 수 없어 발생하는 일주기리듬수면장애 283
10-3. 생체리듬치료법 291

11장. 수면과 정신건강
11-1. 수면과 치매 303
11-2. 수면과 우울증 311
11-3. 수면과 불안 319

12장. 최면치료와 디지털 수면의학
12-1. 최면치료 329
13-2. 디지털 수면의학 1 337
13-2. 디지털 수면의학 2 343

1장

수면의학 개론

Sleep

1-1

'알기 쉬운 수면 이야기'의 소개

[핵심질문]	알기 쉬운 수면 이야기란?
[학습목표]	1. 강좌의 최종 목적지를 알 수 있다. 2. 본 강좌가 필요한 이유를 알 수 있다. 3. 본 강좌에서 다룰 내용을 알 수 있다.
[3꼭지 궁금증]	1. 인생의 36%를 잠을 자면서 보낸다고? 2. 책 속에 토론이 담겨 있다고? 3. 의학적 지식 없이도 이 책을 볼 수 있다고?

‘잠의 중요성’

인생의 36%는 잠으로 채워져 있다. 이를 일년으로 환산하면, 약 4.32개월, 90년을 산다고 가정하면 무려 32년에 해당하는 시간을 잠을 자는데 사용하게 된다. 수면에 문제가 생긴다면, 비만, 당뇨병, 심장병, 뇌졸중 등 여러 신체적 건강문제뿐만 아니라, 불안, 우울증 등 정신적 건강문제도 발생할 수 있다. 따라서 양질의 수면건강은 우리의 건강을 지키고 웰빙을 유지하는데 필수적이다.

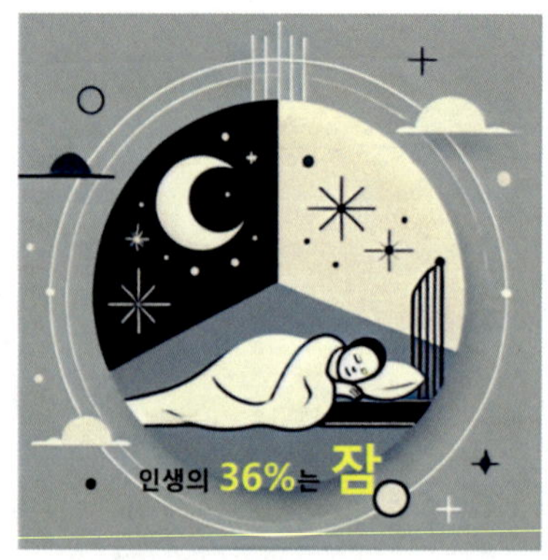

(출처: ChatGPT)

‘알기 쉬운 수면 이야기’ 주제 선정 이유

‘알기 쉬운 수면 이야기’라는 주제를 선택한 가장 큰 이유는 대중적 관심도를 높여, 수면의학의 중요성을 널리 알리기 위해서이다. 수면에 관심을 갖는 독자라면 전공에 관계없이 누구나 이 책을 통해 수면의학의 지식을 쉽게 이해하고, 이를 생활에 활용할 수 있도록 돕고자 하였다. 이 책의 최종 목적지는 독자가 수면의학 전반에 대한 지식을 쌓고 이해도를 넓혀 스스로의 수면건강을 증진시키고, 더 나아가 국민보건향상에 기여하는 조력자로 거듭나도록 하는데 있다.

'알기 쉬운 수면 이야기'의 필요성

인구의 약 1/3이 평생 한 번은 불면 증상을 경험하며, 현재도 약 10~15%가 불면증을 겪고 있다. 불면증은 개인의 고통뿐만 아니라 사회적으로도 막대한 경제적 손실을 초래한다. 미국수면의학회에 따르면, 미국 인구의 12.5%(약 3,500만 명)가 불면증으로 고통받고 있으며, 이로 인한 사회경제적 비용 손실은 200조 원에 달하는 것으로 추산된다. 우리나라의 경우도 정확한 통계는 없지만, 인구 비율 등을 감안하면 약 30조 원 규모의 사회경제적 손실이 발생할 것으로 예상된다. 건강보험심사평가원 자료에 따르면, 국내 수면장애 환자는 2013년 약 38만 명에서 2017년 51만 명 이상으로 증가하는 추세이다. 한편, 일반 인구의 약 50%가 하루 6시간 미만의 수면 부족에 시달리며, 이러한 수면 부족은 치매 위험을 증가시키고, 고혈압, 혈당 조절 이상, 비만 등 다양한 건강 문제와 사망률을 높이는 것으로 알려져 있다.

수면의학의 비약적 발전으로 수면장애의 진단 및 치료 기법이 더욱 정교해지면서 '꿀잠이 보약'이라는 말이 과학적으로 입증되고 있다. 현재 수면장애 진단을 위해 수면다원검사(뇌파, 산소포화도, 근전도, 심전도, 호흡 패턴 등), 활동기록기, 일주기 리듬 평가 등 다양한 검사법이 활용되고 있으며, 기존의 약물 치료를 넘어 광치료, 멜라토닌 요법 등 비약물학적 치료법도 빠르게 발전하고 있다. 이와 함께, 기술 발전과 웰빙에 대한 관심이 증가하면서 수면산업 또한 급성장하고 있다. 슬립테크부터 디지털 치료까지 다양한 디지털 헬스케어 기업들이 본격적으로 시장에 진입하고 있으며, 수면산업은 침구류, 의약품, 의료기기, 의료 서비스, 생활용품 등 광범위한 분야를 포함하고 있다. 업계에 따르면 국내 수면산업 규모는 2012년 5,000억 원에서 2019년 2조 원을 넘어섰으며, 현재는 3조 원에 달할 것으로 전망되고 있다.

수면의학의 중요성이 강조되고 있음에도 불구하고, 수면장애는 여전히 간과되는 질환 중 하나이다. 이제 수면장애는 개인의 문제를 넘어 사회적 문제로 인식되어야 한다. 일반인의 심폐소생술 교육 확대가 심정지 환자의 생존율을 두 배 이상 높인 것처럼, 의료인뿐만 아니라 일반인을 대상으로 한 적극적인 '수면의학교육'을 활성화해야 한다. 이를 통해 대중에게 수면장애의 심각성을 알리고, 예방 교육을 강화함으로써 건강한 수면 문화를 정착시키고, 나아가 수면장애 해결을 위한 실질적인 대안이 제시될 수 있을 것이다.

'알기 쉬운 수면 이야기' 주요 학습 대상

본 도서는 일반인과 비의료인 모두를 주요 학습 대상으로 한다. 특히, 다음과 같은 학습자들에게 보다 유익한 강좌가 될 것이며, 이를 통해 실적적인 도움을 받으리라 기대된다.

- **수면의학에 관심을 갖거나 그 필요성을 절감하는 학습자** (일반학생, 교양강좌 수강생)
- **수면의학에 대한 기초 지식·정보가 필요한 학습자**(보건의료 종사자 및 관련 전공자)
- **수면의학을 전반적으로 이해하고 조망하고자 하는 학습자**(의학계열 전공자)
- **수면 관련 진단 및 치료기기 개발 등 이공계 기술개발과 이를 접목하고자 하는 학습자** (이공계 및 의학계열 전공자)

'알기 쉬운 수면 이야기' 특징

이 책의 가장 큰 특징은 **'3꼭지 토론학습'** 방식을 적용하여 학습자들이 수면의학을 보다 깊이 이해하고 다양한 시각에서 논의할 수 있도록 구성한 점이다. 또한, **'퀴즈 풀이'**를 통해 학습 내용을 점검하고 실력을 향상시킬 수 있도록 하였다. **'3꼭지 토론학습'**에 대한 자세한 설명과 **'퀴즈 풀이'**의 예제는 다음 페이지에서 확인할 수 있다.

3꼭지 토론학습

Q 1. 3꼭지 토론학습은 무엇일까?

3꼭지 토론학습이란, 책 내용 중 궁금할 법한 내용에 대한 보충자료라고 생각하면 된다. 직접 대면에 의해 수업이 이뤄지지 못하다 보니, 독자와 작가간 상호작용이 어려울 수 있다. 3꼭지 토론학습에서는 독자의 예상 질문에 대한 토론을 진행하여, 독자와 작가의 상호작용 효과를 가지려 한다.

Q 2. '수면 생리'는 무엇일까?

의학에서는 병리와 구분하기 위해 생리라는 용어를 사용하곤 한다. 질병 상태에서 보이는 우리 몸의 현상들을 병리라고 한다면 정상상태에서 보이는 우리 몸의 현상들을 생리라고 이해할 수 있다. 수면 생리라고 하면, 수면 구조, 뇌파의 특성, 수면 관련 호르몬 변화 등 수면과 관련된 우리 몸의 모든 현상을 포함하는 개념이라고 볼 수 있다.

Q 3. 수면에 대한 아무런 지식 없이도 이 책을 볼 수 있을까?

전문분야라고 해서 반드시 어렵다고 생각할 필요는 없다. 본 도서는 수면의학에 대한 기본적 지식 습득이 주목적이기 때문에 절대 두려워할 필요도 없다. 수면에 관심만 있다면, 누구나 충분히 이해할 수 있는 내용으로 구성하였고, 개인별 학습역량에 따라서는 전공기초 수준까지 도달할 수 있도록 하였다.

퀴즈풀이

문 1. '알기 쉬운 수면 이야기'에 포함되는 강좌 내용은?

① 수면생리
② 불면증
③ 기면병
④ 수면무호흡증
⑤ 모두다

⇒ 답 ⑤

문 2. '알기 쉬운 수면 이야기'의 타겟 독자는?

① 의사
② 간호사
③ 일반인
④ 불면증 환자
⑤ 모두다

⇒ 답 ⑤

문 3. '알기 쉬운 수면 이야기'의 토론수업 이름은?

① 3꼭지 토론학습
② 세모 토론학습
③ 삼각형 토론학습
④ 고깔모자 토론학습
⑤ 피라미드 토론학습

⇒ 답 ①

1-2

수면의학의 역사

[핵심질문]	수면의학은 어떻게 시작되었지?
[학습목표]	1. 수면의학 발전에 지대한 영향을 끼친 역사적 인물을 알 수 있다. 2. 각 인물의 수면의학의 업적과 그 중요성을 이해할 수 있다. 3. 수면의학의 발전 과정을 이해할 수 있다.
[3꼭지 궁금증]	1. 잠을 잘 때와 일어나 있을 때의 뇌파는 다르다고? 2. 우리 머리 속에도 '시계'가 있다고? 3. 초파리를 통해 생체시계의 작동 원리를 알아냈다고?

수면의학의 태동

수면이 과학적으로 연구되기 시작된 지는 채 100년이 되지 않았다. 그 전까지 사람들은 잠을 쓸모없는 시간으로 간주하거나, 주술적 측면에서 바라보기도 하였다. 수면현상을 신비주의적 관점에서 점차 과학적 관점으로 바라보기 시작한, 20세기 초(1900년대)에서야 바로 수면의학의 역사가 본격화되었다고 할 수 있다. 수면의학을 논할 때, 반드시 기억해야 할 역사적 인물들이 있다. 그들이 어떻게 수면현상을 탐구하고 연구했는지를 살펴본다면, 수면의학이 무엇인지 좀 더 쉽게 다가오리라 생각한다.

알프레드 리 루미스

뇌의 전기적 신호를 이용하여 수면특성을 규명한 알프레드 리 루미스(1887년 11월 4일 - 1975년 8월 11일)는 미국의 변호사이자 투자은행가로 상당한 부를 가진 인물이었다. 그리고 그는 과학자, 물리학자, 장거리 항법 시스템의 발명가이기도 하였다. 그는 뉴욕에 자신의 이름을 딴 루미스 연구소를 설립하여, 2차 세계대전 당시 레이더와 원자폭탄 개발에서 참여하기도 한 입지전적 인물이기도 하다.

뇌신경세포들은 활동을 하게 되면 서로 간에 생화학적 신호를 주고받고 전기를 발생시키는데, 이때 발생한 전기가 뇌파라고 한다. 뇌파검사는 뇌의 생리적 활동은 측정하는 검사수단이다. 이러한 뇌파의 특성을 가지고 현재 우리는 수면단계를 포함하여 수면의 여러 생리적 특성들도 평가할 수 있다. 1875년 리쳐드 캐튼(Richard Caton)이 동물에서 뇌파가 있다는 사실을 처음 발견하였고, 1924년 독일의 정신과 의사였던 한버거(Hans Berger)가 뇌파측정기를 개발하였다.

하지만 당시에는 뇌파의 민감성과 전기신호에 대한 간섭 노이즈를 제거하는 기술이 없었기에 생리현상이나 뇌활동의 변화에 따른 뇌파의 특성을 정확하게 측정하기가 어려웠다. 이에 알프레드 리 루미스(Alfred Lee Loomis)는 당시 최고의 증폭기를 구해, 이러한 간섭 노이즈를 제거하는 '스크린 케이지'에서 연구를 수행하였고, 결국1935년, 루미스는 인간의 수면 뇌파와 수면 단계에 대한 최초의 연구를 발표하게 되었다.

루미스는 '초당 15회의 주파수로 1초에서 1.5초 동안 지속되는 매우 규칙적인 돌발 파형(burst)'을 수면방추(sleep spindle)라고 명명하였다. 수면방추파는 2단계 수면의 특징으로 종종 '수면의 수호자'로 간주된다. 또한 뇌파를 알파파가 나오는 단계와 그렇지 않은 단계를 구분하여, 두 단계 간 의식수준의 차이가 있다는 것을 제안하기도 하였다. 이러한 견해는 현재 뇌파 각성 모델에서도여전히 사용되고 있는 이론이다. 한편, 1937년 루미스는 두피에서 뇌파를 측정하는 뇌전도 기법을 처음 개발하였고, 현재에도 이러한기법을 활용하고 있다.

현재 수면의학에서 뇌파에서 나오는 파형의 특성으로 각성과 수면, 그리고 수면1,2,3단계와 렘수면을 구분 짓고 있다. 이와 같이, 뇌파검사가 수면에 본격적으로 활용될 수 있었던 이유는 바로 루미스의 업적이라고 할 수 있다.

수면생리를 규명한 너새니얼 클라이트만(Nathaniel Kleitman)

수면의학의 두번째 역사적 인물은 너새니얼 클라이트만 교수이다. 그는 수면의학의 아버지로 불릴 만큼 대단한 업적을 남긴 인물이다. 그가 없었더라면, 수면의학이라는 말 자체가 없었을지도 모를 일이다. 시카고 대학의 생리학 교수였던 너새니얼 클라이트만은 1938년, 자신의 동료인 리차드슨과 함께 햇빛이 완전히 차단된 동굴로 들어간다. 바로 세계에서 가장 긴 동굴인 맘모스 동굴이다. 그들은 그곳에서 한달 이상 머물며, 씻지도 못한 채 수면생리를 연구하기 시작한다.

그들은 과연 그곳에서 무엇을 연구를 했을까? 바로 생체리듬이다. 생체리듬이란 일주기리듬이라고도 부르는데, 24시간을 주기로 반복되는 모든 행동학적 특성과 생리현상을 아우르는 말이다. 즉, 매일 같이 먹고 자는 것을 포함하여, 양치습관, 체온주기, 호르몬 변화 등이 모두 일주기리듬을 가진다고 볼 수 있다.

당시 사람들은 이러한 일주기리듬이 '해가 뜨고 지는 하루라는 시간이 24시간으로 짜여있고, 모든 인간활동은 그러한 24시간이라는 환경시간에 맞춘 결과물'이라고 인식하고 있었다. 우리의 일주기리듬이 해가 뜨고 지는 외부환경의 24시간이라는 주기를 따라간다고 생각을 했던 것이다. 클라이트만은 이러한 생각을 실제로 증명하고 싶었던 것으로 보인다. 이에 그는 외부환경자극을 완전히 제거할 수 있는 장소를 모색하였고 빛이 전혀 들 수 없었던 동굴을 실험 장소로 선택하였다. 다시 말해 그는, "외부환경자극이 전혀 없는 곳에서 지낼 때, 과연 우리 일주기리듬은 어떻게 변화될 것인가?"라는 원초적 궁금증을 가지고 있었던 것이다.

만약 동굴과 같이 빛이 없는 환경에서 지낸다면, 일주기리듬은 어떻게 될까? 일주기리듬은 굉장히 중요하기도 하고, 어려운 부분이기에, 4장에서 자세히 다뤄질 예정이다. 먼저 결론만을 말하자면, 클라이트만은 실험을 통해 햇빛과 같은 시간 정보를 알려주는 외부 자극이 없더라도, 우리의 일주기리듬은 24시간주기로 멈추지 않고 작동된다는 사실을 밝혀냈다. 이는 우리의 일주기리듬이 빛에 의해 작동되는 것이 아니라, 몸 내부에서 자체적으로 일주기리듬을 만들어 내고 있음을 말해준다.

렘수면을 발견한 유진 아세린스키(Eugene Aserinsky)

앞서 언급한 너새니얼 클라이트만의 제자인 유진 아세린스키(Eugene Aserinsky)는 클라이트만 교수와 함께 렘수면을 발견하였다. 클라이트만 교수는 수면기-활동기의 주기성이 바로 영아로 하여금 배고픔에 반응한다고 생각하였고, 이러한 현상에 대해 오랫동안 관심을 가지고 있었다. 그러던 중 그는 '안구의 운동성이 수면의 깊이를 측정할 수 있는 척도'라는 가설을 세웠고, 1951년, 대학원생이었던 그의 제자 유진 아세린스키에게 잠자는 영아의 안구운동을 관찰하는 과제를 맡겼다.

연구대상 중에는 유진 아세린스키 자신의 아이도 있었다. 아세린스키는 우연히 잠든 아들의 눈꺼풀 밑으로 눈동자가 빠르게 움직이는 것을 발견했다. 아들은 뇌파측정을 하고 있었기에, 아세린스키는 아들의 눈을 동시에 살필 수 있었다. 그는 안구가 빨리 움직이고 있는 동안에는 잠을 잘 때 통상적으로 보이는 느린 파형이 아닌, 깨어 있을 때와 같은 파형의 뇌파가 나타나는 것을 보고 이상하게 생각하였다. 이러한 빠른 안구 운동 시, 불규칙한 호흡과 심박수 증가 등 생리적 신호의 변화도 보이자, 처음에 그는 기기가 고장 난 줄 알았다. 그러나 실험을 반복해도 결과는 마찬가지였다고 한다.

몇 번의 실험을 반복하던 중, 빠른 안구 운동을 하던 피험자 한 명이 우연히 깨어나서, "생생한 꿈을 꿨어요. 아직도 진짜 같아요"라며 복잡한 꿈에 관한 이야기를 이어나갔다. 반면, 빠른 안구 운동이 없는 상태에서 깨어난 피험자들의 경우, 꿈에 관한 이야기는 없었다. 이러한 차이는 빠른 안구 운동이 꿈과 관련이 있다는 가설로 이어지게 되었다. 아세린스키와 클레이트만은 빠른 안구 운동(Rapid Eye Movement)을 수반하는 단계의 수면을 렘수면(REM sleep)이라고 이름 붙였고, 연구결과를 정리하여 1953년, 저명학술지 〔사이언스(Science)〕에 렘수면의 존재를 발표하였다. 이는 자는 동안 뇌에서 어떤 일이 일어나는지에 대한 수면생리의 연구가 본격화되는 계기가 되었다.

초파리 유전자에서 생체시계의 비밀을 밝힌 제프리 홀, 마이클 로스배시, 마이클 영

실제 생체시계의 존재는 1972년, 시카고 대학의 Robert Y. Moore 교수팀에 의해 이미 확인되었다. 생체시계의 정확한 위치는, 뇌 시상하부에 위치한 시교차상핵이다. 시교차상핵이 생체시계인지 검증하고 싶다면, 이 부위를 제거했을 때 일주기리듬이 없어지고, 다시 이식했을 때 나타나는지 확인하면 될 것이다. 무어 교수팀은 실험 쥐에서의 시교차상핵 이식과 제거 실험을 진행하여, 시교차상핵이 생체시계라는 사실을 증명해 보였다. 시교차상핵은 뇌에서 시신경이 교착하는 지점에 양측으로 위치하며 2만여개의 세포로 구성되어 있다. 그리고 바로 그 각각의 세포들이 2시간의 리듬주기를 만들어내는 시계역할을 하고 있다.

생체시계의 정체와 달리, 생체시계의 세포가 어떻게 24시간의 리듬 주기를 만들어내는가에 대한 답은 오랫동안 미궁 속에 있었다. 현대가 되어서야 마침내, 제프리 홀, 마이클 로스배시와 마이클 영이 초파리 유전자를 통해 생체시계의 비밀을 밝혀낼 수 있었다. 그들은 공로를 인정받아 2017 노벨생리의학상을 수상하기도 하였다. 생체시계의 비밀은 이러하다. 시교차상핵의 세포내 시계유전자들이 밤새 단백질을 만들어 내고, 낮에는 단백질을 분해하는데, 시계유전자가 단백질을 만들고 제거하는 방식으로 우리 몸을 활성-비활성화 시켜 일주기리듬을 만들어낸다는 것이다.

생체시계 내 유전자의 메커니즘 규명은 수면의학사에서 길이 빛날 업적이라 여겨진다. 지금도 수면의학 뿐 아니라, 치매, 우울증 등 다양한 연구분야에서 생체시계의 비밀은 응용, 활용되고 있다.

3꼭지 토론학습

Q 1. 뇌파는 어떻게 발생하며, 깨어있을 때와 잠잘 때 뇌파의 차이는 무엇일까?

뇌파는 뇌신경세포 사이에서 신호가 전달될 때 발생하는 전기의 흐름을 의미하며, 이러한 전기 신호를 측정하여 뇌의 생리적 활동에 대한 정보를 얻을 수 있다. 뇌 활동이 활발할수록 전기 신호의 속도가 빨라지기 때문에, 수면 상태보다는 각성 상태에서 뇌파가 더 빠르게 나타난다. 뇌파는 속도와 수면 단계에 따라 알파파, 베타파, 세타파, 델타파로 나뉜다. 깊은 잠에 빠질수록 느린 뇌파(세타파, 델타파)가 관찰되며, 각성 상태에 가까워질수록 더 빠른 뇌파(알파파)가 나타난다. 가장 빠른 베타파는 수면 상태보다는 활동 중인 각성 상태에서 주로 관찰된다.

Q 2. 생체시계가 있기에 햇빛은 전혀 쓸모가 없는 것일까?

햇빛이 들지 않는 동굴에서도 우리는 여전히 24시간 주기로 잠을 자고 활동할 수 있다. 이는 우리 몸에 생체시계가 존재하기 때문이다. 생체시계의 존재는 미모사 식물을 통해서도 확인할 수 있다. 미모사는 낮에는 잎을 펼치고, 밤에는 잎을 접는다. 처음에는 이러한 반응이 빛을 인식한 결과라고 생각되었다. 그러나 연구 결과, 미모사는 완전히 어두운 암실에서도 여전히 24시간 주기로 동일한 반응을 보였다. 이를 통해 생체시계가 실제로 존재하며, 빛과 같은 외부 자극 없이도 작동할 수 있음이 밝혀졌다.

생체시계는 빛과 무관하게 작동할 수 있지만, 실제 빛이 없다면 우리의 생체리듬은 시간이 지남에 따라 외부 환경의 24시간 주기에서 점차 벗어나게 된다. 그 이유는 빛은 생체시계가 정확한 주기를 유지하고 외부 환경과 동기화되도록 하는 역할을 담당하기 때문이다.

그 핵심은 빛이 생체시계에 리듬을 조율하라는 신호를 보내는 것이다. 즉, 빛은 우리 몸의 시간 알림이 역할을 하며, 생체시계는 그 신호에 맞춰 우리의 일주기리듬을 외부환경에 맞게 조정한다. 이 과정 덕분에 우리는 해가 뜨면 깨어나고, 해가 지면 잠이 들게 된다.

Q 3. 생체시계의 매커니즘 규명은 왜 그렇게 중요할까?

인간을 포함한 모든 생명체가 생체시계를 통해 하루 주기에 맞춰 생활한다는 사실은 이미 잘 알려져 있었다. 그러나 생체시계가 실제로 어떻게 작동하는지에 대해서는 명확히 밝혀지지 않았다. 생체시계의 작동 원리를 규명하여 노벨상을 수상한 제프리 홀 등 연구자들은, 비록 초파리를 활용한 연구였지만, 유전자 수준에서 생체시계의 메커니즘을 밝혀냈다는 점에서 획기적인 업적을 이룬 것으로 평가된다. 이 발견으로 인간을 포함해 다양한 동식물이 어떻게 생체리듬에 적응하는지 설명할 수 있게 되었다. 더불어 생체시계 작동 방법의 연구 결과는 수면장애, 비만, 정신건강 문제 등 다양한 질병의 원인을 찾을 수 있게 해 주었으며, 새로운 약물개발과 치료법 개발 분야에도 영향을 주었다.

퀴즈풀이

문 1. 알프레드 리 루미스가 처음으로 발견한 것으로 옳은 것은?

① 생체시계
② 수면 뇌파
③ 일주기 리듬
④ 빠른 안구운동(REM)
⑤ 불면장애

⇒ 답 ②

문 2. 렘수면(REM)을 발견한 수면의학의 역사적 인물은?

① 유진 아세린스키
② 제프리 홀
③ 너새니얼 클라이트만
④ 마이클 로스배시
⑤ 알프레드 리 루미스

⇒ 답 ①

문 3. 수면의학의 아버지로 불리우는 위인은?

① 제프리 홀
② 유진 아세린스키
③ 너새니얼 클라이트만
④ 크네히트와 미틀러
⑤ 알프레드 리 루미스

⇒ 답 ③

1-3

수면의학의 개념과 수면의학의 현재, 미래

[핵심질문]	수면의학은 무엇이지?
[학습목표]	1. 수면과 수면의학이 중요한 이유를 알 수 있다. 2. 현재 수면의학이 어떻게 연구되고 있는지 알 수 있다. 3. 미래에 수면의학이 어떻게 변화할 것인지 생각해볼 수 있다.
[3꼭지 궁금증]	1. 충분한 수면이 공부의 비법이라고? 2. 잠이 부족하면 병이 생긴다고? 3. '스마트'한 수면 의료기기들이 사용되고 있다고?

수면의 중요성은 점점 증대해지고 있다. 그러한 이유로 많은 분들이 수면이 우리의 전반적인 건강과 웰빙에 무척 중요하다고 인식하고 있는 것 같다. 우리의 수면건강을 지키기 위해서는 무엇보다 우리의 수면을 잘 이해할 필요가 있다. 하지만 수면교육에 대한 교육과 리소스가 부족한 실정이다. 수면의학은 수면교육의 확대를 통해 수면건강을 지킨다는 의학 본연의 중요성을 지니고 있다. 또한 수면의학은 관련 의료전문가, 연구원 및 과학자 등 인재양성과 수면테크와 수면산업의 발전시키는데, 가장 중요한 기반이 될 수 있다.

임상적 관점에서 수면의학의 중요성은 무엇일까요?

인생의 30% 이상은 잠으로 채워져 있고, 우리는 잠을 통해 회복이 되고 신체적·심리적인 항상성이 유지된다. 수면은 신체적, 정신적 건강에 중요한 역할을 한다. 수면부족은 고혈압, 심혈관계질환, 당뇨 등 신체적 건강문제를 부추기고, 치매, 우울증 등 정신건강 문제의 주된 원인이 되기도 한다. 이것이 바로 현대의학에서 수면을 도저히 따로 떼서 생각할 수도 없는 이유라 할 수 있다.

임상적 관점에서 수면의학이 중요해진 이유는 또 다른 이유로는 불면장애를 포함한 수면장애의 높은 유병률을 들 수 있다. 현대인은 거의 매일 과중한 업무와 수많은 스트레스에 시달리고 있으며. 이러한 사회심리적 요인이 수면장애를 높이는 이유라고 볼 수 있다. 바쁜 일상을 살아가는 현대인에게 한 방에 피로를 풀고, 스트레스를 날릴 수 있는 방법으로 잠만큼 좋은 게 없을 것이다. 잠을 못 자는 것은 그 자체로 고통스러운데, 만약 수면부족이 다음날 학업이나 업무능력 저하로 이어져, 주변으로부터 핀잔이라도 듣는다면, 그 상심과 고충은 이루 말할 수 없이 클 것이다.

잠에 대한 과거의 인식

수면현상이 과학적으로 밝혀지기 전까지, 잠에 대한 인식은 좋지 못했다. 토마스 에디슨조차도 잠을 죄악시하여, "잠은 하루 4시간이면 충분하고 나머진 사치다"라 말했다는 기록이 있다. 한참 대학입시경쟁이 치열했던 시기인 80-90년대에 우리나라에도 3당 4락이라는 말이 유행했는데, 말 그대로 3시간 자면 합격하고 4시간 자면 떨어진다는 의미였다. 이처럼 잠이 불필요하고 게으른 사람의 대명사로 여겨지던 시기도 있었다.

정말 그럴까? 수면의학을 다루는 필자의 입장에서는 이러한 잘못된 믿음들이 오히려 우리의 수면건강을 악화시키는지도 모르겠다는 생각이 든다. 한편, 스코틀랜드 의학자인 로버트 맥니쉬(Robert Macnish, 1802-1837)는 "수면은 각성과 죽음의 중간단계로서 지적 능력의 활동이 줄어드는 시기이다"라고 하여, 수면에 대해 비교적 과학적 논거를 설명하려 했던 인물로 평가받고 있다.

'알기 쉬운 수면 이야기'의 독자들에게 부디 이 교재가 우리 주변에서 잘못 오인되고 있는 수면상식들을 바로잡을 수 있는 유익한 시간이 되길 바라며, 나아가 국민의 수면 건강을 지키는데 일조할 수 있기를 기대한다.

수면의학의 현재와 미래

수면의학의 현재

수면 의학은 지난 30년 동안 비약적으로 발전한 비교적 새로운 학문분야라 할 수 있다. 현재 수면의학은 독립적 전문분야로 인정받을 만큼 크게 성장 중에 있다. 과거와 달리, 진단과 치료를 위해 다양한 진단기기와 치료방법들이 활용되고 있다. 그 예로, 수면다원검사기기를 활용한 다양한 수면장애의 진단이 가능해졌고, 1981년 수면무호흡증을 치료하는 비침습적 방법인 양압기치료가 도입되면서 수면무호흡증 및 모든 수면장애 전반에 대한 관심이 크게 증가했다. 또한 활동기록기를 통한 활동성리듬평가나 생체호르몬 분석을 통한 생체리듬평가는 일주기리듬장애의 진단적 정확성을 높이는 계기가 되었고 다양한 기전의 수면 약물이 개발 또는 개발 중에 있다. 더불어 광치료 또는 멜라토닌요법 등의 생체리듬치료법 역시, 일주기리듬장애를 치료하는데 적용되고 있는 실정이다.

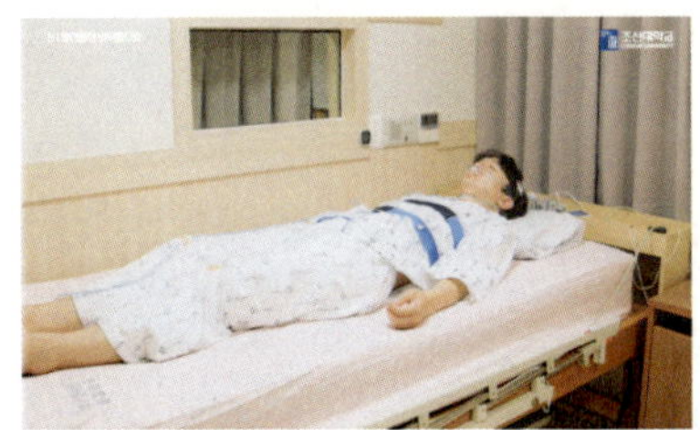

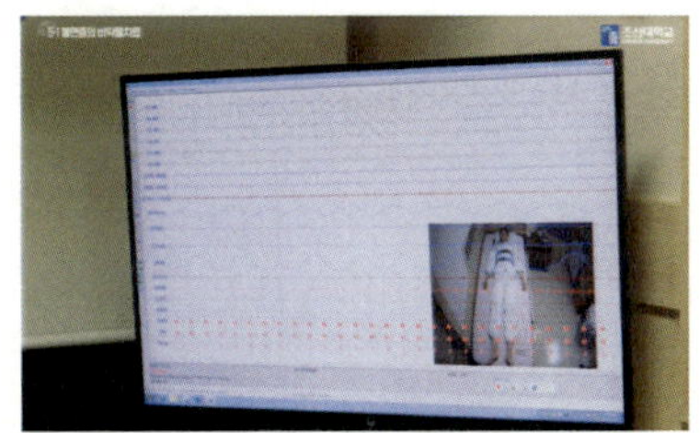

수면다원검사 (출처: 조선대학교 병원)

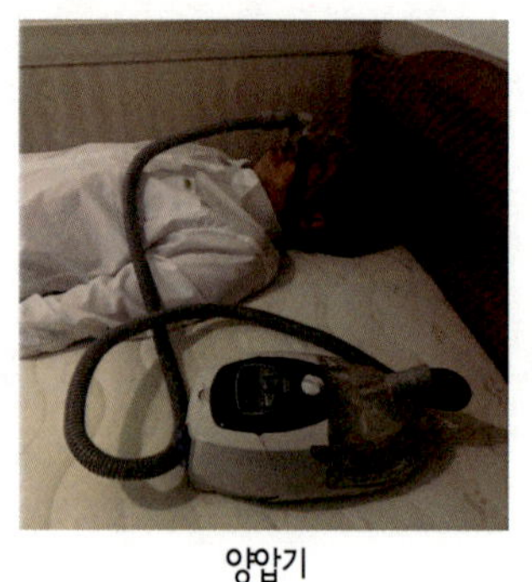
양압기

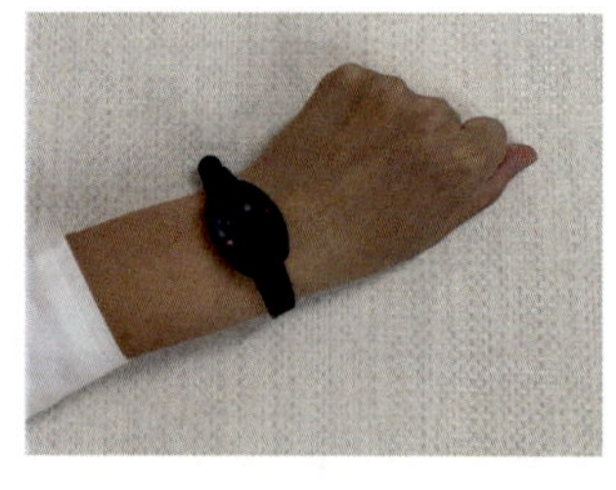
활동기록기

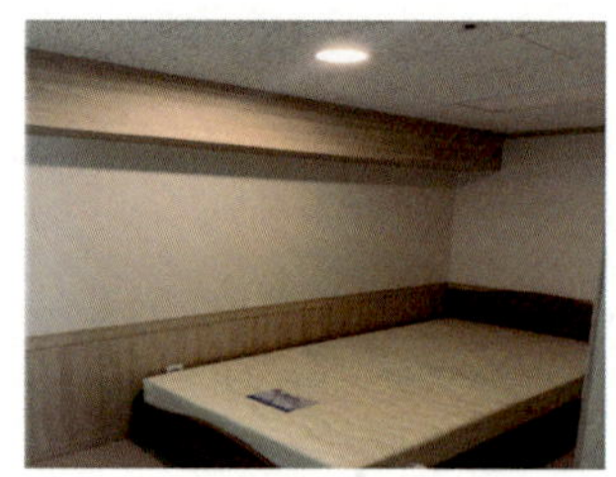
광치료실

(출처: 조선대학교 병원)

현재 수면의학에서 연구되고 있는 분야

수면의학의 연구는 다양한 분야에서 활발히 이루어지고 있다. 특히 웰빙이 강조되고 있는 현대인에게 수면이 건강에 어떤 영향을 미치는지는 수면 연구의 큰 관심사 중 하나이다. 수면부족으로 인한 심리적 문제, 심장질환, 비만, 당뇨병 등과의 관련성을 연구하는 데 중점을 두고 그것의 해결책을 찾아내고자 하는 연구분야라 할 수 있다.

또한 최근 노인인구의 증가로 치매/인지기능 감퇴 과정에서 수면이 어떻게 연관되는지 등도 또한 관심이 증대되고 있다. 수면은 학습능력, 기억력, 그리고 뇌 건강에 다양한 방식으로 영향을 미치게 된다. 이 분야의 연구는 수면이 인지기능과 어떻게 상호 작용하는지에 대한 연구를 진행하며, 이를 통해 학습과 기억 개선을 위한 방법을 탐구하는 연구를 진행하기도 한다. 덧붙여, 노화 과정에서 수면 패턴은 변화할 수 있으며, 이것이 건강 및 기능에 영향을 미칠 수 있다. 이 분야의 연구는 노화와 수면 간의 관계를 이해하고 노화 과정에서 건강한 수면 습관을 유지하기 위한 전략을 개발하는 데 도움을 줄 수 있다.

수면을 수면테크라는 산업적 가치로 활용하기 위해, 수면장애치료법, 수면모니터링 기술개발 등에 관한 연구도 활발히 진행되고 있다. 수면장애치료에 관한 연구는 수면장애가 있는 사람들을 위한 다양한 치료 옵션을 연구하고 발전시키는 데 관심을 가지고, 약물 치료제 개발, 비약물치료법 개발, 치료 장비(예: CPAP 기계) 개발 등이 포함된다. 수면모니터링 기술개발에는 웨어러블 기기, 스마트폰 앱 및 스마트 시스템 등이 포함되며, 수면 패턴을 추적하고 개선하는 데 도움이 되며, 이러한 정보가 수면 의학 연구에 활용된다.

수면의학의 미래

미래학자 버크민스터가 제시한 지식 2배 증가 곡선에 따르면, 인류의 지식총량이 2배 증가하는데 100년의 시간이 소요되다가 1990년대부터 25년, 현재는 1년, 2030년이 지나면 3일이 걸릴 것이라 한다.

수면 의학의 미래 또한 기술 혁신에 따라 크게 변화할 것으로 전망된다. 기존 의료센터에서 이루어지던 오프라인 기반의 수면 진료는 점차 사라지거나 최소한으로 축소될 가능성이 크다. 또한, 전통적인 의료 관행에서 벗어나 철저히 환자 중심의 접근 방식으로 전개될 것으로 보인다. 최근, 미국수면의학회(AASM)는 수면 의학 분야의 미래 전략과 비전을 정의하기 위해 “수면 의학의 미래”라는 제목의 태스크포스 보고서를 발표했다.

이와 관련하여 미래 수면의학은 어떻게 바뀔 것인지 몇 가지를 전망해 보겠다. 첫번째는 통신기술을 이용한 원격의료의 보편화이다. 수면 질환에 대한 진단, 치료 등 모든 진료과정이 원격으로 관리되고 모니터링이 될 것이다. 원격 의료는 시간과 장소를 불문하고 언제 어디서나 진료를 받을 수 있다는 장점이 있다. 시골 지역에 거주하는 사람들, 더 나아가 의료자원이 부족한 국가에 거주하는 사람들에게 서비스를 제공할 수 있게 될 것이다.

두번째로 가정용 수면검사기기를 통해 수면검사를 병원이 아닌, 집에서 받는 것이 보편화되고 당연시될 것이다. 이렇게 되면 환자들은 병원을 오는 수고로움을 덜 수 있으며, “모든 전선을 연결”한 채로 집에서 밤을 보내기만 하면 되기에 편리성도 증가할 것이다. 이는 결국 새로운 접근 방식의 검사라고 볼 수 있다. 가정용 수면검사기기의 성능도 월등히 향상될 전망으로, 수면뇌파와 수면 중 호흡상태까지 정확히 모니터링 될 것으로 기대된다.

마지막으로 스마트폰 앱과 웨어러블 기술을 통해, 수면질환을 조기에 발견하고, 예방하는 것도 가능해질 전망이다. 이외에도 간단한 혈액채취만으로 수면 무호흡증, 하지불안증후군, 불면증과 같은 질환을 진단하고 치료할 수 있는 방법들이 개발될 것으로 예상된다.

3꼭지 토론학습

Q 1. '3당 4락'은 과학적 근거가 있을까?

3당 4락, 출산률이 100만명 가까이 되던 베이비부머의 자녀들이 시험을 치르던 80-90년대 후반까지, 유행했던 말이다. 당시는 입시경쟁률이 굉장히 높았기 때문에, 남들과 똑같이 해서 대학에 합격한다는 게 결코 쉽지 않은 시기였다. 또한, 근면이 미덕으로 받아들여지던 시기라는 점을 감안한다면 과학적 근거보다는 문화적, 사회적 맥락에서 나온 말이라고 보는 게 타당할 것 같다. 충분한 잠은 뇌 기능, 집중력, 기억력을 향상시킨다는 것이 이미 과학적으로 많이 입증된 지금 생각하면 상당히 말이 안되는 말이다. 시급하고 어쩔 수 없는 상황이라면, 잠을 자지 않고 정말 말 그대로 단기적인 성과를 낼 순 있겠지만, 장기적으로는 비효율적이며 건강을 해칠 수 있다는 점을 분명히 유념할 필요가 있다.

Q 2. 왜 수면부족이 신체적, 정신적 문제의 원인이 될까?

수면부족은 신체적, 정신적 건강에 광범위한 영향을 미친다. 수면부족이 여러 건강 문제에 영향을 미치는 이유로는 여러 가지가 있다. 수면 중에 신체는 자연스럽게 회복되는데, 수면부족은 이러한 신체의 회복능력을 저하시키고, 수면부족 자체가 스트레스로 작용하여 코르티솔 같은 스트레스 호르몬 증가와 인슐린 저항성 증가로 이어지게 된다. 결과적으로 고혈압이나 심혈관질환, 당뇨병의 위험성을 높이거나 악화시키게 되는 것이다. 수면은 뇌에 쌓였던 노폐물을 청소하는 시간으로 이해할 수도 있다. 수면부족으로 이러한 과정이 방해받게 되면, 뇌기능이 저하라든가 신경전달물질의 교란 등을 일으켜, 치매, 우울증과 같은 정신건강문제를 유발할 수 있다. 따라서 충분한 수면은 이러한 문제를 예방하거나 완화하는 데 중요한 역할을 한다고 이해할 수 있다.

Q 3. 수면테크란 무엇일까?

슬립테크(Sleeptech)란 'Sleep(수면)'과 'Technology(기술)'의 합성어로, 첨단 기술을 활용해 수면관련 데이터를 분석하고 수면을 돕는 기술을 일컫는다. 이는 스마트 매트리스, 수면 추적 앱, 수면 증진 음악, 스마트 알람 등을 포함하며, 이러한 기술은 수면 패턴을 분석하고 개선하는 데 도움을 준다. 수면테크가 각광을 받는 이유는 바쁜 일상을 살아가는 현대인에게 시간은 금과 같기 때문이라고 할 수 있다. 수면테크는 시간과 장소에 구애받지 않고, 스마트한 방식으로 불면증이나 수면문제를 빨리 해결할 수 있고, 이것이 큰 장점으로 어필이 되어 큰 관심을 받고 있는 것이다.

퀴즈풀이

문 1. 수면의학의 중요성으로 제시되지 않은 것은?

① 수면분야에 대한 관심 증가
② 수면 교육의 부족
③ 수면의학 관련 인력 양성
④ 수면과 기타 질환과의 연관성
⑤ 수면테크 등 수면 산업 발달

⇒ 답 ④

문 2. 현재 수면의학에서 주로 사용되지 않는 의료기기 및 치료 방법은?

① 수면다원검사
② 활동기록기
③ 경두개 자기 자극술
④ 양압기
⑤ 광치료 또는 멜라토닌 요법

⇒ 답 ③

문 3. 현재 개발중인 슬립테크에 해당하지 않는 기술은?

① 스마트 매트리스
② 수면다원검사
③ 수면 추적 어플리케이션
④ 스마트 알람
⑤ 수면 증진 음악

⇒ 답 ②

2장

수면생리

Sleep

2-1

잠의 기능과 발현

[핵심질문]	잠의 역할은 무엇이고 잠은 어떻게 오는 것인가?
[학습목표]	1. "수면생리"에 대해 알 수 있다. 2. 잠이 하는 일과 우리 몸에 끼치는 영향을 알 수 있다. 3. 잠이 오는 이유와 과정을 알 수 있다.
[3꼭지 궁금증]	1. 자는 동안 뇌의 청소부가 일한다고? 2. 수면이 부족한 사람은 잠이 '빚'처럼 쌓이고 있다고? 3. 밤을 새우기 힘든 이유가 있다고?

잠

잠의 사전적 의미의 잠은 '몸과 마음이 쉬면서 의식이 없는 상태'이다. 실제 잠은 생물체가 일정 시간 의식을 끊고 몸과 두뇌의 활동이 둔해지는 자연스러운 현상이다. 잠이 들면, 일반적으로 활동량이 줄고 눈이 닫히며 근육이 이완되는 과정을 거친다. 잠은 두뇌와 신경계, 그리고 다른 신체 기관들에게 휴식과 복원의 시간을 제공하는 중요한 생리학적 기능을 수행한다.

과거에 잠은 단순히 뇌의 수동적(패시브) 상태로 여겨졌지만, 현대 수면의학에서는 잠이 굉장히 복잡하고 다이내믹한 과정이라고 설명하고 있다. 빠른 안구 운동(렘수면)이 발견되기 전까지 잠이란 뇌가 비활성인 상태로 간주되어왔다. 이 말은 혼수나 마취상태와 같이, 외부자극에 대해 뇌가 반응하지 않은 수동적 상태로 잠을 생각했다는 것이다. 잠과 반대로 깨어난다는 것은 '외부자극에 대해 뇌가 반응을 보이는' 즉, 깨어남은 다소 능동적 입장에서 인식하고 있었다.

그러나 J. 앨런 홉슨(1989)은 자신의 저서를 통해 기존의 수면에 대한 인식을 완전히 뒤바꾸었다. 그는 수면이 단순한 휴식이 아니라, 고유한 메커니즘을 갖춘 역동적인 과정이며, 다른 의식 저하 상태와는 분명히 구별된다고 주장했다.

수면 생리

역동적이라는 말은 잠을 자면서도 뇌는 끊임없이 활동을 한다는 의미로 받아들여질 수 있다. 현대수면의학에서 잠은 뇌의 생리적 활동성을 반영하는 뇌파를 기준으로 정의 내리게 된다.

잠(수면)은 여러 단계와 주기로 구성되어 있으며, 이에는 빠른 안구 움직임을 갖는 렘(REM)수면과 비-REM 수면이 포함된다. 수면생리(Sleep Physiology)는 수면상태와 관련된 생리학적 과정과 메커니즘에 관한 영역으로 이러한 수면 주기와 단계가 어떻게 생기고, 어떤 기능을 하는지, 그리고 수면 부족이나 수면 장애가 생체에 미치는 영향은 무엇인지 등을 밝히는 분야라 할 수 있다. 이 분야는 뇌의 특정 부위, 신경전달물질, 호르몬 및 기타 생체 신호와 같은 여러 요소가 어떻게 상호 작용하여 수면상태를 유발하고 유지하는지에 대한 이해를 포함한다.

잠의 기능

우리는 왜 잠을 잘 자야만 할까? 수면은 여러 기능을 수행하는 중요한 생리적 상태이다. 잠은 에너지보존, 휴식과 회복기능, 그리고 기억과 학습, 그리고 감정조절 등의 역할을 수행하게 된다. 하나씩 살펴보자.

첫째, 잠의 역할 중 하나는 에너지 보존이다. 에너지보존은 에너지를 절약해서, 신체가 다른 중요한 과정에 에너지를 사용할 수 있도록 하는 것이다. 수면의, 특히 비렘수면의 더 깊은 단계에서는 대사율이 떨어지고 에너지 소비가 줄어들게 된다. 그렇게 되면 심박수, 호흡, 체온이 모두 감소하여 전반적인 에너지가 절약되는 것이다.

둘째, 잠을 통해 우리 인체는 휴식을 얻고 신체적·심리적 항상성을 유지할 수 있다. 신체회복은 수면 중에는 성장호르몬이 분비되어, 손상된 세포가 복구되고 성장하는 것과 관련된다. 그렇기에 성장기 아동의 잠이 매우 중요한 것이다. 또한, 잠은 수면은 면역 시스템을 강화하고, 질병에 대한 저항력을 높이는 데 중요한 역할을 할 수 있다.

셋째, 잠을 통해 뇌의 수많은 기능들은 잠을 통해 회복이 되고, 이러한 뇌기능의 회복은 신경세포 사이의 정보전달능력을 향상시켜, 학습과 기억에 도움을 준다. 새로 학습한 정보는 수면 중 뇌의 특정 공간에 저장되고, 잊지 않도록 (기억응고화)을 거치게 된다. 쉽게 말해, 배운 것을 단단히 굳히는 과정을 거치는 것이다. 만약 수면을 충분히 취하지 못했다면, 낮동안 배웠던 기억들은 쉽게 잊힐 것이다.

넷째, 수면은 쓸모없이 사용되고 있는 뇌의 공간을 정리해서 새로운 학습을 위한 공간을 확보하는 기능도 갖는다. 결과적으로 충분한 잠을 자야, 전에 학습된 정보를 잘 기억해낼 수 있고, 다음 날에는 보다 효율적으로 학습에 임할 수 있게 된다.

다섯째, 수면은 정서적 안정과 감정의 조절에 필수적이다. 이는 수면 중에는 스트레스 호르몬인 코르티솔의 분비가 줄어들어 정신적 스트레스가 감소하기 때문이다. 뇌의 전두엽은 감정을 조절하는 뇌 부위인데, 수면 중에 이 부위가 활성화된다. 이로 인해 감정이 안정되고 낮에 느끼는 정서적 불안이 줄어드는 효과를 가지게 되는 것이다. 한편 수면 부족은 세로토닌 같은 뇌의 신경전달물질의 불균형을 일으켜 우울증이나 불안감을 유발할 수 있다. 적절한 수면은 이러한 신경전달물질의 균형을 유지하는데 중요한 역할을 수행하게 된다.

수면 부족의 영향

수면 부족은 심혈관 질환의 위험을 높일 수 있다. 구체적으로는 고혈압, 심장 질환, 뇌졸중 등이 수면 부족과 관련이 있다.

수면시간이 줄면 뇌졸중의 위험성이 증가하고 뇌졸중으로 인한 사망 위험성이 증가한다. 중년 이상의 성인에게는 7시간 전후의 충분한 수면시간이 필요한데, 그보다 수면시간이 증가할 경우, 수면 부족과 마찬가지로 뇌졸중과 뇌졸중으로 인한 사망위험성이 높아진다. 이는 수면시간의 질적 저하로 더 오래 잠을 자려는 것으로도 이해될 수 있다. 결과적으로 충분한 수면시간과 함께 수면의 질(quality) 관리 역시, 중요하다는 것으로 이해할 수 있다.

수면질 저하와 알츠하이머의 관계

700여명의 노인을 대상으로 추적관찰을 한 결과, 야간수면분절, 즉 조각잠이 심했던 사람은 그렇지 않은 사람에 비해 치매가 진행될 위험성이 1.5배, 그러니까 50%가 증가되었다고 한다. 그렇다면, 잠을 잘 못 자는 것이 치매 위험성을 높이는 이유는 무엇일까?

잠은 언뜻 보면, 우리 뇌가 아무 일도 안하고 쉬고만 있는 것처럼 보이지만, 실제는 대단한 일을 수행하고 있다. 정신활동을수행하게 되면, 우리 뇌에 노폐물이 쌓이게 되는데, 그러한 노폐물이 바로 잠을 잘 때 제거된다. 이러한 노폐물 안에는, 알츠하이머병의 원인물질인 아밀로이드나 타우단백질도 포함되어 있다.

그렇다면, 잠을 잘 때 우리 뇌에서 이러한 노폐물이 제거되는 것이 어떻게 가능할까? 바로 우리 뇌에 노폐물을 청소하는 시스템이 존재하기 때문이다. 글림파틱 시스템이라 불리는 이 시스템은 잠을 자는 동안에 활성화되어, 뇌척수액이 흐를 수 있는 통로를 제공한다. 그렇게 되면 뇌척수액을 뇌 세포 사이로 흐를 수 있게 되고, 쌓인 노폐물과 독소가 제거되게 되는 것이다. 간단히 말해, 글림파틱 시스템은 잠을 자면서 활성화되는 뇌의 '청소부' 같은 것이다.

잠이 오는 이유

일반적으로 사람들은 하루를 열심히 보내고 피곤에 지쳤을 때, 많이들 "잠이 온다"라고 한다. 또한 피곤하지 않더라도, 우리는 밤이 되면 잠을 청하게 된다. 이처럼 잠은 두 가지 작동원리로 오게 되는데, 바로 "수면 항상성"과 "수면 일주기성"이다. 수면 항상성은 우리 몸의 생리적인 기능을 정상적으로 유지하고, 정신적, 신체적 건강을 챙기는 데 중요한 역할을 한다.

수면항상성은 수면이 부족할수록 더 많은 수면시간을 취하도록 하여, 균형을 유지하는 우리 몸의 메커니즘이라고 할 수 있다. 자야 할 충분한 시간을 못 잤다면, 우리 몸은 이것을 부채로 여겨, 보통 더 일찍 잠에 들게 하고 더 오랫동안 잠을 잠으로써, 이러한 부채를 갚게 된다. 부채가 클수록 그만큼 잠을 자려는 힘이 커지는 데, 이를 우리는 '수면압'이라고 말한다. 부채를 갚게 되면, 우리 몸은 다시 균형을 맞춰 활력을 되찾을 수 있게 된다. 이것이 바로 수면 항상성 메커니즘이 작동하는 원리이다. 이는, 굶는 날이 길어질수록 식욕은 커지고, 음식섭취가 늘어나는 것과도 비슷한 원리라고 할 수 있다. 반대로, 충분히 잤다면 수면항상성 원리에 의해 그 다음날은 졸릴 확률은 낮아질 것이다.

우리는 피곤하다고 하여, 아무 때나 잠들 수 있는 게 아니다. 자야 할 시점이 되었을 때 비로소 잠을 자게 된다. 그것이 바로 수면 일주기성 원리이다. 그 비밀은 바로 수면일주기성 작동원리에 있다. 점심 전, 분명 간식을 먹었는데도 점심시간이 되자 배고픔을 느낀다면, 그것이 바로 일주기성이라고 할 수 있다. 수면일주기성은 우리 몸의 생체시계가 조절하는데, 생체시계는 잠을 자도록 유도하는 물질을 특정 시간대(밤)에만 분비하여 우리가 특정시점에 잠을 자도록 만드는 것이다. 잠을 자도록 유도하는 물질은, 바로 멜라토닌이다. 멜라토닌은 해가 지게 되면 분비를 시작해서, 새벽 3-4시 사이에 최고조에 이른다. 그래서 이 시간에 깨어있기 힘든 것이다.

우리의 몸은 이러한 두 가지 원리의 상호 작용에 따라, 우리가 언제 잠에 들고, 언제 깨어나야 할지를 결정하게 된다.

3꼭지 토론학습

Q1. 글림파틱 시스템은 깨어있는 동안에는 작동하지 않을까?

그렇다. 글림파틱 시스템(glymphatic system)은 주로 깊은 잠을 잘 때 활동하는 것으로 알려져 있다. 이 시스템은 뇌에서 노폐물을 청소하는 메커니즘이며, 이러한 노폐물의 제거는 뇌의 건강을 유지하는 데 중요한 역할을 한다. 글리파틱 시스템은 뇌척수액이라는 용액이 뇌실질 안으로 들어가서, 노폐물을 쓸어 없애는 기능을 하는데, 그러한 기능이 잘 이뤄지기 위해서는 뇌척수액이 뇌실로 들어가는 통로가 열려야 한다. 이때, 들어가는 통로 역할은 동맥혈이 하고, 나오는 통로는 정맥혈이 하게 된다.

깨어있는 동안 글림파틱 시스템이 제대로 작동하지 않는 이유는 뇌가 계속 활동하고 있어, 뇌실질이 부풀려져 있고 이로 인해 뇌 내의 혈관길이 좁아져 뇌척수액의 순환이 제한되기 때문이다. 반대로 수면 중에는 글림파틱 시스템이 활성화되는데, 뇌가 일을 하지 않아도 되기 때문에 뇌의 붓기가 빠지게 되고 뇌 내의 노폐물을 배출하는 통로인 정맥길이 자연스럽게 열리기 때문이다. 결국, 잠을 자지 않거나 수면 부족 상태가 지속된다면 글리파틱 시스템은 제대로 작동할 수 없는 것이다.

Q2. 하루 중 가장 수면압이 높을 때는 언제일까?

수면 항상성은 수면욕구과 관련이 있으며, 깨어 있는 시간 동안 수면압이 지속적으로 증가한다. 그 이유는 우리 몸이 쉬고 회복할 필요성을 느끼게 만들기 위한 것이다. 정상적으로 본다면, 잠들기 직전은 우리가 가장 오랫동안 깨어 있는 시점이 된다. 즉, 수면 항상성원리에 근거해서 생각한다면, 수면압이 가장 높은 시점 또한 잠들기 직전이라고 말할 수 있다.

수면 항상성은 우리 몸이 '에너지를 재충전해야 한다'는 신호를 보내는 메커니즘이라고 볼 수 있다. 핸드폰이 배터리가 부족할 때 빨간색으로 경고를 표시하는 것처럼, 우리의 뇌도 수면이 필요할 때 특정 신호를 보내게 된다. 이때의 신호는 아데노신이라는 화합물이 누적되면서 나타나게 되는데, 이 아데노신이 증가하면 우리는 피로를 느끼게 되는 것이다. 이러한 피로감은 우리에게 쉬어야 한다는 명확한 메시지로 작용하여, 궁극적으로 우리 몸의 항상성을 유지하는데 도움이 될 수 있다.

Q 3. 영화 속 '동면'은 무엇일까?

영화에 등장하는 동면 상태는 인위적으로 생체 활동을 줄이고 에너지를 절약하는 방법으로, 일반적인 자연스러운 잠과는 다소 차이가 있다고 봐야 할 것 같다. 일주기 측면에서 이러한 동면을 굳이 설명해 본다면, 이 동면 상태를 유도하기 위해서는 캡슐 내의 온도를 낮추는 과정이 포함될 수 있다. 일반적으로, 우리의 체온은 하루 중 특정 시간에 가장 낮아지는데, 이는 일주기 리듬과 관련이 있다. 체온이 낮아지면 세포 내 효소 활성이 감소하여 대사 작용이 느려진다. 이러한 상태에서는 체온 조절과 에너지 소모가 최소화되어, 멜라토닌 같은 수면 호르몬의 분비가 촉진된다. 따라서, 영화에서의 동면상태는 이러한 일주기리듬과 체온의 변화를 기반으로 인체의 생체활동을 최소화하고 에너지를 절약하는데 초점을 맞춘 것으로 해석될 수도 있을 것이다.

퀴즈풀이

문 1. 잠을 자면서 활성화되는 뇌의 '청소부'의 이름은?

① sensory system
② immune system
③ glymphatic system
④ integumentary system
⑤ musculoskeletal system

⇒ 답 ③

문 2. 멜라토닌 등 수면과 관련한 호르몬을 분비하여 특정 시간에 잠을 자도록 만드는 원리는?

① 수면반주기성원리
② 수면일주기성원리
③ 수면이주기성원리
④ 수면월주기성원리
⑤ 수면연주기성원리

⇒ 답 ②

문 3. 수면의 기능으로 옳은 것은?

① 회복
② 감정조절
③ 에너지 보존
④ 학습과 기억
⑤ 모두 다

⇒ 답 ⑤

2-2

수면과 각성을 조절하는 스위치

[핵심질문]	잠의 역할은 무엇이고 잠은 어떻게 오는 것인가?
[학습목표]	1. 수면과 각성 조절을 조절하는 스위치에 대해 알 수 있다. 2. 수면이 어떻게 구성되어 있는지 알 수 있다. 3. 비렘수면과 렘수면이 가지는 특징을 이해할 수 있다.
[3꼭지 궁금증]	1. 수면과 각성을 조절하는 스위치가 있다고? 2. 수면에도 건물처럼 구조가 있다고? 3. 잠도 사람처럼 나이를 먹는다고?

수면과 각성을 조절하는 스위치

수면과 각성을 조절하는 스위치가 실제로 존재한다는 것에 의구심을 가질 수 있겠지만, 우리 뇌에는 수면과 각성을 조절하는 특정부위가 정말로 존재한다. 스위치처럼, 특정부위가 켜지거나 꺼짐으로써, 우리는 자기도 하고 깨어나기도 하는 것이다.

그렇다면, 이 스위치가 어디에 있을까? 바로 시상하부(hypothalamus)와 뇌간(brainstem)이다. 시상하부는 시상과 뇌하수체로 이어지는 곳에 있으며, 콩 하나 정도의 크기이지만 우리 몸의 대사, 체온, 식욕, 수면 등 항상성을 조절하는데 없어서는 안되는 핵심 부위이다. 뇌간은 뇌줄기라고도 하며, 중뇌, 교뇌, 연수를 아울러 이르는 것이다. 생명유지를 담당하며, 뇌사는 바로 이 부위의 손상을 의미한다.

수면 스위치

'복측 앞 시각 영역(Ventral Lateral Preoptic Area, VLPO)'으로 시상하부에 위치한 아주 작은 뇌 영역이다. 복측 앞 시각 영역은 VLPO로 약칭하여 부를 수 있다. 이 영역은 수면과 깨어 있는 상태를 조절하는 데 중요한 역할을 하는 것으로 알려져 있다. VLPO는 GABA(Gamma-Aminobutyric Acid)와 갈라닌(Galanin) 같은 억제성 신경전달물질을 분비하는데, 이러한 억제성 신경전달물질은 깨어있는 상태를 유지하는 뇌 영역인 망활성계(Reticular Activating System, RAS)의 활동을 억제한다. 즉, VLPO라는 스위치를 누르는 순간(ON), 망활성계라는 전등이 꺼져버리는 것이다.

각성 스위치

수면 스위치는 1개이지만, 각성 스위치는 무려, 3개로 구성되며, 여기에 보조 스위치 1개가 더 존재한다.

첫번째 스위치는 유두융기핵(tuberomammillary nucleus)에 위치한다. 유두융기핵은 시상하부(hypothalamus)에 위치한 핵의 하나로 TMN으로 약칭하여 부를 수 있다. TMN은 주로 히스타민(histamine)을 분비하는데, 이러한 히스타민은 중추 신경계에서 각성과 주의를 촉진하는 신경전달물질이다. 감기약에 이러한 히스타민 작용을 억제하는 물질이 있어, 감기약 먹은 후 졸린 이유가 바로 이것이다.

두번째 스위치는 솔기핵(raphe nucleus)에 있다. 솔기핵은 뇌간(뇌의 중앙 부분, 교뇌)

에 위치한 일련의 핵들로 구성되어 있다. 이 핵들은 주로 세로토닌(serotonin)이라는 신경전달물질을 분비한다. 이러한 세로토닌이 예전에는 졸음을 유발하는 물질로 인식되기도 하였지만, 최근 연구는 세로토닌 증가가 각성을 일으킨다는 사실이 입증되었다. 그래서 세토토닌 농도는 깨어 있을 때 가장 높고, 잘 때는 줄어들게 된다.

세번째 스위치는 청반(locus ceruleus)에 위치한다. 청반은 집합된 신경세포(뉴런)가 청색을 띈다고 해서 붙여진 이름으로 자극이나 스트레스에 반응하여 높은 수준의 각성을 유발하는 곳이기도 하다. 청반은 주로 노르에피네프린이라는 신경전달물질을 생성하고 분비하는 뉴런들로 구성되어 있는데, 이러한 노르에피네프린은 각성과 주의 집중력을 촉진하는 작용을 갖는다. 깨어 있는 동안에는 노르에피네프린의 규칙적인 분비가 이뤄지고 비렘수면기에 분비가 감소하며, 렘수면기에는 분비가 거의 중단되게 된다.

여기에 더해, 3종의 각성스위치를 보조하는 스위치가 있는데, 바로 오렉신 뉴런이다. 오렉신 뉴런은 3종의 각성스위치보다 상부(시상하부)에 위치하여, 각성 스위치의 작용을 강화하는 역할을 한다. 우리가 중요한 작업을 할 때, 오랫동안 명료한 상태로 각성상태를 유지할 수 있는 이유가 바로 오렉신의 작용 때문이라고 생각할 수 있다. 오렉신뉴런은 말 그대로 오렉신(하이포크레틴)이라는 각성을 촉진하는 펩타이드를 분비하게 된다. 계속해서 잠이 오는 기면병은, 오렉신 뉴런의 손상이나 오렉신 부족 때문에 발생하게 된다.

렘수면 스위치

렘수면을 조절하는 스위치는 옆등면피개핵(Laterodorsal Tegmental Nucleus, LDT)와 대뇌각교뇌피개핵(Pedunculopontine Tegmental Nucleus, PPT)에 위치한다. 이들 역시 뇌간에 위치하며, LDT와 PPT로 약칭하여 부를 수 있다. LDT와 PPT는 아세틸콜린을 분비하는 콜린성 뉴런으로 구성되어 있어 렘수면에 관여한다. 이러한 아세틸콜린은 각성작용과 비렘수면을 렘수면 상태로 전환시키는 역할을 가진다고 알려져 있으며 각성과 렘수면 모두에서 증가되게 된다.

정리하자면, 우리 뇌에는 수면과 각성을 조절하는 스위치가 있는데, 수면스위치는 망활성계라는 전등을 꺼버리고, 각성스위치는 이러한 망활성계라는 전등을 켜는 작용을 가지고 있다. 이러한 스위치들이 서로 상호작용하면서 우리가 일상에서 잠에 들거나 깨어 있을 수 있다고 이해할 수 있다. 이에 더해, 피개핵이라는 곳에 비렘수면을 렘수면으로 바꾸는 렘수면

스위치가 있다고 정리할 수 있다.

수면의 구조

건물에는 건축구조가 있듯, 수면에도 수면 구조가 있다. 예를 들어, 집의 구조는 크게 집 밖과 집 내부로 나눠볼 수 있는데, 마찬가지로 수면 구조는 각성(수면 외부)과 수면(수면 내부)으로 구분 지을 수 있다. 집 내부로 들어가서 살펴본다면, 여러 개의 방과 거실, 화장실 등으로 분류할 수 있듯이, 수면 내부 역시, 여러 단계의 수면을 가진 비렘수면, 그리고 렘수면으로 분류할 수 있다. 수면 단계는 얕은 수면 단계인 1단계에서부터 깊은 수면 단계인 3단계로 구분하고 있다.

비렘수면의 주기는 50-70분 정도 지속되다, 반복될수록 그 시간은 줄어들게 된다. 렘수면은 비렘수면보다 훨씬 짧은 5-15분 정도이지만, 수면하는 동안 4-5차례 나타나며, 수면 후반부로 갈수록 비렘수면의 지속시간이 짧아지기에, 상대적으로 렘수면이 자주 나타나게 된다.

수면뇌파의 특징

뇌신경세포 사이에 신호가 전달될 때 전기가 흐르게 된다. 뇌파는 뇌신경세포간 활동의 결과로 생기는 전기의 흐름으로 뇌의 생리적 활동성을 나타낸다. 당연히 깨어 있을 때와 잠잘 때, 그리고 얕은 잠을 잘 때와, 깊은 잠을 잘 때, 뇌의 생리적 활동성은 다를 수밖에 없다. 결국 여기서 나오는 뇌파 신호 역시 다르기 때문에 이러한 뇌파의 특징을 가지고 수면 단계를 구분 짓게 된다.

뇌파에서 나오는 전기신호가 빠르다는 것은 그만큼 뇌활동이 활발하다는 것을 의미한다. 그렇기 때문에 완전 각성상태에서는 아주 빠른 뇌파 형태, 초당 13회이상인 베타파가 나온다. 베타파는 신체와 정신적 활동을 하거나, 감각이나 자극이 있을 때 발생하는 뇌파이다. 수면에 들기 전에서는 조금 느려진 뇌파 형태를 보이게 된다. 이 때는 초당 8회-12회 알파파가 출현하게 된다. 알파파는 눈을 감거나 심신이 안정된 상태일 때 발생하는 뇌파이다. 1단계 수면에 들어서면 뇌의 활동성이 둔해지기 때문에, 뇌파 역시 훨씬 느려지며 초당 4-8회 신호가 잡히는 쎄타파가 관찰된다. 쎄타파가 보인다면, 수면상태라고 말할 수 있다. 2단계 수면에서도 당연히 쎄타파가 전반적으로 나타난다. 여기에 더해, 방추파와 K-복합파의 매우 특징적인 뇌파 소견을 보인다. 숙면에 들면 1초당 1-2회 밖에 신호가 잡히지 않은 델타파가 나온다. 이러한 뇌파는 깊은 수면상태 또는 무의식 상태 시 발생하는 뇌파이다.

비렘수면과 렘수면–생리학적 변환

비렘수면과 렘수면은 수면의 두 주요 단계로 서로 다른 생리적 특성을 갖는다.

우선 비렘수면기와 렘수면기는 두뇌 활동성에서 차이를 보인다. 각성상태와 비교해서 비렘수면기에는 두뇌의 전반적 활동은 현저히 줄어들게 된다. 이에 반해 렘수면기에는 운동, 감각영역의 뇌 활동은 증가되지만, 그 외 두뇌 영역의 활동성은 비렘수면의 특징과 유사하다.

다음으로 심박수와 호흡수의 변화인데, 비렘수면기 심박수와 호흡수는 규칙적으로 유지되어 에너지 소모를 줄이는 역할을 하게 된다. 반면 렘수면기에는 심박수와 호흡 패턴이 매우 불규칙하며, 이러한 심혈관계 기능 변화가 심혈관 질환 고위험군에서 심근경색 위험 요인으로 작용할 수 있다. 또한, 렘수면 동안에는 불규칙한 호흡 패턴과 상기도 근긴장도 소실이 발생하여, 수면무호흡증을 악화시킬 가능성이 있다.

마지막은 체온 변화인데, 비렘수면기에는 에너지 소모가 감소하면서 각성상태보다 더 낮은 온도로 체온이 유지된다. 하지만 렘수면기에는 몸을 떨거나 땀분비와 같은 체온조절반응들이 관찰되지 않으며, 이로 인해 주변온도에 따라 체온이 바뀌는 변온상태가 된다. 그 외, 비렘수면기에는 교감신경계의 활성이 감소하여 전반적으로 편안한 상태가 된다. 반면, 렘수면기에는 교감신경계의 활성이 각성기에 비해 증가할 수 있다.

수면노화

나이를 먹으면서 피부에 주름이 생기듯 수면시간이 줄어드는 현상을, 수면노화라고 말할 수 있다. 수면 노화는 수면 구조의 변화와 밀접한 관련이 있다.

사람의 수면 구조는 연령대에 따라 특징적인 차이를 보인다. 유아기부터 청소년까지의 시기에 수면의 개시, 유지, 총 수면시간, 수면효율 등에 있어 가장 뚜렷한 변화를 보인다. 일반적으로 나이가 들면서 수면효율은 감소하고 각성시간이 늘어, 조각잠을 많이 자게 된다.

생후 1년은 성인과 비교하여 2배에 가까운 무려 16시간 동안 수면을 취하게 된다. 그리고 이 시기 렘수면이 전체수면의 50%를 차지한다. 3세가 되면 이러한 렘수면은 성인 수준인 20-25%로 감소하게 된다. 3-5세가 되면 총수면시간은 11-12시간으로 감소하게 된다.

학동기에 해당하는 6-12세의 어린이들도 이와 비슷한 하루 10-11시간동안 수면을 필요로 하고 12-18세의 청소년들도 하루 최소한 9시간 정도의 수면을 필요로 한다. 성인기에 접어들면 하구 7시간의 수면이 필요하고 50세가 넘어가면 6시간, 그리고 90세가 되면 5시간 30분정도로 필요한 수면시간이 줄어들게 된다.

3꼭지 토론학습

Q1. K-complex와 방추파는 무엇일까?

2단계 수면은 수면의 대부분을 차지하는 단계로, 전체 수면의 45%를 차지한다. 이 단계에서는 특정한 뇌파 패턴인 K-complex와 수면방추파가 관찰된다. K-complex는 뇌파 상에서 복잡하고 큰 물결 형태로 나타나며, 수면의 안정화와 깊은 수면으로의 전환을 돕는 역할을 하는 것으로 알려져 있다. 수면방추파(sleep spindle)는 12-14 Hz의 빈도로 나타나는 뇌파 패턴으로, 수면의 안정화를 돕고, 또한 학습과 기억에도 영향을 미치는 것으로 알려져 있다.

Q2. 치매 약물과 꿈은 관련이 있을까?

그렇다. 치매환자에게서 일부 약물 중 치료의 부작용으로 꿈을 많이 꾸는 현상이 발생할 수 있다. 치매에 사용되는 치료약물들은 대부분 뇌의 아세틸콜린의 증가를 가져와 집중력과 기억력을 향상시키는 기전을 가지고 있다. 앞서 렘수면을 켜는 스위치가 아세틸콜린을 증가시킨다고 언급한 적이 있다. 이러한 점에서 생각한다면, 아세틸콜린이 증가되면서 꿈을 꾸는 렘수면이 활성화된 결과라고 이해해볼 수 있다.

한편, 꿈은 학습과 기억력 향상과 연관되며, 아세틸콜린이 기억의 연상작용을 활발하게 해주는 것으로 알려져 있다. 치매약을 먹고 꿈을 꾼다는 것을 굳이 부정적 측면에서 인식할 필요는 없을 것 같다.

Q 3. 수면노화가 진행되었음에도 오래 자는 것의 문제점은 무엇일까?

나이가 들면서 생리적 수면시간이 줄어들고 수면의 질이 떨어지는 것은 자연스러운 과정이다. 그런데 여러가지 이유로 많이들 누워서 생활하곤 하는데, 오랫동안 누워 있는 것은 여러가지 문제를 일으킬 수 있다.

불필요하게 오랫동안 침대에 누워있게 되면 수면 패턴이 무질서해지고, 그 결과로 수면장애의 위험이 증가할 수 있다. 또 장시간 누워있으면 생활패턴이 불규칙해지고, 그로 인해 식사나 운동, 기타 일상활동에도 문제가 생길 수 있다. 이러한 불규칙한 생활패턴이 지속된다면 감정 불안이나 우울증 같은 정서적 문제가 발생할 수 있다.

즉, 수면노화를 고려하지 않고 오래 자는 것은 체력적으로 근육과 관절을 약화시키고 순환계, 호흡계, 그리고 다른 체계의 건강에도 영향을 미칠 수 있다. 따라서 노년기에도 건강한 생활 패턴과 균형 잡힌 생활 습관을 유지하는 것이 중요하다.

퀴즈풀이

문 1. 다음 중 짝지어진 것의 관계가 반대 관계인 것은?

① 알파파 - 세타파
② 렘수면 - 비렘수면
③ 수면스위치 - VLPO
④ 렘수면스위치 - PPT
⑤ 각성스위치 - 유두융기핵

⇒ 답 ②

문 2. 다음 중 요구되는 적정 수면시간이 가장 짧은 인물은?

① 생후 1개월, 하나
② 10세, 두나
③ 30세, 세나
④ 50세, 사나
⑤ 80세, 다나

⇒ 답 ⑤

문 3. 다음 중 수면 시 확연하게 변화하는 것은?

① 키
② 뇌파
③ 외모
④ 근육량
⑤ 모발의 색

⇒ 답 ②

2-3

꿈의 비밀

[핵심질문]	잠의 역할은 무엇이고 잠은 어떻게 오는 것인가?
[학습목표]	1. 꿈이 무엇인지 알고 꿈의 종류에 대해 생각해볼 수 있다. 2. 꿈을 꾸게 되는 과정에 대해 이해할 수 있다. 3. 꿈이 하는 일에 대해 이해할 수 있다.
[3꼭지 궁금증]	1. 렘수면이 아니어도 꿈을 꿀 수 있다고? 2. 꿈이 스트레스를 풀어줄 수 있다고? 3. 꿈에도 종류가 있다고?

꿈의 정의

1953년 Aserinsky와 Kleitman이 빠른 안구운동(REM) 수면을 발견하였고, 이 시기에 우연히 깨어난 피험자가 방금 생생한 꿈을 꾸었다고 보고함으로써 REM 수면이 꿈과 밀접하게 연관되어 있다는 사실이 밝혀졌다. 그 이후 꿈은 70여 년간 연구되어 왔지만, 여전히 꿈을 어떻게 규정할지, 꿈이 생성되는 신경생리학적 특성이 무엇인지, 그리고 그 기능이 무엇인지에 대해서는 명확한 답이 제시되지 않았다. 우리는 매일 꿈을 꾸지만, 역설적이게도 꿈을 알지 못하는 것이다.

우리의 뇌는 잠들면 전반적인 활동이 감소하면서 조용하고 안정된 상태에 들어가게 된다. 이와 동시에 꿈이라는 독특한 생리적 현상을 경험하는데, 꿈은 외부 자극 없이 자발적으로 형성되어 시간의 흐름에 따라 전개되는 이야기적 내용을 시각적 이미지로 체험하는 과정이라 할 수 있다. 수면의학에서는 이를 수면 중 발생하는 정신활동(sleep mentation)으로 보며, 지각·사고·감정 등 다양한 정신적 과정이 포함된다.

꿈의 역사

오랫동안 과학자들은 우리가 왜 꿈을 꾸는지 이해하려고 노력해왔다. 21세기에 접어들었음에도 불구하고, 꿈의 본질과 기능에 대한 전문가들의 의견은 여전히 분분하다. 지난 125년 동안 꿈에 대한 우리의 이해를 형성하는 데 중요한 영향을 미친 세 가지 주요 연구가 있다.

첫번째로 19세기 말 정신과 의사이자 정신분석학자인 지그문트 프로이트는 『꿈의 해석』을 출판하여, 꿈이 개인의 무의식적 욕망과 심리적 갈등을 반영한다고 주장했다. 그의 이론은 이후 정신분석학의 기초를 형성하는 데 중요한 역할을 했으며, 꿈을 인간의 내면을 이해하는 핵심 요소로 간주하는 연구와 치료 기법이 발전하는 계기가 되었다.

두번째는 1953년 시카고대학교의 유제니 아세린스키(Eugene Aserinsky)와 네이선 클라이트먼(Nathaniel Kleitman) 연구팀은 수면 중 빠른 안구 운동(REM, Rapid Eye Movement) 단계를 발견하였으며, 이 과정이 꿈과 깊은 관련이 있음을 밝혀냈다.

세번째는 1970년대에는 꿈이 렘수면 동안 뇌간의 신경 활성화와 관련된다는 이론이 제시되었다. 이 모델은 뇌의 생리적 작용이 꿈의 생성과 밀접한 연관이 있음을 설명하려 했다. 이러한 연구들은 꿈에 대한 과학적 이해를 발전시키는 데 중요한 역할을 했으며, 오늘날에도 꿈의 의미와 기능을 둘러싼 연구는 계속되고 있다.

꿈 내용(dream contents)

일반적으로 렘(REM)수면에 꿈을 꾼다고 알려져 있지만, 실제 꿈의 약 20%는 서파수면에 막 접어들 때 발생하고, 나머지 80%는 렘수면 중에 나타난다. 렘수면에서 꾸는 꿈은 강한 감정과 함께 환각적인 특성을 보이며, 슈퍼맨처럼 역동적인 움직임이 가득한 장면들이 펼쳐진다. 또한, 감정을 동반한 스토리텔링이 빈번하게 나타나며, 이 과정에서 시각, 지각 및 정서와 관련된 기억이 강화되는 것으로 알려져 있다. 반면, 서파수면 시 꿈은 시각 장면 반복이 잦고 좀처럼 하나의 이야기로 엮이지 않는다. 서파수면은 서술 및 공간 기억 등을 담당하는 해마의 활성화와 연관된다. 그래서 비렘수면 중 꿈은 보다 더 현실적이고 최근에 있었던 일들로 채워지게 된다.

렘수면의 꿈

렘수면에서 꿈이 형성되려면 렘오프세포가 비활성화되어 노르에피네프린 분비가 중단되어야 한다. 노르에피네프린이 분비되지 않으면 뇌는 렘수면 상태로 진입하며, 이 과정에서 렘온세포가 활성화되어 기억의 연상 작용을 촉진하는 아세틸콜린을 생성한다.

깨어 있는 동안의 정신 활동은 특정 대상에 집중하는 형태로 이루어진다. 반면, 렘수면 동안의 꿈에서는 등장하는 장면에 따라 주의가 분산되며, 이로 인해 사고의 흐름이 유동적으로 변화한다. 렘수면에서 발생하는 스토리텔링은 아세틸콜린의 작용에 의해 기억의 단편들이 자연스럽게 연결되면서 짧은 이야기 형식으로 구성된다.

또한, 렘수면 중 뇌의 활동은 깨어 있을 때와 다르게 작동하는데, 이는 의식적인 실행 통제에서 벗어나 지각 및 감정 처리가 더 활발해짐을 시사한다. 이러한 뇌 활동의 차이는 렘수면에서 꾸는 꿈이 환상적이고 감정적으로 강렬한 특성을 띠는 이유와 관련이 있을 가능성이 크다.

꿈과 뇌활동

꿈이 어떻게 만들어지고 어떤 기능을 하는지 이해하려면, 렘수면과 비렘수면(NREM)에서의 뇌 활동이 각성 상태의 뇌 활동과 어떻게 다른지를 살펴보는 것이 중요하다.

일반적으로 서파수면 중에는 각성 상태에 비해 뇌 혈류가 감소하지만, 해마의 활성도는 오히려 최고조에 이르러 각성 상태보다 더 높은 수준을 보이는 것으로 보고된다. 반면, 렘수면으로 진입하면 환각과 감정을 처리하는 특정 해부학적 부위들이 재활성화된다. 특히 감정과 공포 반응을 조절하는 편도체가 활발하게 작용하며, 이로 인해 꿈속에서 분노, 기쁨과 같은 다양한 감정을 경험하는 것이 가능해진다. 반면, 의식을 조절하는 전두엽 영역은 비활성화되며, 이는 꿈에서 논리적 판단이나 현실 인식이 흐려지는 원인으로 작용할 수 있다.

인간의 경우, 해마에 의존하는 기억은 서파수면과 가장 밀접한 연관이 있으며, 이 시기에 정보가 안정적으로 저장되고 강화된다. 반면, 정서적 기억의 처리 및 창의적 문제 해결 능력은 렘수면과 더 밀접하게 연관되어 있는 것으로 알려져 있다.

수면 중 감정처리의 효과

수면 중 감정은 어떻게 처리될까? 일반적으로 렘수면에서 꾸는 꿈은 강렬한 감정적 경험과 밀접한 관련이 있다. 수면 중 우리의 감정적 기억은 재활성화되고 변형되는 과정을 거치며, 이는 꿈의 형성과도 연관될 수 있다. 한 연구에 따르면, 렘수면 후 감정적으로 충만한 이야기에 대한 회상이 선택적으로 향상되는 현상이 관찰되었다.

한편, 중요한 결정을 내려야 하는 상황에서 고민거리(sleeping on a problem)를 생각하면서 잠을 잤다고 가정해보자. 놀랍게도 다음 날 아침, 머릿속에 보다 명확한 해결책을 떠오르는 것을 경험할 수 있다. 이러한 sleeping on a problem 현상에는 주목할 만한 몇 가지 특징이 있다.

첫째, 설문조사에 참여한 대부분의 사람들이 하룻밤 사이에 성공적으로 해결책을 도출하는 경우가 많았으며, 이는 sleeping on a problem 현상이 매우 강력한 효과를 가진다는 것을 시사한다.

둘째, 사람들은 자신이 내린 결정의 합리적 타당성을 명확히 설명하지 못하지만, 직관적으로 올바른 선택을 했다고 느낀다.

셋째, 이러한 결정에 대해 상당한 확신을 가지며, 추가적인 고민을 한다고 해서 더 나은 해결책을 얻을 가능성이 크지 않다고 인식하는 경향이 있다.

심리학적 및 신경학적 과정은 꿈의 성질을 결정하는 데 중요한 역할을 한다. 꿈은 매일 밤 수행되는 심리적 실험과 같으며, 수면 중 기억을 정리하고 감각 정보를 통합하는 핵심적인 기능을 수행한다. 결과적으로, 수면은 감정처리를 통해, 기억력도 향상시키고, 고민거리도 해결해주는 '묘약'이라 할 수 있다.

편도체와 꿈

편도체는 감정과 공포 반응을 조절하는 중요한 뇌 구조이다. 편도체의 과활성이 있는 환자들은 꿈에서 더 강한 부정적 감정을 경험하며, 악몽을 꾸는 빈도가 높다는 보고가 있다.

우르바흐-비테병(Urbach-Wiethe Disease, UWD)은 시간이 지남에 따라 편도체가 석회화되는 희귀한 유전 질환이다. 이러한 환자들은 꿈을 꾸더라도 편도체의 기능이 상실되어 있어, 부정적 감정 반응이 거의 나타나지 않는다. 실제 한 연구에 따르면, UWD 환자들의 꿈은 대조군에 비해 훨씬 더 즐겁고, 짧으며, 덜 복잡한 경향을 보였다. 그러나 위협이나 위험을 인식하는 정도에서는 큰 차이가 발견되지 않았다.

꿈의 역할

꿈은 학습과 깊은 관련이 있다. 우리 뇌는 꿈을 통해 일상에서의 경험을 반복하며, 이 과정에서 학습과 기억이 강화된다. 한 예로, 하루 동안 쥐가 미로를 탐색한 경험은 자는 동안 되감기되어, 뇌의 해당 영역이 다시 활성화되면서 재학습이 이루어진다. 또한, 꿈은 뇌에서 새로운 정보와 기억을 정리하고 저장하는 중요한 역할을 한다. 낮 동안 뇌는 막대한 양의 정보와 경험을 처리하는데, 이 중 일부는 무의미하거나 잘못된 연결일 수 있다. 꿈을 꾸는 동안 뇌는 이러한 불필요하거나 잘못된 연결망을 제거하고, 유용하고 중요한 정보만을 적절히 연결하고 저장하여, 정보의 과부하를 방지하고 기억을 최적화한다.

한 번쯤은 감정적으로 힘든 하루를 보내고 특히 생생한 꿈을 꾼 경험이 있을 것이다. 꿈은 우리가 일상에서 겪는 스트레스와 감정을 조절하는 데에 도움을 준다. 우리 뇌는 꿈을 통해 그날의 힘든 감정을 조절하고 다스려 우리가 다시 일상생활을 할 수 있도록 도와준다. 우울증 환자들은 역시 꿈을 많이 꾼다. 이는 우울증 환자가 감정적으로 많은 고통을 받고 있기 때문에 그들의 뇌가 열심히 감정을 처리하느라 꿈이 늘어나는 것이라고 해석되기도 한다.

이뿐만 아니라, 꿈은 면역력을 유지하는 데 기여하고, 새로운 아이디어를 떠올리거나 창의적인 사고를 촉진하는 데도 도움을 준다. 꿈은 과거 경험을 이해하는 데 도움을 주며, 나아가 미래의 행동을 예측하고 준비하는 역할을 하기도 한다.

앞으로 꿈의 비밀이 어떻게 밝혀질지는 알 수 없지만, 분명한 것은 우리가 꿈을 자각하든 하지 않든, 꿈을 꾸는 과정 자체가 정신 건강에 필수적인 역할을 한다는 점이다.

자각몽(Lucid dreaming)

자각몽은 꿈을 꾸는 동안 자신이 꿈을 꾸고 있다는 사실을 인식하는 현상이다. 이러한 메타인지적 통찰력은 깨어 있는 상태에서의 에피소드 기억 접근을 촉진하며, 꿈속에서의 의지적 통제력을 향상시키는 데 기여한다. 자각몽은 생리적으로 급속 안구 운동(REM) 수면 상태에서 발생하며, 생리적 활성화와 자율 신경계 각성과도 밀접한 관련이 있다. 특히, 자각몽은 렘수면 단계가 최고조에 이를 때 나타나는 경향이 있다. 신경 영상 연구에 따르면, 자각몽은 전두엽 및 두정엽 피질 영역의 활성화와 연관이 있는 것으로 보인다.

백일몽(day dreaming)

백일몽은 꿈을 꾸지 않는 상태에서 무의식적으로 상상이나 망상에 빠지는 현상을 의미한다. 이는 실제 꿈과 달리 현실을 벗어난 환상적인 상황을 즐기거나 상상 속 경험에 몰입하는 것을 가리킨다. 주로 일상적인 상황에서 발생하며, 사람들은 이를 통해 흥미로운 상상을 펼치거나 열망을 키우고, 특정 목표를 향한 상상을 하기도 한다. 백일몽은 창의적인 사고와 창작 활동을 촉진할 뿐만 아니라, 감정적인 안정과 심리적 휴식을 제공하는 데에도 기여할 수 있다.

예지몽(Precognitive dreams)

예지하는 꿈은 미래에 일어날 사건에 대한 정보를 제공하는 것처럼 보이는 꿈을 의미한다. 수면의학과 심리학 연구에서는 이러한 꿈의 성질과 원인에 대해 지속적인 논쟁과 조사가 이루어지고 있다. 일부 사람들은 예지하는 꿈이 현실적인 근거를 가지며, 실제로 미래를 예측하는 형태라고 믿는다. 반면, 다른 연구자들은 이러한 꿈이 심리적 및 신경학적 과정으로 설명될 수 있다고 주장한다.

과학적 관점에서 꿈이 미래 사건을 예측할 수 있다는 확실한 증거는 없지만, 예지하는 꿈을 경험하는 듯한 느낌은 발생할 수 있다. 이는 꿈과 현실 사이의 우연한 일치나, 환경에서 무의식적으로 수집된 감각 정보가 꿈에 반영되면서 생겨나는 현상으로 설명될 수 있다.

결론적으로, 꿈이 미래를 예측한다는 사례들이 보고되긴 하지만, 과학계에서는 예지하는 꿈을 일반적으로 인정하지 않는다. 이러한 현상을 뒷받침할 근거를 확보하고, 수면의학에서의 잠재적 영향을 이해하기 위해서는 더 많은 연구와 증거가 필요할 것이다.

태몽

태몽 역시 예지몽의 한 형태로 볼 수 있다. 태몽은 임신 중이거나 임신을 바라는 사람들, 또는 그 가족이 꾸는 꿈으로, 대체로 태어날 아이의 성격이나 장래와 같은 내용을 암시하는 꿈이다. 오랜 역사 동안 많은 문화에서 태몽은 중요한 예언과 징조로 간주 되었으며, 꿈 해석가나 신성한 자들은 꿈에 담긴 상징과 메시지를 해석하여 중요한 정보를 전달하는 역할을 수행했다. 태몽은 종종 개인의 미래에 대한 징조로 간주 되지만, 인간의 잠재적인 욕망, 불안, 갈망, 불안 등과도 관련될 수 있다.

꿈 해석은 문화와 개인적인 경험에 따라 다양할 수 있으며, 꿈에서의 상징적인 요소와 내용을 고려하여 해석하는 것이 중요하다. 태몽은 현대 과학적인 시선에서는 상상력과 무의식적인 심리 과정에 관련된 것으로 인식되지만, 많은 사람들에게는 여전히 의미 있는 경험이 될 수 있다.

임신과 꿈

임신 중에는 꿈을 더 쉽게 기억하고, 꿈의 이미지가 다른 어떤 시기보다 더 생생하며 무섭다는 의견이 있다. 한 질적 연구에 따르면 산모의 80%가 임신 중 꿈이 특히 생생하고 기괴하며 상세하다고 답했으며, 이러한 꿈 중 일부는 낮 동안의 행동을 바꾸도록 유도할 정도로 불안한 꿈이었다고 한다. 그러나 아쉽게도 임신 중에 꿈이 더 많이 생성되는지 또는 더 많이 방해받는지 조사한 체계적인 연구는 거의 없다.

임신 중 꿈은 태아와 엄마로서의 여성에 대한 정신적 표현의 변화를 반영한다. 임산부는 비임신부보다 자신이 엄마로 묘사되거나 아기와 상호작용하는 꿈을 훨씬 더 많이 꾸는 것으로 나타나 이전의 연구 결과를 반복했다. 꿈은 임신 중 부정적인 감정과 어머니의 새로운 모성 정체성을 조절하는 데 도움이 될 수 있지만, 임신 말기에 병적인 내용이 더 자주 나타나는 것은 임신의 심리적 어려움이 꿈 내용에 일반적으로 더 불쾌한 정서적 어조로 반영된다는 것을 시사한다.

3꼭지 토론학습

Q1. 백일몽도 꿈일까?

백일몽은 깨어 있는 상태에서 꿈과 같은 환상을 보거나 생각에 잠기는 현상을 말한다. 백일몽은 종종 무의식적으로 발생하며, 이는 우리가 수면 중에 꿈을 꾸는 과정과 유사한 면이 있다. 그렇기 때문에 백일몽도 꿈의 일종으로 볼 수 있다.

백일몽은 우리 뇌가 현실에서 벗어나 비현실적인 상상을 하는 상태이다. 이 현상은 일상 생활에서의 스트레스, 강한 감정 또는 불안감 등에 의해 뇌 활동이 바뀌기 때문에 발생하는 것으로 여겨지고 있다.

Q2. 악몽도 스트레스를 해소하는데 도움이 될까?

스트레스가 많은 경우 일반적으로 반복해서 꿈을 꾸는 경향이 있고, 꿈 내용도 악몽처럼 부정적인 내용이 더 많다. 그렇지만 연구 결과에 따르면 꿈은 스트레스와 트라우마에 대한 정서적 적응에 긍정적인 영향을 미친다. 즉, 꿈은 감정을 처리해서 공포를 소멸하는 기능이 있는 것이다.

한편 외상적 사건으로 극심한 스트레스를 재 경험하고 있는 외상 후 스트레스장애(PTSD) 환자의 경우에도 악몽을 꾸지만, 이러한 악몽은 일반적인 스트레스 상황과는 달리 끊임없이 트라우마와 관련된 악몽이 지속되는 특징을 보인다. 이것은 꿈의 정서적응 메커니즘이 실패했다는 의미로 봐야 할 것이다. 실제 PSG 연구 결과에서 이들 환자에서 각성이 증가되면서 공포를 소멸하는 렘수면 기능이 방해를 받아, 렘수면이 파편화되는 현상을 자주 보이게 된다. 즉, 이 경우에는 악몽 자체가 오히려 안 좋은 영향을 미치고 있는 것이다.

Q 3. 꿈이 꾸는 것이 정말 학습효과가 있을까?

렘수면 중 꿈을 꾸는 것은 일반적으로 격렬한 감정 경험과 관련이 있다. 수면은 특히 감정적 대상에 대한 기억을 선택적으로 향상시키는데, 이 말은 그냥 책을 읽는 것보다, 관련 내용에 정서 반응이 동반되었을 때 기억을 훨씬 더 오래 할 수 있다는 것이다. 재미있는 연구가 있는데, 피험자들에게 잠들기 전, 감정이 들어간 문장과 그렇지 않은 문장을 모두 학습하도록 하였더니, 렘수면 상태에서 감정적인 텍스트에 대한 기억만이 향상되었고 감정적이지 않은 텍스트에 대한 기억력 향상은 없었다고 한다.

이러한 관찰은 꿈수면이 정서적 반응을 통해 학습효과를 높인다는 사실을 보여주는 것이라 할 수 있다.

퀴즈풀이

문 1. 80% 정도의 꿈을 꾸는 수면 단계는?

① 렘수면
② 비렘수면 1단계
③ 비렘수면 2단계
④ 비렘수면 3단계
⑤ 낮 시간(각성 상태) ⇒ 답 ①

문 2. 감정과 공포반응을 처리하는 뇌 구조로 꿈 속 감정, 특히 부정적 감정의 발생과 관련이 큰 뇌의 구조는?

① 연수
② 뇌교
③ 중간뇌
④ 편도체
⑤ 아데노이드 ⇒ 답 ④

문 3. 수면의학에서는 꿈을 "수면 중에 경험하는 정신활동(sleep mentation)"이라고 정의한다. 다음 중 수면의학에서의 꿈의 정의에맞지 않는 꿈은?

① 태몽
② 예지몽
③ 백일몽
④ 자각몽
⑤ 잡몽(개꿈) ⇒ 답 ③

보충자료 1 꿈 반동이란?

우리는 평소 안 좋은 일이 있으면 그 일들을 빨리 잊고, 생각을 하지 않으려 한다. 하지만, 생활에서 불쾌한 생각을 억제하게 되면, 오히려 수면 중에 악몽이나 괴로운 내용의 꿈이 증가할 수 있는데 이를 "꿈 반동" 효과라고 한다. 이러한 꿈 반동은 악몽이 왜 생기는지에 대한 가능한 메커니즘으로 제안되었다. 실제로 실생활에서 외상과 관련된 자극을 회피하였을 때, 꿈의 반동을 촉진할 수 있다. 하지만 이런 꿈의 반동은 억압되었던 불쾌한 생각이나 감정을 꿈을 통해 해소한다는 점에서 적응력을 높이기 위한, 우리 몸의 긍정적 현상으로 이해되고 있다.

3장

꿀잠을 자기 위한 수칙

Sleep

3-1

꿀잠을 자기 위한 수칙 첫 번째: 수면위생돌보기

[핵심질문]	꿀잠을 자기 위한 수칙은 없는가?
[학습목표]	1. 수면위생이 무엇인지 이해할 수 있다. 2. 수면위생을 오염시키는 환경적 요인, 행동학적 요인, 수면습관 요인에 대해 알 수 있다. 3. 수면위생을 돌보는 지침들을 설명할 수 있다.
[3꼭지 궁금증]	1. 수면도 위생이 있다고? 2. 수면위생을 오염시키는 요인들이 있다고? 3. 수면위생을 돌보는 방법들이 있다고?

수면위생의 역사

혹시 수면위생에 대해서 들어본 적이 있는가? 손위생은 들어봤어도, 수면위생은 처음이라고 생각할지도 모르겠다. 어쩌면 수면이라는 것이 때가 묻을 수 있지도 않을텐데 도대체 어떻게 위생을 관리한다는 말인지 의문을 가질 수도 있을 것 같다. 수면위생에 대해서는, 손위생이 손을 깨끗이 함으로써 우리의 건강을 지키듯이, 수면위생도 '수면을 깨끗이 함으로써 우리의 수면건강을 지킨다'라는 의미가 숨어있다고 생각하면 될 듯하다.

수면위생의 개념은 1977년 심리학자인 피터 하우리(Peter Hauri)에 의해 처음 소개되었다. 그는 과학적 실증을 통해 라이프스타일(식단, 운동, 알코올, 커피 섭취), 환경 요인(빛, 소음, 온도), 규칙적인 수면 스케쥴 유지, 취침 전 긴장풀기 등 수면위생에 중요한 요소를 체계화한 인물이다. 45년전인데 불구하고 수면위생에 필요한 요소들을 이해하고 있었다는 점은 굉장히 놀라운 일이라고 할 수 있다.

실제로 '수면 위생'(sleep hygiene)이라는 용어는 수면 의학의 아버지로 불리는 너새니얼 클라이트만(Nathaniel Kleitman)이 1939년에 처음 사용했다. 그러나 그는 피터 하우리가 제안한 것처럼 구체적인 개념을 정립하여 사용한 것이 아니라, 단순히 더 나은 수면을 위한 권장 사항의 필요성을 강조하기 위해 이 용어를 사용했을 뿐이었다.

수면위생

수면위생은 불면증 치료를 위해 가장 많이 알려진, 가장 보편적으로 시행되고 있는 치료 전략이다. 하지만 수면위생은 처음부터 불면증치료를 위해서 만들어진 것은 아니다. 그것은 최상의 수면을 취하는 데 도움이 되는 수칙으로 처음 개발되었다. 불면증에서 수면위생치료가 플라시보(대조치료법)에 비해 월등히 효과적이었다'라는 근거가 부족하기에 '수면위생만으로 불면증을 개선시키는 효과가 있다'라고 단언할 수는 없다. 하지만 건강한 수면상태를 유지하기 위해서는 불면증의 여부를 떠나, '누구나 다 지켜야만하는 기본적 수칙이다' 라고 이해해야 하는 것이 중요하다.

실제 임상현장에서 보면, 필자가 치료했던 불면증 환자의 상당수는, 수면위생만 지켜도 불면증이 개선되는 모습을 보였다. '병든 몸에는 백약이 무효듯이 아무리 좋은 불면증 치료법도 수면위생 없이는 무효다'라는 메시지를 통해, 수면위생의 중요성을 전달하고자 하는 목적으로, 이번 장을 만들게 되었다.

수면 습관을 조금만 더 개선해도 수면의 질에 큰 영향을 미칠 수 있다. 이제 숙면을 취하는 방법들, 수면위생에 대해 본격적으로 배워보도록 하자. 앞서, 수면위생은 수면을 깨끗이 하여, 수면건강을 지키는 거라고 언급한 적이 있다. 그렇다면, 수면위생을 더럽히는 요소는 무엇일까? 이는 크게 환경적 요인, 행동학적 요인, 수면습관과 관련된 요인으로 구분해서 살펴볼 수 있다.

환경적 요인

수면을 방해하는 것이라고 하면, 환경적 요인 중 무엇이 가장 먼저 떠오르는가? 아마 많은 독자들은 소음을 떠올렸으리라 생각한다. 더군다나 불면증의 고충이 있다면, 이러한 소음이 얼마나 고통을 안겨주는데, 공감도 될 것이다.

또 다른 환경적 요인은 바로 빛의 과도한 노출이다. 특히 야간 빛 노출은 우리의 일주기리듬의 교란을 일으켜, 수면을 극도로 방해할 수 있다. 빛 공해에 대해 들어본 적이 있는가? 화려하고 아름다운 빛이 역설적이게도 수면을 방해하고, 우리의 삶의 질을 떨굴 수 있는데, 이를 빛 공해라고 한다.

세번째로 수면위생을 방해하는 환경요인은 주변 온도이다. 너무 추워도, 너무 더워도 우리는 잠을 자는데 어려움을 겪게 된다. 심부체온은 우리 몸의 정중앙, 보통 항문에서 측정된 체온을 일컫는데, 이러한 심부체온이 낮아져야 비로소 우리는 깊은 잠을 잘 수 있게 된다. 열대야가 되면 주변 온도가 높기 때문에, 우리 몸에서 열을 흡수하게 되고, 결국 심부체온은 높아져 깊은 잠에 들지 못하고 자주 깨게 되는 것이다.

이런 원리라면, 주변 온도를 낮추면 잠을 잘 수 있을까? 그렇진 않다. 주변온도가 낮아지면, 열손실을 막기 위해 우리의 손발은 수축하게 되고, 말초에 비해 심부체온의 저하가 뚜렷하지 못하게 되어, 이 경우도 잠에 들기 어렵게 된다. 옛 어르신들이 '손발이 따뜻해야 잠을 잘 잔다'고 말씀하시곤 했는데, 이는 꽤나 과학적이라고 할 수 있다. 손발을 따뜻하게 하면 말초혈관이 확장되고, 결과적으로 심부체온의 열손실로 이어지기 때문에 심부체온의 저하를 가져와 숙면에 드는데 도움이 될 수 있기 때문이다.

그렇다면 환경적 요소가 잘 갖춰진 장소는 어디일까? 간단하게는 템플스테이를 떠올릴 수 있을 것이다. 이를 경험해보았다면 아마도 주변의 맑은 공기, 조용한 환경 속에서 편안함과 아늑함을 만끽했을 듯하다. 잠도 평소보다 푹 잤을 것이다. 템플스테이는 수면위생을 증진시키는 최적의 환경조건일 수 있기 때문이다. 일단 템플스테이의 장소는 기본적으로 조용하고, 종종 들려오는 자연의 소리는 오히려 우리의 긴장감을 낮춰준다. 또한 빛의 공해로부터 자유롭고 주변 습도와 온도도 비교적 적절히 유지할 수 있어, 좋은 수면을 위한 최적의 장소가 될 수 있다.

환경적 요인과 관련된 수면위생 지침은 다음과 같다. 청각, 시각, 촉각에 도움이 되는 환경을 염두한다면, 환경적 요인과 관련된 수면위생 지침을 쉽게 떠올릴 수 있을 것이다.

1) 자는 동안 심한 소음은 잠을 방해하기 때문에 조용한 환경을 만들어라.
2) 낮에 햇빛을 충분히 쪼이고, 침실 공간은 어둡게 유지하라.
3) 침실 공간은 너무 덥거나 춥지 않도록 적절한 온도를 유지하라.

행동학적 요인

수면위생을 방해하는 행동학적 요인이 있다면 무엇이 떠오르는가? 아마 쉽게 떠올리기 어려울 것이다. 수면에 방해가 됨에도 이러한 사실을 잘 인식하지 못하고 행동하기 때문이다.

예를 들어, '자기 전 소량의 음주는 수면에 도움이 된다'라고 많이들 생각하곤 한다. 하지만 이는 일반인들이 오인하고 있는 것 중 하나로, 알코올은 수면에 방해가 되는 대표적 행동학적 요인이다. 실제 알코올은 수면을 유도하는 작용을 갖기는 한다. 하지만, 그 효과가 크지 않다. 또한 반복적으로 사용하면 내성이 발생하고, 반동현상으로 인한 불면증을 더욱 악화될 수 있다. 그리고 알코올 사용으로 인해 의존성 문제가 발생할 수 있다. 이는 가장 우려스러운, 행동학적 문제를 개선시키려는 실천적 노력을 말살하는 문제를 야기하게 된다. 결국 만성화로 진행되어, 잘못된 행동학적 요소들은 더욱 습관화되기 마련이다.

그 외, 저녁에 카페인이 함유된 음식이나 음료 섭취는 수면위생에 당연히 안 좋은 영향을 미친다. 그리고 너무 과식하거나 반대로 공복을 유지하는 것도 수면에 방해가 될 수 있다. 행동학적 요인과 관련된 수면위생 지침은 다음과 같다.

1) 술은 잠을 쉽게 들게 할 순 있지만, 중간에 자주 깨게 만들고, 장기적으로 수면에 부정적 영향을 미친다.
2) 저녁에 카페인 음료는 피하라
3) 배가 부르거나 고프면 모두 수면에 방해가 될 수 있다. 야간에는 적절한 식사량을 유지하고, 자기 전 간단한 스낵, 따뜻한 우유가 도움이 될 수 있다.
4) 과격한 운동을 피하고, 매일 적당량의 운동을 지속하라.

수면습관 요인

수면위생을 방해하는 잘못된 수면습관요인에 대해서 알아보겠다. 수면위생관리에서 가장 중요한 대목이라고 볼 수 있다. 수면습관 요인 중 가장 중요한 것을 하나만 뽑으라고 한다면, 단연코 '규칙적인 시간에 기상하라. 그리고 최소 3주간은 반드시 지켜라'를 뽑을 것이다. 집 짓는 것을 예로 들면, 기상시간은 집안의 뼈대나 기둥역할을 한다. 이러한 기둥위치를 매번 바꾼다면, 집은 작은 충격에도 쉽게 무너질 것이다. 주변의 불면증 환자들의 주된 공통점은, 기상 시간이 매우 불규칙하다는 것이라는 점에서 이를 확인할 수 있다. 또한 최소 3주라고 언급한 이유는 기둥이 땅에 단단히 고정되는 시간이 필요하듯, 마찬가지로 수면골격을 단단히 굳히는 시간이 필요하기 때문이다.

취침 시간 역시 규칙적으로 유지해야 한다. 그렇다고 무작정 본인이 원하는 시간으로 취침시간을 정해서는 안된다. 개인마다 섭취해야 하는 칼로리가 다르듯이, 수면시간 역시도, 연령, 불면증 여부 등에 따라 달리 적용되어야 한다. 이 부분은 후에 더 자세히 다루도록 하겠다. 이 외에도 잠자는 것에 대한 집착을 버리는 것은 긴장감을 낮춰, 우리 몸이 자연스럽게 잠에 들게 만든다.

수면습관 요인과 관련된 수면위생 지침은 다음과 같다.

1) 규칙적인 시간에 기상하도록 하라.
2) 잠드는 시간도 일정하게 유지하라.
3) 잠자리에 누워있는 시간을 줄여라.
4) 잠자리에 수면질을 향상시켜라.
5) 잠자기 위해 너무 노력하지 마라.

3꼭지 토론학습

Q1. 낮에 햇볕을 많이 쬐는 것이 수면에 도움이 될까?

굉장히 중요한 질문이다. 영화를 보고 밖으로 나오며, 빛이 굉장히 밝게 느껴진 적이 있을 것이다. 그것은 어두운 공간에서 오랜 시간 머물러 있는 동안, 빛에 대한 예민성이 커졌기 때문이다. 반대로 밝은 공간에 쭉 있다가, 어두운 공간으로 들어간다면, 아마도 더 어둡게 느껴질 수 있는데, 이는 빛에 대한 예민성이 줄어든 결과이다. 낮 동안 빛을 많이 받는다면, 빛에 대한 예민성이 줄어들게 될 것이다. 그 후 잘 때 빛을 완전히 차단함으로써 야간에는 거의 빛의 자극을 느낄 수 없도록 하면, 뇌가 활발히 멜라토닌 수면 호르몬이 분비하여 잠이 잘 오게 된다. 낮에 빛을 많이 쪼여 야간 빛의 예민성이 줄어들게 하고, 멜라토닌 분비가 촉진되어 우리 뇌가 쉴 수 있는 기회를 제공한다고 정리할 수 있다.

Q2. 규칙적인 시간에 기상하는 것이 규칙적인 수면보다 정말로 중요할까?

그렇다. 기상 습관을 모두 규칙적으로 지키는 게 중요하지만, 그 중 하나만을 지켜야 한다면, 기상시간을 매일 일정하게 엄수하는 게 더욱 중요하다. 건물구조에서 기둥이 건물을 받쳐주는 역할을 하듯, 수면구조에서는 기상시간이 수면을 받쳐주는 역할을 한다고 이해할 수 있다. 그렇기 때문에 기상시간을 매일 이리저리 옮기게 된다면, 건물처럼 수면구조가 쉽게 무너져, 불면증을 유발, 또는 악화시킬 수 있다.

Q3. 주변 온도가 낮을 때 심부체온은 왜 상승할까?

앞서 언급했듯, 우리 몸 정중앙에서 측정하는 온도를 심부체온이라고 하고, 심부체온이 낮아져야 깊은 잠에 들 수 있다. 열대야의 예시와는 달리, 주변환경이 추울 때는 무조건적으로 열 손실이 발생하지는 않는다. 손발의 말초혈관이 수축되어, 열 손실을 차단하는 작용을 가지기 때문이다. 추울 때는 심부체온이 낮아지는 기회가 차단되어, 잠에 들기 어려워진다고 이해하면 될 것 같다. 너무 더울 때는 우리 몸이 열을 흡수하고, 너무 추울 때는 우리 몸의 열 손실이 차단되어, 결국 잠을 자는데 어려움이 생기는 것이다.

퀴즈풀이

문 1. 불면증 환자가 템플스테이를 하면서 숙면을 취하였다. 수면위생을 오염시키는 어떤 요인이 개선되었다고 예상할 수 있는가?

① 환경적 요인
② 행동학적 요인
③ 수면습관 요인
④ ALL
⑤ NO ⇒ 답 ④

문 2. 다음 중 수면위생에 도움이 되는 요소는?

① 취침 전 간단한 운동을 한다.
② 침실공간을 어둡게 유지한다.
③ 자는 동안 조용한 환경을 만든다.
④ 취침 전 과식하거나 과음하지 않는다.
⑤ ALL ⇒ 답 ⑤

문 3. 수면위생에 도움이 되는 가장 중요한 수면습관 요소는?

① 잠드는 시간을 매일 변화시켜라.
② 규칙적인 시간에 기상하도록 하라.
③ 잠자리에 누워있는 시간을 즐겨라.
④ 잠자기 위해 최선을 다해 노력해라.
⑤ 수면질보다는 수면 시간에 집중해라. ⇒ 답 ②

3-2

꿀잠을 자기 위한 수칙 두 번째: 수면-기상 시각 설정법, 자극조절법, 수면제한법

[핵심질문]	꿀잠을 자기 위한 수칙은 없는가?
[학습목표]	1. 나이에 따라 수면시간이 달라짐을 이해하고, '수면-기상 시각 설정법'을 적용할 수 있다. 2. 신체 조건화 반응과 관련하여 자극 조절법을 이해할 수 있다. 3. 항상성 조절과 관련하여 수면 제한법을 이해할 수 있다.
[3꼭지 궁금증]	1. 잠도 나이를 먹는다고? 2. 설마 침실에서 100가지가 넘는 활동을 한다고? 3. 잠을 못 잘 수록, 더 늦게 자라고?

나이에 따른 수면시간의 변화

몇 시간을 자는 것이 적당할까? 대부분은 7시간 내지 8시간 정도라고 답할 것이다. 과연 정말일까? 답하기 전 수면도 나이를 먹는다고 한다면 믿을 수 있겠는가? 대표적으로 우리의 노화현상은 우리의 피부나 시력, 그리고 신체기능의 약화 등을 통해 확인할 수 있다. 믿기 어렵지만, 우리의 수면도 분명 나이를 먹고, 노화현상을 겪게 된다.

나이를 들면 수면 질과 수면량이 점점 감소한다. 60세의 경우, 수면시간은 6시간으로 줄어든다. 다시 말해, 피부노화처럼 수면 노화 역시 수면 질과 수면량에서 쭈글쭈글해지는 것이다. 나이가 들면 소화력이 약해지듯, 수면의 소화력도 약해진다. 젊을 때는 7-8시간 잤지만, 나이를 먹게 되면 점점 수면시간을 줄여야 하며, 만약 그 이상을 자려고 하면, 불면증이라는 탈이 발생하게 된다.

수면시간 설정법

불면증이라는 탈이 나지 않도록, 나에 맞는 수면-기상 시각 설정법에 대해 알아보자. 먼저 위의 사진을 참고하여 자신의 나이대에 맞는 수면시간을 찾는다. 예를 들어 나이가 40이라고 한다면, 6시 30분이 적절한 수면시간이 된다. 여기서 불면증이라는 요소를 하나 더 고려할 필요가 있다.

만일, 장염에 걸린 환자가 있다면, 장에 부담을 줄이기 위해 평소의 식사량보다 줄여서 식사를 해야 할 것이다. 마찬가지로 자신이 불면증이라면 여기에 30분을 빼면 된다. 이렇게 해서 나온 6시간이라는 수면시간이 가상의 40대 불면증 환자, '나'에게 맞는 수면시간이 되는 것이다.

이렇게 정해진 수면시간을 토대로 하여, 취침 시각과 기상 시각을 정하게 된다. 자신이 원하는 기상 시각을 우선 정한 다음, 역산하여 취침 시각을 정하는 것이 중요하다. 이때, 자신의 상황을 고려해서 정해야 하는데 예를 들어, 기상 시각을 8시로 설정하게 되면, 새벽 2시에 취침 시각을 정해야 하므로, 취침 시각까지 아주 긴 시간을 보내야 할 수도 있기 때문이다.

우리의 수면 습관을 다지는데 있어, 기상 시각은 건물로 치면 대들보 역할을 한다. 그렇기에 기상 시각을 한번 정하면 최소 2주간 유지해야한다. 만약 기상 시각이 들쑥날쑥하다면, 수면 기상-시각 설정법 자체가 큰 효과를 가질 수 없게 된다.

정리하면,

첫째, 내 나이에 맞는 수면시간을 찾는다.

둘째, 불면증이 있다면 수면시간에서 30분을 뺀 시간이 나의 수면시간이 된다.

셋째, 자신이 원하는 기상시각을 먼저 정한다.

넷째, 설정된 기상시각을 기준으로 후향적으로 취침시각을 정한다.

자극조절법(Stimulus Control Therapy)

침실에서 자는 것 이외, 할 수 있는 것들이 몇 가지나 될까? 무려, 100가지가 넘는다고 한다. 그렇기에 우리는 침실이라는 공간에 들어서 순간, 침실이라는 것이 하나의 자극으로 다양한 신체반응을 일으키게 된다. 우리 뇌리에 침실이라는 공간은 무엇보다 자는 공간이란 인식이 크기 마련이다. 그렇기에 일반적인 상황이라면, 다른 신체반응보다 수면반응에 대한 자극가치가 일반적으로 높아야 할 것이다.

만약 침실에 들어서는 순간, 자는 것보다 훨씬 즐거운 뭔가를 할 수 있다면, 과연 우리 뇌는 잠을 자려고 할까? 우리 뇌는 자는 걸 포기하고, 즐거운 활동을 하려는 쪽으로 활성화 될 것이다. 더욱이 그것이 만성화된다면, 침실환경은 즐거운 활동에 대해서는 자극가치를 높여주고, 수면에 대한 자극가치는 점차 줄어들다가 상실되는 결과를 초래할 것이다.

불면증 환자들은 침실환경이 더 이상 수면에 대한 자극가치를 제공하지 않은 상태라고 봐도 무방하다. 자극조절법은 침실환경의 수면에 대한 자극가치를 높이는 방법 중 하나이다. 자극조절법은 말 그대로 침실에서 수면말고는 모든 자극가치를 조절하여 이상적인 침실환경을 조성한다는 개념이다. 여기서 이상적인 침실환경이란 자극을 모두 끊어내고, 오직 자는 공간으로만 인식되도록 만드는 것을 의미한다. 즉, 침실에 들어섰을 때, 수면 이외 소모되는 다른 자극가치는 모두 없애고, 오직 수면에 대한 자극가치만을 부여하겠다는 것이다.

자극조절법에서는 침실환경의 수면반응에 대한 자극가치를 높이는 여러가지 전략을 제시한다. 그중 두가지의 주요한 전략이 있다. 하나는 졸리기 전까지 절대 잠자리에 들지 않는 것이다. 두번째는 졸려서 잠자리에 들었지만, 침실에서 각성상태로 15분이 경과한 경우라면, 설령 졸린 상태라고 하더라도, 무조건 침실에서 나오는 것이다. 그리고 나서 다시 잠이 오면 침실로 들어가기를 반복하는 것이다. 이렇게 하다보면 침대는 원래의 수면경험과 다시 짝을 이루게 되고 수면반응에 대한 조건자극이 형성될 수 있다.

이때 어떻게 15분이 지났는지를 알 수 있을까? 우리 뇌는 자체시간을 가지고 있기에, 신기하게도 알람 시계를 보지 않더라도 그 정도는 대부분 알아차리게 된다. 잠에 들지 못해 환경을 벗어났다면, 굳이 자려는 노력을 할 필요는 없다. 그렇다고 너무 흥미로운 활동을 하는 것도 안된다. 흥미로운 활동은 우리를 잠이 아닌, 각성상태에 놓이게 만들고, 잠이라는 휴식에서 멀어지게 할 수 있기 때문이다. 권하는 활동은 미등 하에서 할 수 있는 반복적 활동들이다. 빨래를 개거나, 한자를 보고 쓰기를 반복하는 등의 활동들은 지루함을 제공하고, 우리 몸의 0긴장도를 낮추어, 뇌의 각성을 감소시키는 효과로 이어진다.

수면제한법(Sleep Restriction Therapy)

수면제한법은 수면기회를 제한하면 오히려 수면반응이 증가한다는 생물학적 욕동 연구에서 파생된 이론이다. 예를 들어, 음식을 제거하면 음식을 찾는 행동이 증가한다. 마찬가지로 잠을 잘 수 있는 기회를 제거하면 잠을 자려는 경향이 더 커진다.

식욕과 마찬가지로 우리의 수면은 항상성 조절을 통해 조절된다. 즉 배가 고픈만큼 식욕이 증가하는 것처럼, 잠을 못 잘수록 잠을 자고자 하는 욕구는 커지는 것을 항상성 조절이라고 한다. 수면제한법은 이러한 항상성 원리를 활용하여 인상적인 효과를 거둔다. 즉, 환자에게 침대에서 보내는 시간을 줄이도록 하는 것이다. 그 결과 수면의 질과 수면의 깊이가 더욱 강화된다.

$$\text{수면효율(\%)} \quad \frac{\text{실제로 잔 시간 (TST)}}{\text{잠자리에 누워 있었던 시간 (TIB)}} \times 100$$

수면은 얼마나 줄여야 할까? 수면제한법은 수면효율을 85% 이상을 목표로 한다. 수면효율은 실제 잔 시간을 침대에 누워서 보낸 시간으로 나눈 값에 100을 곱해주면 나오게 나온다. 만약 수면효율이 85% 미만이라면 '수면-기상 시각 설정법'에 근거하여, 원래 자야하는 취침시각보다 10분 늦게 잠들어야 한다. 이렇게 해서 수면효율이 90% 이상으로 높아지면, 취침시각을 10분 일찍 당겨, 잠자리에 들게 할 수 있다. 또한 수면제한으로 과도한 주간졸음을 호소하거나, 입면의 어려움이 없다면 취침시각을 10분 일찍 당길 수 있다.

수면 효율이 아무리 떨어져 있더라도, 과도한 졸음을 예방하기 위해 최소한의 수면시간(5-6시간)은 보장해 주어야 한다. 잠자리에 드는 시간을 제한하는 수면 제한만으로도 수면의 효율성을 높일 수 있다는 사실을 꼭 기억하자.

3꼭지 토론학습

Q 1. 왜 불면증이 있다면 30분을 덜 자야 할까?

불면증 환자에게 30분을 더 자게 한다고 하더라도, 실제 수면으로 이어지지는 않는다. 이는 수면효율을 떨구어 침실이라는 자극이 더이상 수면반응에 대한 자극가치를 높일 수 없게 하며, 결국 불면증 만성화를 더욱 강화할 수 있다. 또한 30분을 제하는 것은, 수면을 제한하여 수면 욕구를 증가시킬 수 있다. 때문에 불면증 환자는 요구되는 수면시간보다 30분 덜 자는 것이 불면증 개선에 효과적이라고 볼 수 있다.

Q 2. 자극제한법에서 20분이 지났는지 감으로만 확인해야하는 이유가 있을까?

시간이 지났는지를 살피기 위해, 시계를 보는 것은 바람직하지 못하다. 이는 시계라는 자극이 오히려 우리 뇌의 각성을 높이게 되기 때문이다. 시계를 시야에서 멀리하고 수면상태의 내적 감각에 집중하는게 중요하다고 할 수 있다.

Q 3. 항상성이 무엇일까?

항상성은 우리 몸의 생리조절에 굉장히 중요한 개념으로 항상 일정하게 유지한다는 의미로 이해할 수 있다. 만약 몇 끼를 굶었다고 한다면, 몸은 영양상태의 항상성을 유지하기 위해 우리를 배고프게 하여 음식섭취를 하게끔 돕는다. 마찬가지로 잠을 잘 못 잤다고 한다면, 항상성 조절원칙에 의해, 수면압이 높아져 잠에 들 수밖에 없게 되는 것이다. 이러한 이론에 근거하여, 수면행동치료법으로 수면제한법이 만들어졌다고 할 수 있다.

퀴즈풀이

문 1. 40세 '불면증환자'가 수면-기상설정법에 근거하여, 7시에 기상하기로 하였다면 적절한 취침시각은? (40세 기준, 정상수면시간은 6시30분으로 함)

① 23시

② 23시 30분

③ 00시

④ 00시 30분

⑤ 01시 ⇒ 답 ⑤

문 2. 자극제한법에서는 침실환경의 수면반응에 대한 자극가치를 높이는 여러가지 전략을 제시한다. 졸리운 상태지만 잠에 들지 못하는 경우, 어떤 지침에 따라야 하는가?

① 10분이 지나도 잠이 들지 않으면 침실밖으로 나온다.

② 20분이 지나도 잠이 들지 않으면 침실밖으로 나온다.

③ 30분이 지나면 잠이 들지 않으면 침실밖으로 나온다.

④ 60분이 지나도 잠이 들지 않으면 침실밖으로 나온다.

⑤ 잠에 완전히 깨었을 때 침실밖으로 나온다. ⇒ 답 ②

문 3. 환자의 수면효율을 증대시키는 수면행동치료법 중 하나로 '취침시각 제한법'으로도 불리는 치료법은?

① 수면위생법

② 자극조절법

③ 수면제한법

④ 이완요법

⑤ 인지행동요법 ⇒ 답 ③

보충자료 1 자극조절법에 대한 구체적인 내용

1. 졸릴 때에만 자리에 누워라
2. 잠자리에 들어가서 잠이 들지 않으면 일어나라
3. 잠이 다시 오면 들어가서 잠을 청하라
4. 그렇지만 또 잠이 오지 않으면 일어나라
5. 기상시간을 일정하게 유지하라
6. 잠자리는 자는 용도로만 사용하라
7. 낮잠은 피하라

보충자료 2 수면제한법에 대한 구체적인 내용

1. 자신이 원하는 기상시간을 정하라
2. 몇 시간을 자면 만족할지 생각하라
3. 이를 바탕으로 취침시간을 정하라.
4. 수면효율〈85%이면 누워 있는 시간을 10분씩 줄여라
5. 수면효율〉90%이면 누워 있는 시간을 10분씩 늘려라

3-3

꿀잠을 자기 위한 수칙 세 번째: 역설법, 인지행동치료, 이완요법

[핵심질문]	꿀잠을 자기 위한 수칙은 없는가?
[학습목표]	1. 역설법의 개념을 이해하고, 불면증 치료에 이용할 수 있다. 2. 불면증 인지행동치료법의 원리를 이해하고, 불면증 치료에 적용할 수 있다. 3. 다양한 이완요법에 대해 이해하고, 불면증 치료에 활용할 수 있다.
[3꼭지 궁금증]	1. 잠자리에서 자지 말고 깨어 있으라고? 2. 잠 자려는 노력만으로는 절대 잘 수 없다고? 3. 긴장감을 푸는 것만으로 숙면에 도움이 된다고?

(1) 역설법(Paradoxical Intention)

'잠자리에 들어 깨어 있도록 노력하라'는 역설적 지침은 비교적 간단하지만, 입면불면증에 매우 효과적인것으로 판명되었다. 이러한 역설적 지침이 불면증에서 효과적인 몇 가지 이유가 있다. 불면증의 주요 문제 중 하나는 불면증 환자가 잠을 자려고 집착한다는 사실인데, 잠을 자려는 노력은 신체긴장감을 높여 수면에 반하는 상태를 만들게 되기 때문이다. 그래서 수면에 들기 위해서는 신체이완이 필요한데, 이러한 역설적 지침은 긴장을 풀어주는 효과를 만들 수 있다.

다른 이유는 불면증 환자들이 밤새 깨어 있는 것에 대한 과도한 두려움과 관련된다. 실제 노출을 통해, 이러한 두려움이 과장되었다는 사실을 몸소 느끼는 것이 두려움 해결의 최선의 전략이라고 할 수 있다. 역설적 지침은 깨어 있는 두려움을 피하기보다, 깨어있는 두려움 속으로 들어가 경험하는 노출기법의 하나로 볼 수 있다.

(2) 인지행동치료(Cognitive Behavioral Therapy)

인지행동치료는 불면증을 해결을 위해 불면증 환자들이 가지는 왜곡된 신념들을 현실적으로 도움이 되는 생각들로 바꾸어주는 치료이다. 여기서 왜곡된 신념이라는 의미는 불면증 환자 자신들은 그들이 선택한 방법이 불면증 개선에 도움이 된다고 믿지만, 실제로는 불면증 개선에 도움이 되지 않고, 오히려 불면증을 만성화 시키는 되는 생각들이라고 할 수 있다.

예를 들어, 한 환자가 "잠을 못 자면 다음 날 일이 엉망이 될 거야!"라는 생각을 가졌다고 하자. 그렇게 되면 잠을 자려고 더욱 집착하게 되고, 앞서 언급했듯 신체긴장감을 높여, 오히려 수면에 방해되는 결과가 초래된다. 또한 이 상황이 업무에 지장을 준다면, 환자는 자신이 예상했던 것처럼 '잠을 못 잤기 때문에' 일이 엉망이 되었다고 믿을 수 있다. '잠만 자면 모든 게 잘 해결되었을 텐데' 라고 절망하고 후회하며 말이다. 이는 불면증 환자들이 흔히 범하는 일종의 '결과론적 해석'에 따른 오류로, 잠을 못 자서 발생한 부정적 결과에만 집착하기 때문에 발생한다.

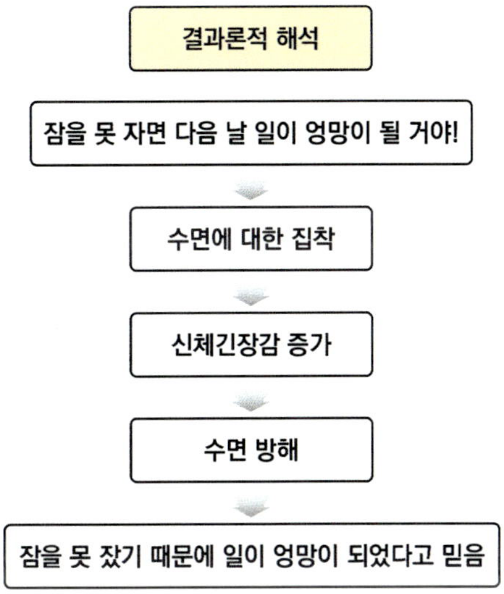

결과론적 해석

잠을 못 자면 다음 날 일이 엉망이 될 거야!

↓

수면에 대한 집착

↓

신체긴장감 증가

↓

수면 방해

↓

잠을 못 잤기 때문에 일이 엉망이 되었다고 믿음

그래서 우리는 '결과론적 해석'보다는 '목적 지향적 기준'을 가지고 불면증 치료에 접근할 필요가 있다. 목적 지향적 기준이란 말 그대로 우리가 원하는 목적을 달성하기 위해, 우리가 해야만 하는 것들이라고 생각할 수 있다. 그렇다면 불면증 치료에서 '목적 지향적 기준'은 무엇일까? 그것은 불면증 치료에 실제 도움이 되는 행동이나 실천 방식들로 불면증 치료에 도움이 될 거라는 막연한 기대감, 즉 왜곡된 신념과는 다르다.

예를 들어, 불면증 환자들은 '잠을 자려는 노력'을 통해, 불면증치료의 기대를 가져보는데, 결코 불면증에 도움이 되지 못한다. 이는 그러한 노력이 행동학적 실천 방식이 아니고, 단지 사고 수준에서만 머물러 있기 때문이라고 할 수 있다. 불면증 치료에 도움이 된다고 생각하고 행동하는 것들이 자신의 선호도를 떠나 행동으로 실천되고 있다면 '신념'보다는 '목적 지향적 기준'에 부합될 가능성이 높다. 불면증에 도움이 되지 않음에도 불구하고 불면증 환자들이 왜곡된 신념들을 고수하는 이유는 무엇일까? 바로 우리의 감정이나 바람을 우리의 인과론적 자동사고로 연관 지어 생각하기 때문이다. 잠을 자고 싶다(감정)라는 것을 우리의 인과론적 사고에 주입하게 되면, '우리는 잠을 자려고 노력했다(원인)'라고 인식하게 되고, 그러한 결과로서 '우리는 잠을 자게 된다(결과)'라고 생각한다. 잠을 자려는 노력 자체가 잠이 오는 호르몬 분비를 촉진시킬 순 없는 것처럼 둘 사이에는 아무런 인과성이 없으며, 인과론적 관계처럼 보이는 것을 우리는 '무늬만 인과론'이라고 말할 수 있다.

여기에 조절망상이 결합되면 비로소 '왜곡된 신념'으로 굳어지게 되는 것이다. 설령 인과관계가 있다하더라도, 그것이 나의 의지에 따라, 이뤄져야 한다는 믿음이 바로 조절망상이다. 스스로 우울하지 않겠다고 다짐하면, 우울한 기분이 사라져야 한다는 믿음이 조절망상의 예이다. 만약 조절망상처럼 자신의 생각으로 자신의 감정, 상황들을 통제하거나 조절할 수 있다면, 이 세상 그 어느 누구도 불행하거나, 우울하거나, 잠을 못 자는 사람은 없을 것이다.

역설과 인지행동치료

안타깝게도, '목적 지향적 기준'에서 불면증 환자의 '잠을 자려는 노력'은 결코 불면증개선에 도움이 되지 못한다. 역설법에서는 '잠자리에 들어 깨어 있도록 노력하라'는 지침이 있다. 역설법은 우리의 신념을 거스르는 것과 같다. 올바른 신념이라고 하면 굳이 거스를 필요가 없겠지만, 왜곡된 신념을 거스르는 것은 타당할 것이다. 그렇기에 역설법은 왜곡된 신념을 거스르는 불면증 인지행동치료의 다른 유형으로 볼 수 있다.

실제 클리닉에서 환자를 대면해보면, 불면증 환자가 가지는 신념 체계 하에서 이러한 역설을 순수하게 받아들인다는 게 쉽지만은 않다. 시간이 필요하겠지만, 이러한 역설의 치료효과를 몸소 체험하게 된다면, 불면증환자의 왜곡된 신념들이 자연스레 바뀔 수 있다.

(3) 이완요법(Relaxation Therapy)

잠을 자려는 노력은 오히려 신체긴장감을 높여, 불면증을 심화시킨다고 언급한 바 있다. 반대로 몸의 긴장을 풀어주는 것은 숙면에 도움이 된다. 몸의 긴장을 풀어주는 이완요법에는 점진적 근육이완법, 복식호흡법, 호흡명상법 등이 있다.

점진적 근육이완법

온 몸의 근육을 긴장시켰다가 이완시키는 것을 반복하는 이완요법이다. 긴장된 상태와 이완된 상태의 차이를 집중하여 자각하도록 한다. 결국에는 자신의 몸이 점점 이완된다는 것을 느낄 수 있다. 이러한 반복적인 이완훈련을 쉽게 이완된 상태로 들어갈 수 있게 된다.

복식호흡법

숨을 쉴 때 가슴을 이용하는 것이 아니라 배를 이용하는 방법이다. 복부에 의식을 집중하고 깊고 느리게 호흡하는 것이다. 복식호흡 시 호흡에 집중을 하고 호흡에 수반되어 일어나고 변화되는 감각에 주의를 기울인다. 이를 통해 몸과 마음이 편안해지는 것을 느낄 수 있고 숙면을 취하는데 도움을 받을 수 있다.

호흡명상법

동양에서 전통적으로 시행되어 왔던 위빠사나 명상의 기본이다. 호흡 명상에 집중하면 괴로운 느낌에 집착하는 것에서 벗어 자신의 느낌을 관찰할 수 있게 되고 마음의 긴장도 감소할 수 있다. 결국 숨쉬는 나의 존재와 생명의 에너지를 좀 더 자세히 생생하게 느낄 수 있게 된다.

3꼭지 토론학습

Q1. 인지치료에서 언급한, '현실적으로 도움이 되는 생각'이 무엇일까?

여기서 '현실적'이라는 개념을 올바르게 이해하는 것이 중요하다. 현실적이라는 것은 단순히 내일 예정된 상황을 고려하는 것이 아니라, 오직 현재 자신의 상태에 집중하는 것을 의미한다. 예를 들어, 내일 오전에 중요한 프로젝트가 예정되어 있다고 가정해보자. 중요한 일을 앞두고 잠을 자지 못하면 난감할 것이라는 사실을 인지하면서도, 동시에 우리는 그 프로젝트를 계속 머릿속에 떠올리는 것이 수면에 방해된다는 사실을 알면서도 쉽게 생각을 떨쳐내지 못한 채 억지로 잠을 청하려 한다.

그러나, 현재 자신이 잠을 이루지 못하는 상황 자체에만 집중한다면, 앞서 언급한 역설적 의도와 같은 수면에 도움이 되는 전략을 실천할 용기를 가질 수 있다. 결국, 현실적으로 도움이 되는 생각이란, '잠을 자야만 한다'는 강박에서 벗어나 현재의 상황을 받아들이려는 용기에서 비롯된다는 점을 반드시 기억하자.

Q2. '목적 지향적 기준'에 부합하는지 어떻게 판단할까?

'목적 지향적 기준'에 부합하는지를 쉽게 파악하고자 하면서, 간단히 자신에게 질문을 던지는 것으로 확인할 수 있다. 예를 들어, '잠을 못 자면 우울증에 빠지지 않을까?'라는 역기능적 사고를 가지고 있는 경우, 이러한 사람은 우울함을 느낄 때, 그것이 수면 부족 때문이라고 단정 짓는 결과론적 해석을 내리기 쉽다. 그러나 '우울증에 빠지지 않기 위해 나는 무엇을 해야 할까?'라는 '과정에 대한 자기 질문'을 던지면, 자연스럽게 결과보다는 과정에 집중하게 되어 결과론적 사고의 함정에서 벗어날 수 있다.

이러한 접근 방식을 통해 '목적 지향적 기준'을 바탕으로 해결 방법을 고민하게 되고, 결국 이에 부합하는 올바른 방법을 자연스럽게 찾을 수 있게 된다.

Q 3. 불면증 환자는 왜 잠을 자려 노력하지 말아야 할까?

여러분은 이 질문이 언뜻 말이 안 된다고 생각하며, 자연스럽게 반문을 가질 수도 있다. 그렇게 느꼈다면, 그 생각 자체가 하나의 신념이다.

만약 그 신념의 결과가 내가 원하는 것이 아닌, 원치 않는 것이라면, 그것을 왜곡된 신념이라고 할 수 있다. 즉, 내가 믿는 바가 숙면이 아닌 불면을 초래하고 있다면, 이는 왜곡된 신념의 결과물인 것이다. 따라서 이러한 왜곡된 신념이 교정되어야 숙면을 취할 수 있으며, 이를 위해 다양한 방법들이 시도될 수 있다. 예를 들어, 잠이 안 오더라도, 잠을 자려는 노력을 포기하라'는 말은 앞서 배운 역설적 치료법에 해당한다. 역설적 치료법 또한 큰 틀에서 보면, 우리의 왜곡된 신념을 교정하는 인지치료의 한 형태로 볼 수 있다.

'잠을 자려는 노력은 신체긴장감을 높여, 오히려 불면증을 악화시킨다'는 사실을 인식을 하는 것', 이것이 왜곡되지 않은 합리적 인식이다. 그 다음으로 불면증 개선이라는 결과 자체에 집착하는 것이 아니라, 오직 그 목적을 달성하기 위한 올바른 방식을 찾고, 실천하는 것이다. 이러한 과정을 반복하는 것을 '목적지향적 행동실천' 이라고 말할 수 있다. 이처럼 인지치료와 행동치료를 통해서 불면증 치료 효과를 몸소 경험하게 된다면, 우리의 잘못된 신념들은 자연스레 바뀌게 된다. 이것이 바로 불면증 인지행동치료(Cognitive Behavioral Therapy for Insomnia, CBT-I)라고 할 수 있다.

퀴즈풀이

문 1. 불면증 환자들은 밤새 깨어 있는 것에 대한 과도한 두려움으로 지나치게 잠을 자려는 시도를 하는 경우가 많다. 이러한 시도와는 반대로, 오히려 잠자리에 들어 깨어 있도록 해서, 불면증 환자에서 밤새 깨어 있는 것에 대한 과도한 두려움을 줄여, 불면증 개선 효과를 기대하는 치료 방식은?

① 역설법
② 자극조절법
③ 수면위생법
④ 이완요법
⑤ 수면기상설정법 ⇒ 답 ①

문 2. '목적 지향적 기준'에 맞는 불면증 인지행동치료의 기법은?

① 자기 질문법
② 결과론적 해석
③ 인과론적 사고
④ 잠을 자려는 노력
⑤ 의지로 잠을 조절하려는 믿음 ⇒ 답 ①

문 3. 몸의 긴장을 풀어주어, 숙면에 도움을 줄 수 있는 치료방법에 속하지 않는 것은?

① 이완요법
② 복식호흡법
③ 호흡명상법
④ 점진적 근육이완법
⑤ NO ⇒ 답 ④

보충자료 1 불면증환자에서 관찰되는 인지오류의 16가지 예

1. 낮에 기운을 차리고, 일을 잘 하려면 8시간은 자야 한다.
2. 전날 잠을 충분히 못 자면, 다음날 낮잠을 자거나 좀 더 오래 자서 보충해야 한다.
3. 만성 불면증이 내 건강에 심각한 영향을 미칠지도 모른다는 염려를 한다.
4. 잠을 잘 조절할 수 있는 능력을 잃을지 모른다는 걱정을 한다.
5. 밤에 잠을 잘 못 자면 다음 날 일상 생활을 하는데 지장을 준다고 알고 있다.
6. 낮에 일을 하기 위해서는, 밤에 잠을 못 자느니 수면제를 먹는 것이 낫다고 생각한다.
7. 낮에 짜증나고 우울하거나 불안하게 느끼는 것은 전날 잘 못 잤기 때문이다.
8. 낮에 피곤하고, 기력이 없거나 기능을 잘 못 하는 것은 전날 잘 자지 못했기 때문이다.
9. 충분히 잠을 못 자면 다음 날 낮에 기능을 거의 할 수 없다.
10. 밤에 잠을 잘 잘 수 있을 것인지 절대 예측할 수 없다.
11. 수면장애로 인해 생기는 부정적인 문제들에 대처할 만한 능력이 거의 없다.
12. 잠을 잘 못 자면, 그것이 그 주 전체의 수면 스케줄에 지장을 준다고 알고 있다.
13. 불면증은 근본적으로 화학적 불균형에 의해 생긴다고 생각한다.
14. 불면증 때문에 인생을 즐기지 못하고, 내가 원하는 것을 하지 못하게 된다고 느낀다.
15. 잠을 못 잘 때 유일한 해결책은 약물치료일 것이다.
16. 밤에 잠을 잘 못 잔 다음 날 내가 해야 할 일들을 피하거나 취소하게 된다.

보충자료 2 이완요법(Relaxation Therapy) 중 하나인 복식호흡법에 대한 구체적인 실행방법

1. 편안한 자세로 눕거나 앉아서 두 눈을 감아라
2. 왼쪽 손은 배 위에, 오른쪽 손은 가슴에 올려놓아라
3. 약 5초간 코로 천천히 가능한 한 깊게 숨을 들이 쉬면서 배를 최대한 내밀어라
4. 배가 부풀어 오르는 것을 느끼면서 숨을 들이마시되, 가슴이 움직이지 않도록 하라
5. 숨을 최대한 들이마신 상태에서 1초 정도 숨을 멈춰라
6. 약 5초간 천천히 숨을 끝까지 내 쉬어라
7. 일정한 간격으로 동일한 방법으로 반복하라
8. 한 번 시행 시 5분 간, 하루 중에 자주 시행하라

4장

불면증

Sleep

4-A-1

불면증의 진단

[핵심질문]	불면증은 왜 생기지?
[학습목표]	1. 불면증이 무엇인지 알 수 있다. 2. 불면증을 어떻게 진단 내리고 분류하는지에 대해 이해할 수 있다. 3. 실제학습자가 설문지를 통해, 직접 자신의 불면증을 진단해볼 수 있다.
[3꼭지 궁금증]	1. 불면증이 다양할 수 있다고? 2. 불면증도 만성화 된다고? 3. 설문으로 불면증을 확인할 수 있다고?

불면증 특징

많은 사람들이 잠을 못 자기만 하면 모두 불면증이라고 쉽게 오해하곤 한다. 그러나 불면증을 한마디로 정의하는 것은 그리 간단하지 않다. 불면증의 정의를 위해서는 우선, 불면증이라는 질환이 가지는 몇 가지 특징을 이해해야 한다.

먼저, 의학적 정의로 불면증은 잠들기가 어려운 상태이다. 하지만 자주 깨거나 또는 너무 일찍 깨서 다시 잠들기 어려운 증상도 불면증에 속한다. 즉, 불면증은 스스로 느끼기에 불충분하거나 비정상적 수면이라고 정의할 수 있다. '스스로 느끼기에'라는 말이 암시하듯, 불면증은 객관적 질병이 아니라 주관적 고통이란 것을 알 수 있다.

둘째, 같은 정도의 불면 증상을 가지더라도 이로 인한 고통 정도는 개인마다 차이를 보일 수 있다. 이는 불면증이 단지 객관적, 정량적 지표만으로는 평가될 수 없다는 것을 의미한다. 실제 임상 현장에서 불면증을 판단할 때는 "불면 증상의 양상, 발현 기간, 횟수 등에 따라 환자가 느끼는 주관적 고통 정도"를 근거로 삼는데, 불면증의 개인 특성을 고려한 것이다.

셋째, 불면증은 스트레스 사건이나 의학적 상태의 일부로서 시작되는 경우가 많다. 그렇다고 이러한 상태를 교정한다고 하여, 불면증상이 반드시 개선되는 것은 아니다. 불면증을 유발한 스트레스 사건이나 의학적 상태와는 별개로, 불면증은 만성화되는 특징을 가지기 때문이다. 즉 하나의 증상에서 시작되나, 시간이 지나면서 독립적 질환으로 변모한다고 이해할 수 있다.

넷째, 불면증은 그 원인이나 임상증상을 하나로 설명하기 어렵다. 불면증의 원인은 무척 다양하면서 복합적일 수 있고 임상증상 역시 다양한 양상으로 발현될 수 있다. 이것은 곧 "질환의 이질성"을 나타내는 말이기도 하다. 따라서 불면증의 원인이나 증상을 살필 때는 반드시, 불면증의 이질성을 이해를 하고 살피는 것이 중요하다.

마지막으로, 불면증은 항상 일정한 상태로 지속되는 것은 아니다. 불면증의 임상 양상과 심각성은 수시로 바뀔 수 있다는 점을 염두해야 한다.

불면증 유병률

불면증은 가장 흔한 수면장애이자, 모든 정신건강장애에서 유병률이 가장 높은 질환 중 하나이다. 일반인구의 1/3가량이 불면증을 호소하고, 이중 10%가량은 만성화되는 경향을 보인다. 하지만 연구 문헌만을 기준으로 하더라도, 지금까지 불면증 진단을 내리는 기준은 무척 다양하다. 이로 인해 불면증은 정의에 따라, 유병률이 크게 달라질 수 있다.

일부 역학 연구에서는 응답자가 단순히 수면에 문제가 있는지 여부를 묻는 방식으로 불면증을 정의하였을 때, 무려 응답자의 48%가 불면증으로 진단되었다. 반면, 엄격한 정량적 기준을 가지고 불면증을 정의하였을 때, (예를 들어, 잠드는데 걸리는 시간을 30분 이상을 기준을 불면증으로 삼는 경우), 불면증의 유병률이 4%까지 낮아지는 결과를 보이기도 하였다. 이러한 불면증 유병률 보고의 편차를 줄이기 위해서는, 표준화된 진단기준을 적용하여 불면증을 정의할 필요성이 있다. 때문에 임상현장에서는 공인된 국제수면장애분류(ICSD)나 정신장애진단 및 통계편람(DSM)의 진단기준에 따라 불면증을 진단하고 있다.

불면증 진단 시 고려사항

불면증을 진단할 때에는 몇 가지 상황을 고려해야 한다. 불면증상으로 인한 수면 불만족감, 기능손상이나 고통의 수반, 그리고 빈도와 기간이다. 또 최근 개정판 (ICSD-3, DSM-5)에서는 불면증이 불면장애라는 용어로 변경되었는데, 이는 불면증을 더 이상 증상 개념이 아닌, 질환 개념으로 이해해야 한다는 것을 의미한다.

수면에 대한 불만족감과 불면 증상

불면 장애는 수면의 양이나 질에 대한 현저한 불만족감을 느끼는 상태, 즉 제대로 잠을 못 잤다고 느끼는 상태라고 정의할 수 있다. 그렇다면 도대체 우리는 무엇을 수면에 대한 불만족감이라고 이를까? 그것이 바로 불면 증상이다.

불면 증상은 크게 수면 개시의 어려움, 수면 유지의 어려움, 이른 아침 각성에 따른 재입면의 어려움으로 구분할 수 있다. 환자들이 느끼는 고통이나 불편감은 바로 이러한 불면 증상 중 하나 이상과 연관된다. 우리는 수면시간이 부족하거나 충분한 수면을 취하지 못하면, 다음날 주간 활동에서 상당한 지장을 받게 된다. 따라서 불면증을 호소하는 환자의 불면증으로 인한 주간장애여부와 사회적 기능에 대한 고통이나 손상의 수반 정도를 파악하는 것이 매우 중요하다.

빈도/기간

불면증을 진단하기 위해서는 최소한의 빈도와 기간이 요구된다. 개정판 (ICSD-3, DSM-5)에서는 불면증의 빈도와 기간을 최소 일주일에 3번이상, 3개월 이상으로 명시하고 있다. 이는 불면증을 일시적인 상태로 여기지 않고, 만성화된 상태로 판단하고 있음을 의미한다. 여기서 만성화란, 환경조건 등의 적절한 수면의 기회가 주어졌음에도 불구하고 잠을 잘 수 없는, 즉 조건화가 이루어진 상태라고 말할 수 있다.

불면증 평가

불면증 진단은 환자의 임상증상과 진단기준을 비교하여 내리게 된다. 따라서 주로 병력 청취를 통해 진단하게 되며, 필요한 경우 설문 도구를 이용할 수 있다. 대표적인 설문 도구로는 불면증심각성척도와 피츠버그수면질척도가 있다. 이러한 설문도구들은 수면문제를 파악하고 불면증 유무를 파악하는데 무척 유용하다.

수면일기도 불면장애환자에게 적용할 수 있다. 수면일기는 불면증 평가보다는 환자의 수면습관을 파악하고 치료를 적용하는데 많은 도움이 된다. 최소 2주 작성할 것을 권유하나 대부분의 경우, 1주만 작성해도 환자의 수면습관을 파악하기에 큰 문제가 없다.

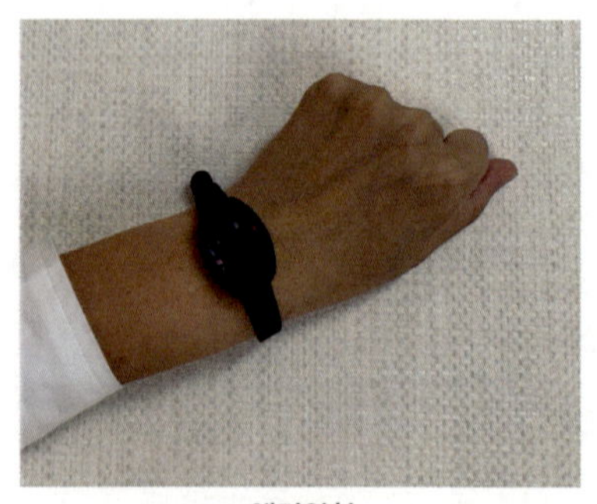

액티워치

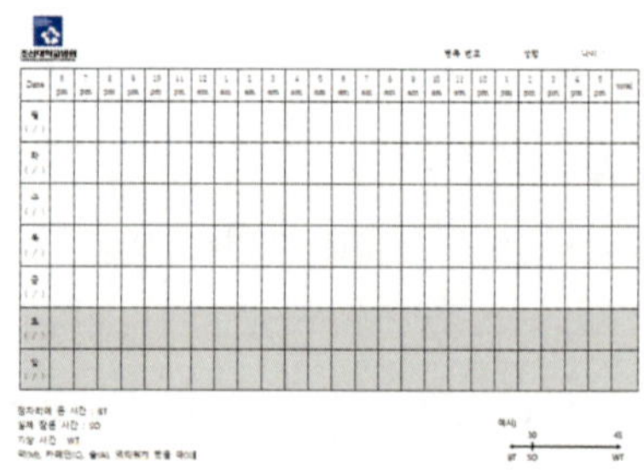

수면일기

(출처: 조선대학교병원 글로벌수면센터)

이러한 수면일기작성과 함께 활동기록기평가는 유용할 수 있다. 액티워치는 시계처럼 손목에 차고 생활하면 되는데, 이 기기를 통해, 수면기와 활동기의 활동리듬과 빛리듬에 대한 정보를 객관적으로 파악할 수 있다는 장점이 있다. 액티워치를 이용하면 개인마다 다른 일주기리듬을 파악할 수 있어, 불면증과 연관된 수면각성리듬문제를 찾아 해결하는데 상당한 도움이 된다.

불면증 환자에게 종종 수면다원검사를 시행하지만, 이것은 불면증 진단 목적이기 보다는 다른 수면장애의 가능성을 염두하고, 수면장애와 관련된 불면증의 원인을 찾기 위한 것이다.

3꼭지 토론학습

Q1. 입면 불면증이 무엇일까?

입면 불면증이란 '잠드는 것'에 불편함을 느끼며 고통을 받는 상태라고 이해할 수 있다. 입면 곤란은 굉장히 주관적이며 고통의 정도 또한 개인간의 차이가 크다. 때문에 정확한 시간의 기준을 두고 입면 불면증을 진단하지는 않는다. 다만 통상적으로 사람들은 5분에서 10분 사이에 잠이 들고 대략 20분을 넘어섰을 경우 불편감을 호소하게 된다. 따라서 입면에 20분 정도 소요될 경우 입면 곤란 증상을 겪고 있다고 판단하기도 한다.

Q2. 불면증 진단에 수면다원검사를 잘 사용하지 않는 이유는 무엇일까?

수면다운 검사 결과는 객관적인 수면 상태를 평가하는 데 가장 유용한 검사라고 할 수 있다. 단지 불면 증상만을 진단을 할 때는 임상적인 증상만 가지고도 충분히 진단을 내릴 수 있기 때문에 수면 다운 검사를 시행하지 않는다. 그러나 수면 무호흡증, 주기성 사지운동증, 하지불안증후군 등의 여타 질환으로 인한 수면장애가 의심될 경우, 원인적인 치료를 위해 수면다원검사를 시행할 수 있다.

Q3. 수면장애로의 불면증을 구별할 방법이 있을까?

불면 증상에는 수면개시의 어려움, 수면유지의 어려움, 이른 아침각성에 따른 재입면의 어려움이 있다. 이 불면 증상은 불면증이 원발성으로 발생된 불면증인지, 또는 어떠한 원인에 의해서 발생된 불면증인지를 평가하는데 굉장히 중요한 척도가 될 수 있다. 보통 수면장애가 있을 경우에는 입면 곤란보다는 수면 유지의 어려움을 보통 호소하는 경우가 많다. 그래서 보통 입면 불면증만 있었을 경우에는 원발성 불면증의 가능성을 먼저 생각하게 된다. 반면, 수면 유지가 어렵다는 증상을 호소할 경우, 수면장애의 가능성을 생각하고, 임상적 증거들을 찾게 된다. 그러나 이는 모든 환자에게 해당하는 것은 아니므로 정확한 진단을 위해서는 전문가의 정확한 진단을 받는 것이 중요하다.

퀴즈풀이

문 1. 가장 흔한 수면장애는?

① 기면병
② 조현병
③ 불면증
④ 우울증
⑤ 조울증

⇒ 답 ③

문 2. 다음 중 불면증 평가에 이용되는 설문 척도는?

① 병력 청취
② 수면일기
③ 활동기록기
④ 벡우울척도
⑤ 불면증 심각성척도

⇒ 답 ⑤

문 3. 잠자리에 드는데 3시간 이상 걸린다고 한다. 이 환자가 가진 불면 증상은?

① 입면 불면증
② 수면유지 불면증
③ 조기각성 불면증
④ 재입면 불면증
⑤ 비회복 불면증

⇒ 답 ①

4-A-2

불면증의 원인과 병태생리

[핵심질문]	불면증은 왜 생기지?
[학습목표]	1. 일차성과 이차성 불면증을 구분할 수 있다. 2. 불면증 3p 모델을 통해, 불면증 만성화에 기여하는 '역설적 인지오류'를 이해할 수 있다. 3. 불면증 신경인지모델을 통해, 불면증환자에서 자주 보이는 '조건화 각성'을 이해할 수 있다.
[3꼭지 궁금증]	1. 불면증에도 이유가 있다고? 2. 불면증이 습관이 될 수도 있다고? 3. 잠을 자려고 노력할수록 잠을 잘 수 없다고?

불면증 원인

불면증은 대부분 원인이 있고 그 원인도 무척 다양할 수 있다. 원인이 있는 불면증을 '이차성 불면증'이라고 부른다. 관절염이나 위염 등의 통증으로 인해, 또는 우울증이나 불안증상이 심해서 잠을 못 자는 경우도 있다. 주변의 소음이나 카페인, 지나친 흡연, 음주 등 환경, 생활습관 등도 불면증의 원인이 될 수 있다. 심지어 수면무호흡증, 주기성사지운동증 등과 같은 수면장애 역시도 불면증의 원인이 될 수 있다.

불면증은 특별한 원인 없이도 발생할 수 있다. 이를 우리는 이차성과 구분하여, 일차성 불면증이라고 부른다. 우리가 흔히 말하는 불면증이 바로 일차성 불면증이다. 일차성 불면증은 불면증 자체라고 이해할 수 있다. 일차성 불면증은 이차성 불면증이 아니라고 판단될 때, 진단을 내릴 수 있다. 일차성 불면증은 대략 25%를 차지하고 나머지 75%는 어떤 원인으로 발생한 이차성 불면증이 차지하게 된다.

그렇다면 불면증을 일차성, 이차성으로 구분하는 이유는 무엇일까? 바로 치료방향이 다르기 때문이다. 이차성 불면증의 치료원칙은 불면을 일으킨 원인을 찾아, 교정해주는 것으로 비교적 치료방향이 분명하다. 하지만 일차성 불면증은 원인을 특정화 할 수 없기에, 직접적 원인을 찾아 교정해주는 것이 불가능하다. 그렇기에 불면증이 어떻게 발생하고, 어떠한 과정을 거쳐 만성화 되는지, 즉 병태생리를 이해하는 것이 무엇보다 중요하다고 할 수 있다.

불면증 병태생리 모델

일차성 불면증은 어떤 특정 원인과는 무관하다. 그러나 불면증이 아무런 이유 없이 갑자기 발생한다는 설명에는 여전히 의문점이 남는다. 그렇기에 일차성 불면증의 발생기전, 즉 병태생리를 설명하려는 시도들이 꾸준히 이어져오는 중이다. 불면증의 병태생리를 설명하는 모델들을 살펴보자.

1. 3p모형: 불면증과 역설적 인지오류

불면증을 설명하는 가장 대표적인 모델이다. 불면증이 만성화되는 과정을 설명하기 위해, 1987년 심리학자 스필만(Arthur Spielman)은 3p모형을 제안하였다. 여기서 3p는 소인, 유발, 영속 인자를 말한다.

3p를 이해하기에 앞서, 불면증 만성화 개념을 이해해보도록 하겠다. 날카로운 도구에 긁

혀 얼굴피부에 깊은 상처가 생겼다고 가정해보자. 우리는 상처를 치료하였고, 그 상처는 아물기 시작하였다. 하지만, 얼굴에 흉터는 그대로 남게 될 것이다. 과거 어떠한 사건이 발단이 되어 생긴 불면증 역시, 현재 문제가 되는 요인들을 제거하였음에도 불구하고 그대로 남아 있을 수 있다. 이러한 상태를 불면증의 만성화라고 말할 수 있다.

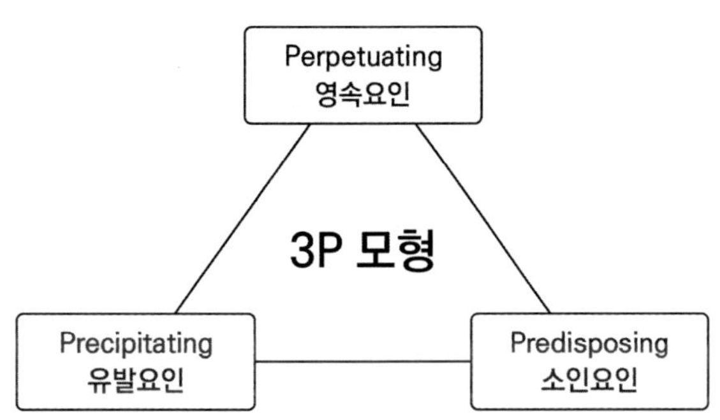

그렇다면 앞서 말씀드린 3p (소인. 유발, 영속 인자)는 불면증 만성화에 어떻게 기여를 하게 될까? 소인은 체질적 요인이라는 말로 바꿔 설명할 수 있다. 예를 들어, 체질적으로 예민하여, 주변 소음에도 쉽게 깨는 사람이 있다면 불면증 소인을 지니고 있다고 할 수 있다. 유발인자는 불면증을 직접적으로 촉발하는 요인이다. 원인인자라고도 말할 수 있다. 소인을 지닌 사람이 어떠한 스트레스에 노출되어 며칠 간 잠을 설치게 되었다면, 스트레스를 촉발요인으로 볼 수 있다. 보통의 경우 특별한 문제가 되지 않은 생활스트레스 조차도 불면증 소인을 지닌 사람에게는 문제가 될 수 있다. 소인이 발판과 같이, 촉발요인을 높게 세우는 역할을 하여, 촉발요인이 불면증을 발생시키는 기준선을 뛰어넘게 만들기 때문이다. 한편, 불면증에 대한 지나친 걱정은 불면증을 해소하기 위한 보상적 행동으로 이어질 수 있다. 이러한 보상적 행동은 종종 불면증을 악화시키는 잘못된 생활습관을 형성시켜 만성 불면증으로 이어진다. 이렇게 불면증을 만성화로 이끄는 잘못된 생활습관을 영속인자라고 한다.

그렇다면 불면증 환자들은 일부러 잘못된 생활습관을 유지하는 것일까? 물론, 그렇지 않다. 대부분 불면증 환자들은 자신이 잠을 못 잤기 때문에 피로를 풀려면 잠을 일찍 자거나 더 오래 자야한다는 생각을 가진다. 하지만, 이러한 시도들은 불면증 해결에 결코 성공적이지 못하다. 잠을 자려는 시도가 오히려 불면증을 악화시키는 잘못된 수면습관이기 때문이다. 그럼에도 불구하고 불면증 환자들은 이러한 시도들을 지속하게 되는데, 환자들 대부분은 이러한 행동들이 자신들의 불면증을 해소하는 노력이라고 믿는 '역설적 인지오류' 상태에 놓이기 때문이다. 이는 특정공포증 환자들이 공포자극을 회피하려는 행동이 오히려 공포증을 악화시키는 원리와 비슷하다.

2. 신경인지모형: 불면증과 조건반응

소파에 누워서 TV를 보면 잠이 오지만, 막상 침대에 들어가서 잠을 자려고 하면 잠이 오지 않는 상황을 우리는 종종 경험하게 된다. 침대라는 공간이 반드시 잠을 자야 하는 공간으로 인식된다면, 특히 강박적 성향을 지닌 사람들의 경우 편안함 보다는 불안감이 조장될 수 있기 때문이다. 한편, 불면증 환자에게 침대는 잠을 자지 못했던 경험들로 가득할 것이다. 즉, 침대에 들어서는 순간, 우리 몸은 인지와는 별도로 몸이 알아차리는 지각현상을 겪게 된다. 결국 과거 잠을 자지 못했던 감정반응이 재현되면서 각성을 불러일으키게 된다. 이를 조건화 반응이라고 한다.

신경인지모형은 기본적으로 3p모형을 기반으로 조건화 반응이 더해진 개념이라고 이해할 수 있다. 조건화 반응은 조건화 각성이라고도 말하며, '잠이라는 조건(A)'은 '각성을 일으킨다(B)', 어디에서 '우리몸에서(C)' 이렇게 단순화하여 생각해 볼 수 있다.

그렇다면 조건화각성은 우리 몸에서 어떻게 나타날까? 잠을 못 자리라는 것을 알아차리고 각성반응을 보이는 우리 몸의 반응에 따라 조건화 각성은 3가지로 나눠 생각해 볼 수 있다.

첫째, 신체가 알아차리는 신체각성이다. 긴장이나 심계항진과 같은 자율신경계 항진증상이 나타난다.

둘째, 생각이 알아차리는 인지각성이다. 과거 경험들이 재현되면서 불안증상으로 이어지게 된다.

셋째, 뇌가 알아차리는 대뇌피질각성이다. 각성을 나타내는 뇌파신호를 보이게 된다.

불면증 환자의 특징

조건화각성은 '감각처리이상', 특히 청각에 대한 예민성을 증가시키게 된다. 청각예민성은 작은 소리도 크게 들리게 하는 효과와도 같기 때문에 불면증 환자들이 작은 소음도 쉽게 깰 수 있다.

불면증 환자들은 종종 '자신들은 어제 한숨도 못 잤다'라고 말한다. 하지만 실제로 한숨도 못 자는 경우는 거의 없으며, 보호자 역시 환자가 비교적 잘 자는 것 같다고 보고 하기도 한다. 불면증 환자가 거짓말을 하는 것일까? 그렇지 않다. 이러한 현상을 '수면상태오지각(sleep state mispeception)'이라고 하는데, 이는 '정보처리이상' 과 연관된다. 즉, 수면상태에서 정보처리가 과도하게 일어나게 되면 수면이 각성처럼 지각되고, 결과적으로 수면상태를 각성상태로 오지각하는 현상이 발생하게 되는 것이다. 한편 이러한 경험들이 누적되면, 수면상태에 대한 환자들의 기억이 왜곡되게 된다. 이는 '기억과정의 증폭' 현상과 연관되어, 결과적으로 환자가 평가하는 수면지속성과 객관적으로 평가되는 수면지속성 사이에 불일치가 초래된다.

3꼭지 토론학습

Q1. 원인을 해결하여도 불면증이 이어지는 이유는 무엇일까?

많은 환자들이 생활소음, 스트레스 등이 원인이 되어, 2차성 불면증을 겪게 된다. 그러나 원인을 파악하고 이를 제거하는 것만으로 불면증이 해결되는 경우는 많지 않다. 불면증은 시간이 지나면서 하나의 독립적인 질환, 특히 독립적인 만성불면증으로 진행되기 때문이다. 그러한 이유로 불면증을 유발한 스트레스 사건이나 의학적 상태가 해결되었다고 해서, 불면증상이 당장 좋아진다고 말할 수는 없다. 불면증의 시작은 원인이 있을 수 있으나, 있다고 하더라도, 만성화 되었을 경우에는 일차성 불면증에 준해서 치료하는 것이 바람직하다.

Q2. 불면증 치료는 어떠한 순서로 진행될까?

불면증의 원인이 명확한 경우, 이를 우선적으로 제거하는 것이 좋다. 예를 들어, 커피를 과도하게 마셔서 잠들지 못하는 경우, '커피'라는 원인을 제거하는 것이 가장 중요하다. 이러한 요소들을 조정했음에도 불구하고 불면증이 지속된다면, 불면증 치료를 고려해야 한다. 만성 불면증의 경우, 주 3회 이상, 3개월 이상 지속되는 것을 진단 기준으로 삼는다. 이러한 기준에 해당하는 경우에는 반드시 적극적인 치료가 필요하다.

Q3. 백색소음은 불면증에 도움이 될까?

충분히 도움이 될 수 있다. 그러나 그전에 먼저 고민해야 할 대목이 있다. 불면증 환자들이 불면증이 만성화되는 이유 중 하나는 무의미하게도 잠을 자려는 노력들을 지속한다는 것이다. 잠을 자려는 노력들은 오히려 불안감을 가중시키는 부정적인 요소로 작용할 수 있다. 잠에 대해 몰두하고 노력하면, 설령 백색소음을 통해서 잠에 대한 어떤 집중이 분산된다 하더라도 오히려 긴장감이 커져, 숙면에 큰 도움이 되지 않을 수 있는 것이다. 또한 백색소음을 통해 잠을 자려는 노력들이 실패로 이어졌을 때는 소용없다는 생각 때문에 불안감이 가중이 되면서 잠을 못 자는 조건화로 이어질 수 있다. 그래서 이러한 방법적인 측면을 적용하기 이전에 환자들의 잠에 대한 잘못된 인식들을 교정하는 것이 우선적이라고 말할 수 있다.

퀴즈풀이

문 1. 다음 중 일차성 불면증 환자는?

① 특별한 이유 없이 편히 잠들지 못하는 A
② 지나친 카페인 섭취로 새벽까지 깨어있는 B
③ 내일 하루에 대한 불안에 잠에 들지 못하는 C
④ 수면 파트너의 코골이에 쉽게 잠들지 못하는 D
⑤ 손목과 다리의 관절염으로 깊이 잠들지 못하는 E ⇒ 답 ①

문 2. 3P모델에 따르면 영속요인에 의해 불면증은 000될 수 있다. 빈칸에 들어가기에 가장 적절한 단어는?

① 영상화
② 간소화
③ 단순화
④ 만성화
⑤ 분절화 ⇒ 답 ④

문 3. 신경인지모델에 따를 때, 불면증 환자가 잠들기 어려운 이유는?

① 주변 소음이 크기 때문이다.
② 스트레스를 받았기 때문이다.
③ 잠들기 위한 노력을 하지 않았기 때문이다
④ 적절하지 않은 시간에 잠을 자려고 하기 때문이다.
⑤ 조건화 반응으로 신체가 각성되었기 때문이다. ⇒ 답 ⑤

4-A-3

불면증의 사례

[핵심질문]	불면증은 왜 생기지?
[학습목표]	1. 불면증 사례를 통해 불면증의 발생과정을 이해할 수 있다. 2. 불면증 사례를 통해 불면증 진단 및 병태생리 과정을 이해할 수 있다. 3. 불면증 사례를 통해 배운 내용을 통합적으로 적용시킬 수 있다
[3꼭지 궁금증]	1. 실제 불면증 사례를 통해 그동안 배운 내용을 정리할 수 있다고? 2. 실제 사례에 3P모델을 적용해볼 수 있다고? 3. 실제 사례에 신경인지모델도 적용해볼 수 있다고?

불면증 사례 1

37세 주부의 사례이다. 예민하고 꼼꼼하고, 강박적인 성향으로 남들에게 피해를 끼치는 걸 극도로 싫어하는 성격적 특성을 지니고 있었다. 10년 전 첫 아이를 임신하였고 분만예정일이 가까워지면서 출산에 대한 걱정과 함께 불면증이 시작되었다. 출산 후, 불면증상은 개선되는 듯하였으며 도중 불면증상을 겪긴 하였지만 별다른 치료 없이 지내왔다. 양육과 업무 스트레스가 가중되면서 2년 전 불면증상이 재발되었고 최근 5개월동안 개인의원에서 약물치료 받았으나 호전이 없어 수면 클리닉을 방문하게 되었다.

불면증상 중 주로 입면 어려움을 호소하였고, 잠이 드는데 1-2시간정도 걸린다고 호소하였다. 하지만 실제, 액티워치평가를 통해 산출된 입면시간은 20분정도로, 환자가 호소하는 시간과는 큰 차이를 보였다. 또한 수면 중 작은 소리에도 쉽게 깬다고 하였다. 환자는 거의 매일 '오늘은 어떻게 잠을 잘 수 있을까?', '불면증이 건강을 해치지는 않을까?', '잠을 자지 않으면 다음날 업무에 지장을 주는 건 아닐까?'와 같은 잠에 대한 걱정들을 하였다. 이러한 걱정으로 인해 가능한 잠자리에 일찍 들어가려고 하고, 늦게 잠이 들었다고 하면, 그만큼 늦게 일어나려고 하였다. 수면을 보충한다는 생각으로 낮잠을 길게 자거나 주말에는 거의 종일 누워지내기도 하였다.

하지만 이러한 시도들은 불면증 개선에 성공적이지 못하였고, 불면증을 더욱 악화시켰다.

불면증의 진단과 불면증 모델 적용

불면증상이 3개월이상 지속되었고, 매일 같이 불면증상이 있었다는 점을 고려하면, 불면장애로 진단할 수 있다. 이 사례의 경우, 입면 불면증을 주로 호소하고 있으며, 쉽게 깬다는 점으로 미루어 수면 유지 불면증의 가능성도 함께 고려해야 한다. 불면증 소인은 꼼꼼하고 강박적 성향으로 볼 수 있다. 일반적으로 예민하고 꼼꼼한 성격의 소유자의 경우, 특별한 사건이 없더라도 사소한 자극에도 쉽게 불면증을 얻을 수 있다. 강박적 성향은 주변을 통제 가능한 상황으로 끌고 가려고 하기 때문에 수면 역시도 자신이 원하는 시간에 맞추려는 경향이 있다.

임신과 출산 등은 불면증의 촉발인자로 작용하였던 것으로 추정된다. 특히 임신 말로 접어들수록, 분만에 대한 불안감이 커지게 된다. 또한 태동이 심해지고 자세변화가 어렵기 때문에 수면질이 저하될 가능성이 크다. 그래서 이 시기에 불면증이 자주 발생하게 된다. 또한 재발의 촉발인자는 양육과 업무스트레스로 볼 수 있다. 양육은 육체적 피로뿐 아니라 심적 부담을 느끼게 한다. 업무 역시 마감기한 등 여러 가지 정신적 긴장을 초래하는 상황들을 불러일으킬 수 있다.

스트레스에 의해 발생한 불면증상이 스트레스가 사라진 후에도 지속되게끔 만드는 잘못된 생활습관의 요인이 영속인자가 된다. 영속인자로는, 잠을 많이 자기 위해 일찍 누워서 잠을 청하거나, 늦게까지 누워 있거나, 낮잠을 자는 등의 불면증을 해소하기 위한 행동의 변화나 습관이 있다. 이들은 불면증을 악화시킨 잘못된 생활습관으로, 오히려 불면증을 악화시키는 원인으로 작용하였다.

이 사례에서 흥미로운 점은 잠 드는데 1-2시간 걸렸다고 보고하나, 실제 객관적 평가에서는 20분정도로 차이가 무척 컸다는 점이다. 이러한 현상은 수면 중 정보처리의 과도한 증가에 따른 수면오지각으로 볼 수 있다. 또한 작은 소음에도 자주 깬다는 것은 체질적 요인도 있겠지만, 실제 만성불면증이 청각예민성을 증가시킨 결과로도 볼 수 있다.

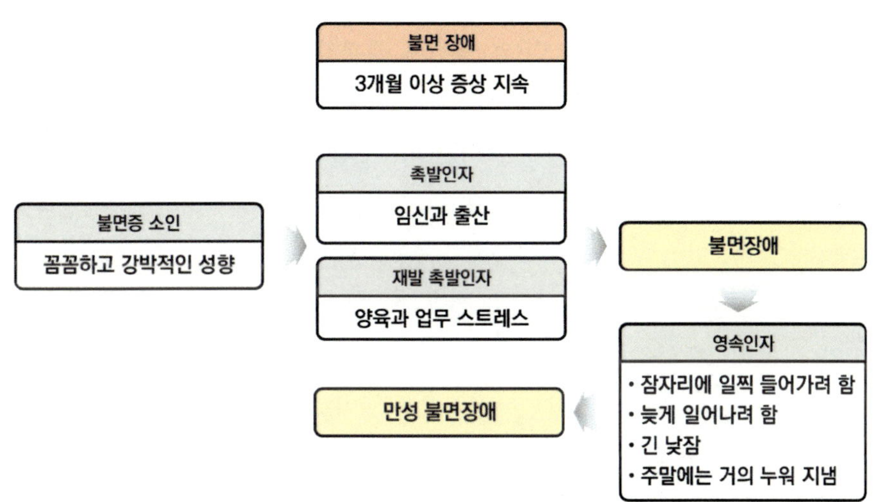

불면증 사례 2

46세 기술직 남자의 불면증 사례이다. 이 환자는 15년전 불면증이 시작되었다. 당시 환자의 아버지가 뇌졸중으로 쓰러진 사건이 있었다. 잦은 수면 중 각성과 재입면 곤란을 주로 호소하였다. 기상 시 비회복감과 함께 주간에 피로감으로 업무 지장을 초래하기도 하였다. 평소 예민한 성격으로, 작은 소음에도 쉽게 잠에서 깼다고 한다. 환자는 불면증상을 OTC 약물이나 음주를 통해 해결하려고 하였다.

2-3 개월 전부터, 불면 증상이 심화되었으며 잠자는 것에 대한 고통 증가하였다. 다음날 업무에 대한 걱정과 함께 잠자는 것에 집착하게 되었다. 잠이 안 올 때면 스마트폰을 오랫동안 사용하였고 주말에는 인터넷 게임에 몰두하였다. 환자는 예민하고 꼼꼼한 성격으로 장남으로서의 책임감과 부담감을 가지고 있었다. 또한 현재 경제적 어려움, 결혼생활에 대한 권태감, 직업에 대한 불만족 등의 부정적 정서감을 호소하고 있었다.

불면증의 진단과 불면증 모델 적용

이 사례의 경우, 불면증상이 3개월이상 지속되었고, 이로 인해 업무에 지장을 받을 정도이므로 불면장애를 진단할 수 있다. 수면유지의 어려움, 이른 아침 각성에 따른 재입면의 어려움 등의 불면증상을 호소하였고 이와 동시에 피로감 등의 주간 증상이 동반되고 있었다. 이 사례의 경우도, 예민하고 꼼꼼한 성격이 불면증 소인으로 파악될 수 있다. 장남으로서의 책임감은 이러한 소인에서 기인될 수 있으며, 또한 이러한 책임감은 심적 부담감을 가중시켜, 소인을 키우는 요인으로도 작용했을 수도 있다. 앞서 설명하였듯, 예민하고 꼼꼼한 성격은 특별한 사건이 없이도 사소한 자극에도 쉽게 불면증을 일으킬 수 있다.

장남으로서의 책임감이 컸던, 이 사례의 경우 아버지의 병환은 뚜렷한 촉발요인이 볼 수 있다. 경제적 어려움, 결혼생활에 대한 권태감, 직업에 대한 불만족 등은 이러한 촉발된 불면증을 더욱 악화시키는 인자로 작용했을 가능성이 있다.

이 사례에서 보인 잠자는 것에 집착하고, 잠을 유도하기 위해 술과 수면제를 사용하거나 늦게까지 스마트폰이나 인터넷 게임에 몰두한 행동습관들은 모두 불면증을 악화시키는 영속인자로 작용했다. 작은 소음에도 자주 깬다는 것은 앞선 사례의 경우처럼 체질적 요인도 있겠지만, 실제 만성불면증이 청각예민성을 증가시킨 결과로도 볼 수 있다.

이 사례는 경제적 어려움, 결혼생활에 대한 권태감, 직업에 대한 불만족 등의 부정적 정서감을 호소하고 있었다. 실제 우울장애의 기준을 충족하지 않지만, 이 사례처럼 불면증 환자의 절반 가까이서 우울증상을 포함하여 부정적 정서감을 호소하는 것으로 보고되었다.

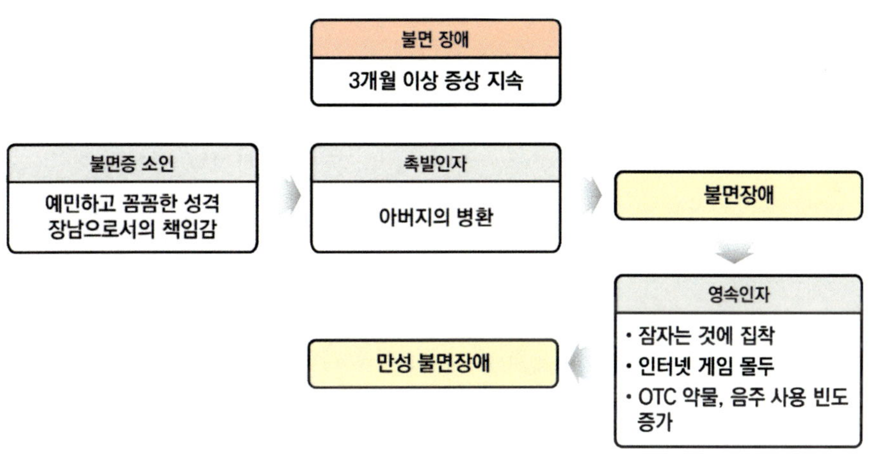

3꼭지 토론학습

Q1. 3p 모델의 체질적 요인은 변화할 수 있을까?

3p 모델의 체질적 요인은 불면증의 취약성을 높이는 소인인자로 쉽게 변화시키기 어렵다. 따라서 불면증을 개선하기 위해서는 소인인자를 교정하기보다는 불면증을 만성화시키는 영속인자를 교정하는 것이 핵심이다. 영속인자는 불면증을 지속시키는 요인으로, 잘못된 수면 습관이 대표적이다. 잘못된 수면 습관을 바로잡는 것만으로도 불면증은 충분히 개선될 수 있다는 점을 명심해야 한다. 한편, 영속인자의 교정을 통해 소인인자의 간접적인 개선 효과를 기대할 수 있다. 불면증이 지속되면 환자들은 피로를 느끼게 되고, 이러한 피로감이 자율신경계를 항진시켜 소인인자에 부정적인 영향을 미칠 수 있다. 그러나 영속인자의 교정을 통한 불면증 개선은 소인적 요소를 낮추는 데 도움이 될 수 있다.

Q2. 나이나 성별도 불면증과 관련이 있을까?

나이와 성별은 불면증과 밀접한 관련이 있다. 일반적으로 나이가 들수록 불면증의 발생률이 증가하는 것으로 보고되며, 특히 여성에게서 그 빈도가 더 높게 나타난다. 연령 증가에 따른 불면증 증가는 생리적인 변화, 신체 통증 등의 원인이 더해지기 때문으로 볼 수 있다. 나이가 든 불면증 환자들은 주로 수면 유지의 어려움이나 이른 아침에 깨어나는 증상을 호소한다. 여성의 경우, 임신과 출산을 비롯한 호르몬 변화가 잦아 불면증의 유병률이 남성보다 높은 경향이 있다. 반면 남성은 잦은 회식과 음주, 건강하지 않은 생활 습관 등의 요인으로 인해 불면증을 경험할 수 있다.

Q 3. 불면증은 예방할 수 있을까?

불면증을 예방하려면 불면증을 유발할 수 있는 요인들을 먼저 제거하는 것이 중요하다. 예를 들어, 카페인이나 알코올의 과도한 섭취, 과도한 업무, 장기적인 스트레스 등이 대표적인 원인으로 작용할 수 있다. 이러한 요인들이 정서적으로 불안한 상태와 겹치면 수면 장애로 이어질 수 있다. 또한, 꾸준한 운동과 같은 생활 속 활력소를 찾아 적극적으로 실천하는 것도 불면증 예방에 도움이 될 수 있다. 규칙적인 운동은 신체와 정신의 긴장을 완화시키고, 전반적인 수면의 질을 향상시키는 효과가 있다.

퀴즈풀이

문 1. 불면증 환자가 '수면 중 작은 소리에도 쉽게 깬다'고 한다. 이러한 증상은 불면증의 어떠한 병리적 특징과 관련이 있는가?

① 후각예민성
② 시각예민성
③ 촉각예민성
④ 미각예민성
⑤ 청각예민성 ⇒ 답 ⑤

문 2. 불면증 환자가 자신의 입면시간을 약 1~2시간으로 보고하였으나 실제 객관적 평가에서는 약 20분이었다. 관련성 있는 불면증의 병리적 특징은?

① 우울증
② 강박 성향
③ 청각 예민성
④ 유지 불면증
⑤ 수면상태 오지각 ⇒ 답 ⑤

문 3. 불면증 환자가 잠들기 위해 알코올과 수면제를 사용하고, 잠들기 전에 늦게까지 스마트폰을 이용한다고 한다. 이 환자의 행동습관은 불면증의 3P 모델 중 어떤 요소에 해당하는가?

① 소인인자
② 촉발인자
③ 영속인자
④ 우울인자
⑤ 스트레스인자 ⇒ 답 ③

4-B 불면증의 치료

4-B-1

불면증의 비약물치료

[핵심질문]	수면제가 치매를 유발한다고 하는데 수면제를 오래 복용해도 괜찮은가?
[학습목표]	1. 불면증 치료를 위한 비약물적 접근법의 실제 적용법을 이해할 수 있다. 2. 수면다원검사와 액티워치 검사를 이해하고 특징을 비교할 수 있다. 3. 광치료 장치 사용법을 알고 광치료의 특징 및 효과를 알 수 있다.
[3꼭지 궁금증]	

액티워치 검사

액치워치(Actiwatch) 검사는 수면연구 및 수면장애의 진단과 관리에 사용되는 도구이다. 이 검사는 손목 시계와 유사한 장치인 액치워치를 사용하여 환자의 수면 패턴과 활동수준을 기록한다. 액치워치 검사는 비침습적이고 사용이 간편하여 환자의 일상생활에 큰 불편을 주지 않으면서도 중요한 정보를 제공하는 장점이 있다.

사용 목적과 시기

수면리듬분석: 액치워치는 주로 환자의 수면-각성 패턴을 연속적으로 기록하여,수면의 질, 수면리듬, 그리고 활동패턴을 분석하는데 사용된다.

수면장애 진단: 만성 불면증의 원인을 파악하고, 일주기리듬수면장애의 진단에 유용하다. 이 장치는 환자의 실제 수면시간과 수면 패턴을 객관적으로 평가하는 데 도움을 줄 수 있다.

장기간 모니터링: 특히 장기간의 데이터가 필요한 경우에 액치워치는 유용하다. 수면다원검사와 달리, 환자가 일상 생활에서 수일 또는 수주 동안 착용하면서 수면과 활동 데이터를 수집할 수 있기 때문이다.

수면 습관 및 생활 패턴 평가: 수면장애의 치료 계획을 세우기 전에 환자의 수면 습관과 생활 패턴을 평가하는 데 도움이 된다. 이를 통해 적절한 치료법을 결정할 수 있다.

치료 효과 평가: 수면장애 치료 과정 중에도 액치워치를 사용하여 치료의 효과를 모니터링하고, 필요한 경우 치료 계획을 조정할 수 있다.

휴대용 광치료 장치

광치료는 일주기리듬장애를 포함하여, 수면주기지연으로 발생한 불면증, 계절성우울증, 치매환자의 수면장애에게 사용되는 비침습적인 치료 방법이다. 광치료 시, 휴대용 광치료 장치는 특정 파장의 빛을 발산하여 우리 몸의 일주기 리듬을 재조정하는 역할을 한다. 이 과정은 생체리듬을 조절하는 데 도움을 주어 규칙적인 수면 패턴을 유지시키고, 불면증을 개선하는 데 효과적이다. 더불어, 겨울철에 자주 발생하는 계절성 우울장애의 증상 완화에도 도움이 된다.

광치료는 보통 아침 시간에 짧은 시간 동안 진행한다. 규칙적으로 광치료를 받으면, 수면 패턴이 개선되고, 기분이 안정되며 활력수준이 향상될 수 있다. 광치료 중에는 눈을 직접 빛에 노출시키지 마시고, 적절한 거리를 유지해야 한다.

4-B-2

불면증의 약물치료 1

[핵심질문]	수면제가 치매를 유발한다고 하는데 수면제를 오래 복용해도 괜찮은가?
[학습목표]	1. 불면증 치료 약물의 분류 기준과 특징을 알 수 있다. 2. 적절한 수면제의 선택 방법과 약의 부작용에 대해 알 수 있다. 3. 수면제의 올바른 이용 방법에 대해 알 수 있다.
[3꼭지 궁금증]	1. 수면제 약물이 그렇게나 많다고? 2. 수면제 선택의 기준이 있다고? 3. 수면제를 안전하게 사용할 수 있는 방법이 있다고?

불면증에 사용되는 약물

불면증 치료약물은 4가지 범주로 나뉠 수 있다. 첫 번째 범주는 불면증치료를 위해 승인된 처방의약품이다(approval). 두 번째는 오프라벨(Off-label)이라고 불리는 의약품이다. 오프라벨의 경우 애초에 불면증 치료가 아닌 다른 목적으로 승인되었기 때문에 불면증 치료제로 공식적인 승인은 받지 못하였다. 하지만, 실제 임상에서는 여러 이유로 자주 처방되고 있는 의약품들이 이 범주에 해당한다. 세 번째는 처방전 없이도 약국에서 구입이 가능한 일반의약품(OTC)인 수면 보조제로, 히스타민 작용을 갖는 디펜히드라민, 독실아민 성분의 수면보조제 등이 있다. 마지막으로 불면증에 도움이 될 수 있는 수면보조식품이다. 수면 보조식품은 주로 천연 성분이나 식물 추출물로 만들어지며, 멜라토닌, 발레리안 루트, 카모마일, 야생 대추씨 등이 이러한 수면보조식품으로 시판되고 있다.

불면증치료제로 승인된 4가지 계열 의약품의 작용 기전

첫 번째 계열은 벤조디아제핀 수용체 작용제이다. 이는 또다시, 벤조디아제핀 수면제와 비벤조디아제핀 수면제로 나뉠 수 있다. 벤조디아제핀과 비벤조디아제핀의 수면제는 모두 벤조디아제핀 수용체에 작용한다는 공통점을 가지고 있지만, 화학 구조와 특성에서는 차이를 보인다. 두번째 계열은 오렉신 수용체 길항제이다. 오렉신은 각성을 일으키는 신경전달물질인데, 이 약물은 오렉신의 각성작용을 억제하기 때문에 수면을 유도하게 된다. 세번째는 히스타민작용을 억제하는 히스타민 수용체 길항제이다. 독세핀이 여기에 해당한다. 끝으로 멜라토닌작용을 촉진하는 멜라토닌 수용체 작용제와 멜라토닌 제재가 있다.

수면제 선택

수면개시에 어려움을 겪는 환자들의 경우, 다음 날 아침 잔존하는 진정 효과가 상대적으로 적은 비벤조계열의 수면제(잘레플론, 졸피뎀, 조피클론)를 선택하는 게 바람직하며, 그 외 오렉신 수용체 길항제, 또는 멜라토닌 수용체 작용제를 고려해 볼 수 있다.

수면유지에 어려움을 겪는 환자들의 경우, 약물의 작용시간이 상대적으로 긴 약물을 선택하는 것이 좋다. 비벤조계열의 수면제 중에서는 조피클론이 비교적 긴 작용시간을 가지며, 오렉신 수용체 길항제나 독세핀 등도 대안이 될 수 있다.

수면제의 부작용과 위험을 피하고자 할 때, 특히 노인이나 인지 기능 장애가 있는 환자들의 경우, 일반적으로 오렉신 수용체 길항제이나 멜라토닌 제재 등의 수면제를 선택할 수 있다. 노인은 약물 부작용과 간 기능 저하로 인한 약물 혈중 농도 상승의 위험이 높다. 과도한 진정, 인지기능저하, 의식혼탁, 그리고 운동실조로 인한 낙상과 고관절 골절 위험성이 증가할 수 있다. 대부분의 벤조디아제핀 수용체 작용제(BZRA)는 노인에서 부작용 위험으로 인해 피해야 할 약물로 간주된다. 따라서 노인불면증에서는 BZRA가 아닌 다른 선택지 중에서 적합한 약물을 처방하게 된다.

교대 근무를 하는 많은 사람들이 충분한 수면을 취하거나 근무시간 동안 각성을 유지하는데 어려움을 겪기 쉽다. 단기간의 수면제사용은 야간 근무 후, 낮 동안의 수면에 도움이 될 수 있다. 이 때, 멜라토닌은 교대 근무 변경에 따른 수면시간의 재조정에 도움이 될 수 있다.

약물남용이나 수면제 의존성이 높은 사람의 경우, 남용 위험성 없는 멜라토닌제재나 독세핀을 선택하는 것이 바람직하며, 공존질환이 있을 경우, 트라조돈 또는 가바펜틴과 같이 진정 작용을 가진 오프라벨 약물이 불면증뿐만 아니라 환자가 겪고 있는 다른 증상이나 상태에도 도움이 될 수 있다.

주요 부작용

중추신경계 억제 효과: 대부분의 불면증 치료 약물들은 중추신경계를 억제하는 효과가 있으며, 이로 인해 각성저하, 운동 조절 능력 장애, 조간두통 등부작용이 발생할 수 있다. 이러한 부작용은 벤조디아제핀 수용체 작용제(BZRAs)에서 가장 높고, 저용량 독세핀 및 라멜테온에서 가장 낮은 것으로 보고 된다.

복합 수면관련 행동(Complex sleep-related behaviors): 수면 중에 발생하는 다양한 복잡한 행위를 포함하는 용어이다. 수면 도중 걷기, 운전하기, 전화하기, 식사하기, 성관계를 갖는 등의 행동이 포함된다. 대부분의 불면증 치료 약물에 서 이러한 행동이 나타날 수 있지만, 졸피뎀, 잘레플론, 에조피클론, 트리아졸람과 같은 약물에서는 더 자주 보고된다. 특히, 권장 용량을 초과하여 복용할 경우 이러한 복합수면 관련 행동의 발생 가능성이 높아진다고 알려져 있다.

그외, 벤조디아제핀은 호흡억제 작용이 있어 수면 무호흡증을 악화시킬 수 있고, 수면제 복용 후 기이한 행동, 환각, 흥분, 기억상실 등의 이상행동들도 발생할 수 있다.

수면제 처방 지침

불면증은 많은 사람들이 병원을 찾는 가장 흔한 이유 중 하나이다. 하지만 수면제가 불면증의 유일한 해결책이 될 수 없다는 점을 명심해야 한다. 따라서 수면제를 단독으로 사용하기보다는 인지 행동 치료와 병행하거나, 인지행동치료를 기반으로 한 보조적 수단으로 약물 사용을 고려해야 한다. 수면제는 가능한 가장 낮은 용량으로 수면제 처방을 시작하고, 용량 증가는 신중히 진행해야 한다. 또한 최대 권장량을 넘어, 처방하지 말아야 한다. 고령자 및 간 기능 또는 신장 기능이 저하된 환자는 특별한 주의가 필요하다.

수면제를 알코올 또는 기타 중추신경계 진정제와 함께 사용하는 경우 부작용 위험이 증가하므로 병용을 피해야 하며, 수면제의 잔존효과로 다음날 주의력, 기억력, 조정능력 및 운전능력에 문제가 발생할 수 있음을 환자에게 알려야 한다.

처방된 수면제의 효과와 안전성을 정기적으로 모니터링하고, 처방의 필요성을 평가해야 한다. 약물 사용을 중단할 때는 서서히 용량을 감소시켜 금단 효과를 최소화해야 한다.

개선이 뚜렷하지 않을 경우 우선 약물 복용시점이 적절했는지 평가해야 한다. 약물을 부적절하게(너무 일찍 또는 너무 늦게) 복용했다면 수면제 효과가 발휘되기 어렵다. 수면 위생 또한 점검해야 한다. 수면 위생이 좋지 않으면, 아무리 효과적인 약이라도 그 효과는 저하될 수 있기 때문이다.

복용시점이나 수면위생에 문제가 없다면, 다음으로 수면제 용량조절을 생각해볼 수 있다. 약물 복용량이 너무 적다면 수면 효과를 가지기 어렵다. 최대 용량을 처방했음에도 효과가 없을 경우, 다른 약물로 교체하는 것을 고려하게 된다. 교체할 약물은 같은 종류일 수도, 다른 작용 기전을 가진 약물일 수도 있다. 다른 작용 기전을 가진 약물로 전환하는 것은 일반적으로 효과가 충분하지 않거나 부작용이 있는 경우에 이루어지게 된다.

수면제 치료기간

불면증에 대한 약물 치료 기간은 개인의 증상과 치료 경과 등에 따라 정해진다. 대부분의 위약 대조 연구는 비교적 단기간의 사용에 대해서만 직접적인 안전성 및 유효성 데이터를 제공한다. 따라서 불면증상개선을 위해 충분한 기간 치료하는 것이 타당하지만, 불필요한 위험과 부작용을 피하기 위해 필요 이상으로 장기간 치료하는 것은 권장되지 않는다.

수면제 중단시기

불면증 치료제를 권장 용량으로 줄여나가며 중단할 경우 금단 증상이 발생할 가능성은 낮지만 갑자기 중단하게 되면 반동현상(약물 복용 전 기준치에 비해 수면이 악화됨)이나 금단증상을 경험할 수 있다. 반동현상은 약물 복용 전 기준치에 비해 수면이 악화되는 현상으로, 특히 벤조디아제핀 계열의 수면제를 복용하는 경우, 이런 부작용은 흔하게 나타날 수 있다. 따라서 약물을 몇 주에 걸쳐 점진적으로 줄여야 반동 현상을 줄일 수 있다.

한편, 수면제는 불면증의 원인이 되는 문제를 해결하는 것이 아니기 때문에 수면 습관이 개선되지 않은 상태에서 불면증 약물을 중단한다면 대부분의 환자들은 불면증상을 다시 경험하게 된다. 그러므로 수면제 사용과 병행하여 수면위생의 개선과 인지행동 치료 등을 통해 불면증의 근본적인 문제를 해결하려는 노력이 필요하며, 이러한 접근을 통해 수면제 중단 후 불면증 증상의 재발을 방지할 수 있을 것이다.

수면제와 치매의 연관성

수면제, 특히 벤조디아제핀과 치매 위험성 사이의 관계는 오랜 논쟁의 대상이었다. 이 논쟁의 핵심은 수면제가 중추신경계를 억제하는 방식으로 작용하며, 장기간 사용시 인지기능에 영향을 미칠 수 있어, 치매와 유사한 증상을 일으킬 수 있다는 점이었다. 하지만 현재까지 수면제와 치매 발병 사이의 직접적 인과 관계는 명확히 입증되지 않았다. 수많은 연구들은 벤조디아제핀이 치매 발병에 보호적일 수도, 위험을 증가시킬 수도 있다는 상반된 결론을 내놓았고, 어떤 연구들은 심지어 이들 사이의 연관성이 없다고 말하기도 하였다. 이는 치매 발병이 단일 요인에 의해 결정되지 않음을 시사한다. 그러므로 수면제 사용에 대한 과도한 불안을 가지는 것은 불필요하다.

3꼭지 토론학습

Q1. 수면제를 먹고 운전해도 될까?

수면제를 복용한 후 운전하는 것은 권장되지 않는다. 대부분의 수면제에는 진정 효과가 있어서, 운전을 포함한 기계 조작 능력을 저하시킬 수 있다. 수면제는 반응 시간을 느리게 하고 판단력을 흐리게 할 수 있으며, 이는 운전 시 위험을 증가시킨다. 특별한 경우가 아니라면 약물 복용 후 충분한 수면을 취하고, 약의 효과가 완전히 사라진 것을 확인한 후에만 운전을 해야한다.

충분한 수면을 취했더라도 작용시간이 과도하게 긴 약물은 낮 시간대 진정 효과로 이어질 수 있다. 이 경우, 약물의 용량이나 투여 시간을 조정하거나 반감기가 다른 약물로 전환함으로써 작용 시간을 적절히 조절할 수 있다. 진정 효과는 보통 처방 첫 주가 지나면 개선되는 경우가 많다. 그러나 사용 약물의 부작용이 충분히 평가되지 않았다면 운전을 피하는 것이 바람직하겠다.

Q2. 수면제는 자살위험성을 높일까?

미국에서 판매되는 수면제에는 우울증 환자의 자살 위험에 대한 경고 문구가 포함되어 있다. 이는 수면제 사용에 대한 신중함을 요구하는 것이다. 수면제 사용과 자살 위험 사이의 연관성을 제시하는 일부 연구가 있기는 하지만, 인과성은 명확히 입증되지 않았다. 오히려 불면증 자체가 자살 위험을 증가시킬 수 있으므로, 수면제 사용에 대한 무작정 우려하는 것은 바람직하지 않다. 적절히 사용된 수면제는 우울증 환자의 회복을 효과적으로 돕는데 긍정적인 역할을 할 수 있다. 그럼에도 수면제를 사용할 때는 항상 주의가 필요하며, 적절한 약물 선택을 위해 의료 전문가와 상담하는 것이 중요하다.

Q 3. 가장 적절한 수면제 사용법은 무엇일까?

수면제를 선택할 때는 환자의 불면증의 특징, 불면증의 원인, 부작용 프로필, 그리고 사용 기간 등을 종합적으로 고려해야 한다. 즉, 각 환자의 개별적인 필요와 상황에 가장 적합한 수면제를 선택하는 것이 중요한 것이다.

수면제의 안전한 사용을 위해서는 몇 가지 중요한 지침들을 따라야 한다. 먼저 가장 낮은 용량으로 시작하여 필요에 따라 조절하는 것이 좋다. 과다 복용은 부작용의 위험을 증가시키기 때문이다. 수면제는 일반적으로 단기적인 사용을 위해 권장된다. 장기간 사용은 내성, 의존성, 그리고 기타 부작용의 위험을 증가시킬 수 있다. 장기간 사용 후에는 금단 증상을 피하기 위해 점진적으로 용량을 줄이는 것이 좋다. 수면제의 사용은 정기적으로 검토되어야 하며, 필요한 경우 약물을 중단하거나 변경해야 한다. 무엇보다도 수면제 효과를 높이기 위해서는 수면제 사용과 더불어, 수면 위생을 개선하고 스트레스 관리, 규칙적 운동, 카페인 및 알코올 제한과 같은 생활 습관의 변화를 고려하는 것도 중요하다.

적절한 수면제의 선택과 안전한 처방 관리는 수면 전문가와의 상담을 통해 결정하는 것이 중요하다는 점을 항상 명심해야 한다.

퀴즈풀이

문 1. 벤조디아제핀 수용체에 작용하는 수면제의 종류는?

① 멜라토닌 약물
② 오프라벨 약물
③ 항히스타민 약물
④ 오렉신 작용 약물
⑤ 벤조디아제핀 약물

⇒ 답 ⑤

문 2. 노인에서 수면제 복용 시 고려해야 할 부작용은?

① 각성 효과
② 숙면 효과
③ 인지 개선 효과
④ 활력 증진 효과
⑤ 중추신경계 억제 효과

⇒ 답 ⑤

문 3. 다음 중 수면제를 안전하게 사용하는 방법은 무엇입니까?

① 알코올과 함께 복용한다.
② 수면제를 갑자기 중단한다.
③ 수면제 복용 직후 운전해이나 기계조작을 한다.
④ 수면제 복용 전 부작용을 확인하고 의사와 상의한다.
⑤ 수면제 복용만으로 충분하기 때문에 불면증 인지행동치료는 고려하지 않는다.

⇒ 답 ④

4-B-3

불면증의 약물치료 2

[핵심질문]	수면제가 치매를 유발한다고 하는데 수면제를 오래 복용해도 괜찮은가?
[학습목표]	1. 불면증 치료를 위해 승인된 처방 의약품의 종류와 특징에 대해 알 수 있다. 2. 오프라벨의 종류와 특징에 대해 알 수 있다. 3. 수면보조제와 수면보조식품의 종류와 특징에 대해 알 수 있다.
[3꼭지 궁금증]	1. '비'벤조디아제핀 수면제가 벤조디아제핀 수용체에 작용한다고? 2. 약국에서 불면증 약을 살 수 있다고? 3. 불면증 치료에 우울증 약이 사용되기도 한다고?

GABA 수용체와 수면제작용

GABA 수용체는 말 그대로 GABA라는 신경전달물질이 작용하는 신경세포의 특정부위를 의미한다. GABA는 뇌 활동을 진정시키는 작용을 하는데, 불면증 치료제로 자주 사용되는 벤조디아제핀/비벤조디아제핀 계열의 수면제는 이러한 가바수용체 속, 벤조디아제핀에 작용해서, GABA의 작용을 강화하는 역할을 한다. GABA 작용이 강화하게 되면, 우리 몸은 이완되고, 불안은 줄어들고, 잠을 자게 된다. 다시 말해, 이 약들은 GABA의 작용을 강화해서 뇌를 진정시켜, 수면작용을 갖는다고 할 수 있다.

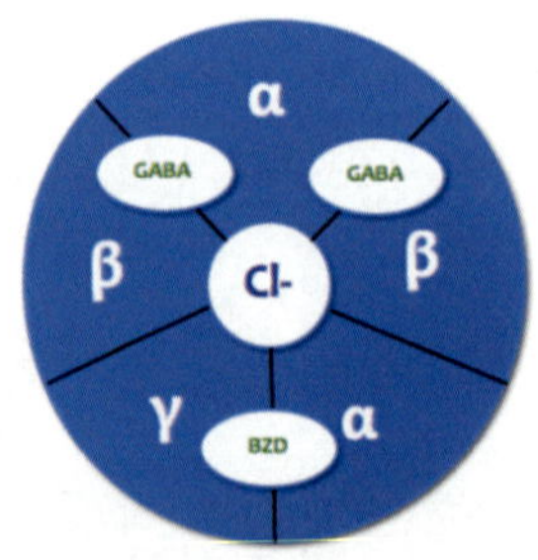

(출처: ChatGPT)

벤조디아제핀 수용체 작용제(BZRA)

가바수용체 내의 벤조디아제핀 수용체에 작용하는 수면제는 크게 벤조디아제핀 약물과 비벤조디아제핀 약물로 구분할 수 있다. 벤조디아제핀계 수면제의 종류로는 에스타졸람, 플루라제팜, 쿼제팜, 테마제팜, 트리아졸람이 있다. 벤조디아제핀계 수면제는 반감기가 길고 의존성 및 습관화 위험성이 있다. 트리아졸람을 제외한 벤조디아제핀계 수면제는 반감기가 보통 매우 길며, 경우에 따라 며칠이 될 수도 있다.

상대적으로 작용시간이 더 길수록 잔류효과가 발생할 수 있다. 가장 흔한 잔류부작용은 다음날까지 이어지는 졸음과 현기증이다. 이 외에도 운동 실조로 인한 낙상과 골절의 위험성 증가될 수 있으며 인지기능 저하 및 전향적 기억상실증도 발생할 수 있다. 이러한 부작용은 용량 의존적으로 나타나게 된다. 잔류효과로 인한 취약성이 높은 노인, 그리고 다른 진정약물 또는 알코올을 사용하고 있다면, 신중한 주의가 필요하다.

비벤조디아제핀 수면제는 전통적인 벤조디아제핀에 비해 의존성 위험이 낮고 부작용이 적기 때문에 수면 시작 또는 유지 불면증 치료에 첫 번째 선택약으로 추천된다. "Z-약물"이라고도 알려진 졸피뎀, 잘레플론, 에스조피크론과 같은 약물들이 포함되며, 이는 더 빠른 수면개시를 촉진하고 최소한의 방해로 수면을 유지하도록 돕기 위해 특별히 고안되었다. 잘레플론은 비벤조디아제핀계 약물 중 반감기가 가장 짧으며 주로 수면개시불면증에 사용된다. 반감기가 매우 짧기 때문에(약 1시간) 정상적인 수면 시간 이후에는 수면제의 잔류효과 부작용을 최소화할 수 있다는 이점이 있다. 졸피뎀은 중간 반감기가 1.5시간에서 4.5시간이며 수면 시작 또는 수면 유지 불면증에 적용할 수 있다. 에스조피클론은 비벤조디아제핀계 약물 중 반감기가 가장 길며(약 6시간) 수면 시작 또는 수면 유지 불면증에 모두 사용할 수 있다.

오렉신 시스템과 오렉신 억제약물

1998년 발견된 오렉신 시스템은 오렉신 A와 오렉신 B라는 두 가지 신경펩티드와, 그에 상응하는 수용체로 구성되어 있다. 오렉신은 히포크레틴으로도 알려져 있으며, 각성 상태를 강화하고 안정시키는 데 중요한 역할을 하는 신경펩티드이다. 오렉신은 시상하부에 위치한 오렉신 뉴런에서 만들어지는데, 잠자는 병으로 알려진 기면증은 바로 이런 오렉신 뉴런의 손상된 결과이다. 여기서 알 수 있듯, 오렉신 활성을 억제되면 각성을 유지하는 데 어려움을 겪지만, 잠을 자는데는 오히려 도움이 될 수 있다. 오렉신 억제약물은 기면증의 병태생리를 불면증 치료를 위한 원리로 역이용하여 개발된 약이라고 할 수 있다.

아직 국내에서 시판되지 않았지만, 미국 FDA에서 불면증 치료를 위해 승인된 오렉신 수용체 길항제는 수보렉산트이다. 수보렉산트는 수면개시와 유지불면증 치료를 위해 개발되었다. 이 약은 오렉신 뉴런의 수용체를 차단하여, 각성을 감소시키고 수면을 촉진하는 작용을 가진다. 다리도렉산트, 렘보렉산트가 수보렉산트와 비슷한 작용 기전을 가진다.

이들은 뇌의 오렉신 시스템에 직접 작용하여 각성을 조절하기 때문에 수면 구조를 방해하는 일이 적다. 또한 남용 가능성이 매우 낮고 신체적 의존성의 증거도 없어, 기존의 벤조디아제핀 수용체 작용제의 문제로 여겨졌던 의존이나 내성의 문제 가능성이 낮다는 이점을 가질 수 있다. 벤조디아제핀 수용체 작용제는 호흡억제작용이 있어, 수면 무호흡증 환자에서 사용에 제한이 있었지만, 오렉신 수용체 길항제는 기존 수면 무호흡증 환자의 유의미한 호흡억제작용을 유발하지 않는 것으로 나타났다는 점도 장점이다.

그러나 오렉신 수용체 길항제도 벤조디아제핀 수용체 작용제처럼, 졸음이라는 부작용을 가지며, 용량 의존적으로 나타난다. 따라서 환자는 완전히 깨어 있지 않다고 느끼면 운전해서는 안 된다. 매우 드물게 수면 마비, 최면 또는 최면 환각, 실신과 유사한 증상을 경험할 수 있다. 기면증 환자에게는 기면 증상을 더욱 악화시키기 때문에 금기시된다.

히스타민 수용체 길항제, 저용량 독세핀(3mg 및 6mg)

독세핀은 성인의 수면유지불면증 치료제로써 매우 낮은 용량으로 승인되었다. 독세핀은 원래는 삼환계 항우울제로 분류되었던 약이었으나, 항히스타민 작용이 강하여, 불면증 치료제로 승인된 약물이다. 독세핀은 히스타민 H1 수용체에 대한 선택성이 매우 높으며, 히스타민 길항제로 작용하여 진정 효과를 나타낸다. 반감기는 약 15시간으로 비교적 길며 진정효과가 밤새도록 지속되도록 하여 수면 유지에 효과적일 수 있다.

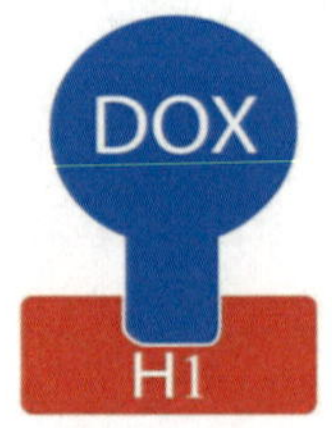

저용량 독세핀 (출처: ChatGPT)

이 약물은 남용우려가 적어, 불면증 장기치료에도 유리한 측면이 있다. 독세핀의 가장 일반적인 부작용으로는 졸음, 진정, 메스꺼움 등이 있다. 삼환계 항우울제의 특성상, 항콜린성 부작용 가능성 때문에 녹내장이나 배뇨장애가 있는 환자에게는 복용을 피해야 한다.

멜라토닌제재

불면증치료를 위해 개발된 멜라토닌제재는 멜라토닌 수용체 작용제와 멜라토닌 성분을 가진 약물을 이르는 말이다. 멜라토닌은 수면유도작용을 가지면서, 동시에 수면-각성의 일주기리듬을 조절하는 역할을 갖는 물질로 잘 알려져 있다. 멜라토닌 수용체 작용제인 라멜테온은 멜라토닌과 유사한 작용을 가진다. 해당 약물은 미국과 일본에서는 불면증 치료제로 승인되었지만 우리나라에서는 아직 승인되지 않았으며 수면 시작의 어려움을 특징으로 하는 불면증에 사용된다.

나이가 들수록 멜라토닌 생성이 감소하게 되는데, 이는 노인 불면증의 하나의 원인으로 제시되고 있다. 국내에서는 멜라토닌 서방형 제재인 Circadin이 55세 이상 개인의 불면증 치료용으로 승인되었다. 멜라토닌 보충제와 달리, Circadin은 자연적인 멜라토닌의 분비패턴과 유사하도록 수시간에 걸쳐 천천히 멜라토닌을 방출되도록 설계되었다. 이러한 장기간의 방출은 밤새 혈류 내 멜라토닌 수준을 보다 일정하게 유지하도록 하여 수면유지에 도움을 주게 된다. Circadin은 벤조디아제핀 등 기존 수면제에 비해 부작용이 적은 것으로 알려져 있어 노년층에게 적합한 선택약물이 될 수 있다. 또한 기존 수면제와 달리 의존성이나 내성, 금단의 위험성이 없어 장기간 사용할 수 있다는 점에서 이점이 있다.

오프라벨 약물

오프라벨(off-label) 불면증 치료 약물은 공식적으로 불면증 치료를 위해 승인받지 않았지만, 임상에서 수면문제를 가진 환자들에게 널리 사용되고 있는 약물이다. 오프라벨로 사용되는 수면약물에는 항우울제, 항경련제, 항정신병 약물 등 다양한 종류가 포함될 수 있다. 이러한 약물들은 불면증에 직접적으로 작용하지 않을 수 있지만, 진정 효과나 수면 유도 효과를 보여준다. 이들은 실제 승인된 질환보다는 주로 불면증 치료목적으로 사용되는 경우가 흔하며, 이 경우 해당 질환에 사용되는 치료용량보다 아주 적은 용량으로 처방되는 경우가 일반적이다.

오프라벨 약물은 불면증 환자에 대한 효능 근거가 부족하고 안전성 평가가 불충분하기 때문에 불면증 치료를 위한 1차 선택제로 권장되지 않는다. 기존의 승인된 불면증 치료제에 적절한 치료 반응이 없는 환자들에게 고려되며, 다른 작용 기전이 필요하거나 벤조디아제핀 수용체 작용제(BZRAs) 사용을 피해야 하는 특별한 이유가 있는 경우에도 사용될 수 있다.

트라조돈은 항우울제로, 불면증 치료를 위해 가장 널리 사용되는 오프라벨 수면약물이다. 비록 미국 수면의학회(AASM)의 지침에서 불면증 치료 목적으로의 사용을 권장하지는 않지만, 실제 임상에서는 자주 처방되고 있다. 트라조돈의 진정 효과는 주로 5-HT2A 수용체를 통해 매개되는 것으로 추정된다. 불면증 치료를 위한 권장용량은 50mg에서 150mg 사이지만, 고령자의 경우 더 낮은 시작 용량이 권장된다. 150mg을 초과하는 용량은 불면증 증상

개선에 도움이 되지 않을 수 있으며, 부작용 위험 증가로 인해 권장되지 않는다. 다른 약물과 마찬가지로 급작스럽게 중단하기보다 점진적으로 용량을 줄이는 것이 권장된다.

쿠에타핀은 불면증 증상에 대해 가장 흔하게 처방되는 항정신병 약물이다. 일반적으로 정신질환 치료용량에 비해 수면문제 치료를 위해, 25mg에서 100mg의 상대적으로 낮은 용량이 처방된다. 그러나 정신질환(예: 조현병, 양극성 장애)이 동반되지 않은 환자에게 항정신병 약물을 처방하는 것은 권장되지 않는다. 이는 더 안전한 옵션이 존재하기 때문이다.

이외에도 항경련제인 가바펜틴은 수면 개선 효과가 있어, 알코올 사용 장애나 만성 통증 증후군이 있는 불면증 환자에게 적합할 수 있다. 알프라졸람, 클로나제팜, 로라제팜과 같은 항불안제도 불면증 치료에 오프라벨로 사용된다.

수면보조제(일반 의약품)

OTC라고 부르는 일반의약품은 처방전 없이도 구입이 가능한 약을 일컫는다. 두통약, 소화제뿐 아니라, 일부 수면 보조제도 일반의약품으로 구매가 가능하다.

일반의약품으로 승인된 수면보조제에는 디펜히드라민, 독실아민 성분 중 하나가 함유되어 있다. 이들 성분은 항히스타민제로 분류되며, 히스타민 H1 수용체를 차단하여 진정, 졸음유발 효과를 나타낸다. 이러한 수면 보조제의 장점은 일반의약품으로 쉽게 구할 수 있고 상대적으로 안전하다는 점이지만, 고령자가 사용할 경우나 장기간 사용시에는 부작용에 주의해야 한다. 이들 약물은 혼란, 섬망, 구강 건조, 배뇨 문제 등 항콜린성 부작용을 유발할 수 있으며, 이는 특히 노인에서 더 큰 문제가 될 수 있다. 또한 오랫동안 사용하면 내성이 생길 수 있다. 일반의약품에 속하지만, 다른 진정제 또는 항콜린제 약물을 복용 중인 경우 또는 기존의 건강 문제가 있는 경우 사용하기 전에는 의사나 약사와 상담하는 것이 중요하다.

수면보조식품

수면보조식품은 주로 천연 성분이나 식물 추출물을 포함하지만, 합성 화합물이나 미네랄이 포함될 수도 있다. 수면보조식품은 단일 성분일수도, 여러 가지 성분으로 구성되어 있을 수도 있다. 이러한 수면보조식품은 안전한 것으로 간주되지만, 실제 불면증 치료에 이러한 제품의 효능을 뒷받침하는 증거는 거의 없다.

불면증에 널리 판매되는 보조식품의 예로는 발레리안, 카모마일, 야생 대추씨, 글리신, 그리포니아, 홉, 우슬초, 카바, L-테아닌, 라벤더, 마그네슘, 패션플라워, 나이트쉐이드, 스컬캡, 스트라모늄, 트립토판 등이 있다. 멜라토닌 역시 식품의 형태로 판매되고 있으며, 잠자리에 들기 몇 시간 전에 복용하면 일주기리듬 조정을 촉진하는 데 도움이 될 수 있다. 일부 식품 보조제에서 간독성을 유발할 수 있다는 보고가 있으며, 이들의 효능과 안전성이 의약품만큼 철저하게 검증되지 않았기 때문에, 수면 보조식품을 사용할 때는 항상 주의가 필요하다.

3꼭지 토론학습

Q 1. 왜 벤조디아제핀 수용체에 작용함에도 '비'벤조디아제핀 약물일까?

비벤조디아제핀 약물 역시 벤조디아제핀 수용체에 작용하지만, 비벤조디아제핀이라 명명한 것은 벤조디아제핀과 구별하기위해서이다. 비벤조디아제핀은 벤조디아제핀과는 서로 다른 화학 구조와 특성을 가지고 있다. 이러한 화학구조의 차이로 인해 전통적인 벤조디아제핀 약물에 비해 부작용이 적고 의존성이 낮다.

Q 2. 오프라벨(off-label) 약물을 사용하는 이유는 무엇일까?

불면증에 대해 오프라벨로 처방된 약물들은 여러 장점을 가질 수 있다. 먼저 일부 오프라벨 약물은 불면증뿐만 아니라 환자가 겪고 있는 다른 증상이나 상태에도 도움이 될 수 있다. 예를 들어, 항우울제는 불면증과 동시에 우울증 증상을 치료할 수 있다. 또한 오프라벨 약물은 종종 수면제와 다른 작용 기전을 가지고 있어, 전통적인 수면제가 효과적이지 않은 경우에 대안이 될 수 있다. 마지막으로 일부 오프라벨 약물은 장기간 사용할 경우에도 안전할 수 있으며, 특히 만성적인 불면증 증상이 있는 환자에게 도움이 될 수 있다. 하지만 오프라벨 약물 사용은 항상 의사의 지시와 감독 하에 이루어져야 하며, 환자의 특정 상황과 필요에 맞게 조정되어야 할 것이다.

Q 3. 수면보조식품과 의약품은 어떤 차이가 있을까?

수면 보조식품과 의약품 사이에는 몇 가지 중요한 차이점이 있다. 의약품은 통상적으로 엄격한 임상 시험을 거쳐 효능과 안전성이 입증되어야 하며, 식품의약품안전청에 의해 승인 받아야 한다. 반면, 수면 보조식품은 대부분 식품 보조제로 분류되어 의약품보다 덜 엄격한 규제를 받게 된다. 이는 식품 보조제의 효능과 안전성에 대한 증거가 의약품만큼 철저하게 검증되지 않았다는 것을 의미한다.

다음으로 성분의 차이가 있을 수 있다. 수면 보조식품은 주로 천연 성분이나 식물 추출물을 포함하며, 이러한 성분들은 대체로 신체의 자연 수면 과정을 촉진하는데 도움을 준다. 반면 의약품은 합성 화합물이거나 특정한 화학적 구조를 가진 약물로 구성되며, 수면을 유도하거나 유지하는 데 직접적으로 작용할 수 있다.

수면 보조식품은 주로 가벼운 불면증이나 일시적인 수면 문제를 위해 사용되며, 더 자연스러운 수면을 돕는 데 초점을 맞춘다. 의약품은 더 심각한 수면 장애나 장기적인 수면 문제를 치료하는 데 사용될 수 있다. 이러한 차이점들은 수면 보조제를 선택할 때 고려해야 할 중요한 요소들이며 제품을 사용하기 전에 전문가와 상담하는 것이 바람직하다.

퀴즈풀이

문 1. 벤조디아제핀계 수면제와 관련 있는 신경전달물질은?

① 도파민
② GABA
③ 글루탐산
④ 아세틸콜린
⑤ 노르에피네프린

⇒ 답 ②

문 2. 다음 중 오프라벨 불면증 치료 약물의 설명으로 옳은 것은?

① 성인에게 사용되는 저용량 독세핀
② 내성 가능성이 적은 오렉신 수용체 길항제
③ z-약물들로 알려진 비벤조디아제핀계 수면제
④ 노인에서 안정하게 처방할 수 있는 멜라토닌 제재
⑤ 국내에서는 항우울제로 승인받았으나 불면증 치료로 사용하는 트라조돈

⇒ 답 ⑤

문 3. 다음 중 불면증 완화에 효과가 있는 수면보조식품은?

① 칼슘
② 비타민
③ 유산균
④ 루테인
⑤ 카모마일

⇒ 답 ⑤

5장

코골이와 수면장애

Sleep

5-1

코골이와 수면무호흡증의 병태생리

[핵심질문]	코를 골면 잘 자는 것인가??
[학습목표]	1. 코골이가 발생하는 이유를 알 수 있다. 2. 수면무호흡증의 병태생리를 이해할 수 있다. 3. 수면무호흡증으로 발생할 수 있는 과도한 낮 졸음과 산소부족 현상을 이해할 수 있다.
[3꼭지 궁금증]	1. 코골이가 있다면 수면무호흡증을 의심해야 한다고? 2. 수면무호흡증이 수면 중 산소부족을 일으킨다고? 3. 2003년 일본에서 발생한 신칸센 열차 졸음 사고가 수면무호흡증 때문이라고?

코골이

코골이는 흡인하여 들어온 공기가 상기도를 지나면서 부딪치는 호흡잡음이다. 수면상태에서는 상기도의 근육들이 이완, 즉 축 늘어지게 되는데, 수면 중 공기가 상기도를 통과하면서 축 늘어진 연구개와 목젖 등의 주위 구조물에 진동을 일으켜 코골이가 발생하게 된다. 또한 코가 막힌 상태이거나 목젖이 큰 경우, 그리고 편도가 부은 상황 등에서도 나타날 수 있다. 공기흐름이 방해를 받기 때문이다.

코골이는 수면무호흡증에서 보이는 하나의 특징적 증상 중의 하나이다. 그렇기 때문에 밤에 코골이가 심하다면, 수면무호흡증을 의심해 볼 수 있다.

수면무호흡증

수면무호흡이란 수면 중 상기도가 좁아지거나 막힘으로 인해, 수면 중 호흡이 일시적으로 멈추는 상태를 말한다. 수면 중 이러한 수면무호흡이 수차례 반복되고, 상당기간 지속되면, 불면증, 주간졸음증을 포함하여 기억력감퇴, 심혈관질환 등 여러 문제들을 야기할 수 있다. 수면무호흡으로 인해 증상이 발생할 경우, 우리는 수면무호흡과 증상을 합쳐, 수면무호흡증이라고 말하게 된다.

수면무호흡증 발생

수면무호흡증을 이해하기 전에 우선, 우리가 어떻게 숨을 쉬는지를 먼저 이해할 필요가 있다. 숨을 들이마실 때 우리가 마시는 공기는 입과 코를 통해 인두, 즉 목구멍으로 흘러 들어가게 된다. 그런 다음 공기는 후두개를 거쳐 기도를 따라 이동하며, 결국 나무처럼 이루어진 구조물을 통해 폐에 도달하게 된다. 공기가 들어오는 입구, 즉 코와 입에서부터 후두개까지 상기도라 부른다. 수면무호흡증은 바로 이 상기도가 좁아지거나 막히게 되어 발생되는 수면장애이다.

잠을 잘 때, 입, 혀, 그리고 인두의 근육들이 조금씩 이완되는 것은 극히 정상이다. 근육이 이완된다는 것은 힘을 받치지 못하고 축 늘어진다고도 표현할 수 있는데, 일반적으로는 상기도가 막힐 정도로는 이완되지 않는다. 하지만 수면무호흡증이 있는 경우에는 입과 인두(목구멍)의 근육들이 과도하게 늘어지면서 혀가 목구멍 쪽으로 밀리게 되고, 인두 쪽을 누르게 된다. 이는 결국 공기흐름이 방해하는 결과를 초래하게 되며 폐로 들어가는 공기의 흐름을 완전히 차단한다. 이 과정으로 폐에 산소공급이 이뤄지지 않게 되어, 환자들은 잠에서 깨게 되는 것이다.

깨어난 후, 환자들은 공기의 흐름을 회복하기 위해 숨을 헐떡일 수 있다. 다시 잠이 들더라도, 이러한 무호흡은 계속 반복되어 나타난다. 이러한 점에서, 수면무호흡증은 자는 내내 잠들고 무호흡, 그리고 각성(깸)현상이 반복되는 질환이라고 할 수 있다.

수면무호흡증의 원인

공기가 흐르는 부위인 인두, 즉 상기도가 좁아지는 상황이라면, 수면무호흡증이 유발되기 쉽다. 우선 비만이 이에 해당한다. 비만 환자의 경우, 상기도에 지방이 쌓일 수 있기 때문이다. 또한 태생적으로 상기도가 좁은 사람, 후퇴한 턱을 가진 사람, 노화나 편도선 부종으로 인해 인두의 근긴장도 감소한 경우도 이러한 상황에 포함된다.

수면무호흡증의 문제점

수면무호흡증은 먼저 불면 증상을 일으킬 수 있다. 자는 동안 무호흡과 산소부족, 그리고 각성(깸)현상이 주기적으로 반복된다면 당연히 수면을 방해받게 된다. 이로 인해 양적 수면시간도 줄어들 수밖에 없다. 실제 8시간을 자더라도 4시간을 깼다면 수면효율은 50%밖에 되지 않는 것이다. 또 수면의 질이 급격히 떨어지게 된다. 수면의 질은 깊은 단계의 수면, 즉 숙면을 얼마나 잘 취했느냐에 따라 결정되는데, 수면무호흡증이 있다면 깊은 단계의 수면으로 들어가기 전에 깨게 되어 제대로 숙면을 취하기 어렵다.

또 다른 문제로는 과도한 낮 졸림이 있다. 2003년 일본에서는 대형 참사가 될 뻔한 신칸센 열차 졸음사고가 있었다. 사고열차는 도쿄역을 출발해서 후쿠시마의 시로이시자오역 정차를 앞두고 있었다. 속도를 줄여나가야 하는 상황임에도 제동 없이 8분간 26km를 달리다가 자동 정지 시스템이 작동되어 간신히 인명피해를 피한 아찔한 사건이었다. 경위 조사 결과, 사고의 원인이 바로 수면무호흡증을 앓던 기관사의 졸음이었던 것으로 밝혀지게 되었다. 이러한 낮 졸림은 그 전날 충분하고 질 높은 수면을 취하지 못한 결과로 볼 수 있다. 수면무호흡증으로 인한 수면부족과 산소부족은 또한 아침 두통, 피로, 과민성 및 집중력 장애를 야기할 수 있다.

수면무호흡증과 대사장애

만성적인 산소 부족(저산소증)은 우리 몸에서 하나의 스트레스로 인식되며, 이에 따라 산화적 스트레스 반응이 유발된다. 수면무호흡증을 치료하지 않고 방치하면, 이러한 산화적 스트레스가 고혈압, 심장 질환, 부정맥, 뇌졸중, 당뇨병과 같은 심각한 합병증을 초래할 수 있다. 또한, 대사장애를 유발하여 비만의 위험성도 증가시킨다.

앞서 설명했듯이, 비만은 수면무호흡증을 악화시키는 주요 요인 중 하나이며, 반대로 수면무호흡증 자체가 대사 장애를 유발하여 비만을 심화시키기도 한다. 즉, 비만과 수면무호흡증은 서로 영향을 주고받으며 악순환을 형성한다.

이러한 관계는 문학에서도 찾아볼 수 있다. 찰스 디킨스의 장편 연재소설 픽윅 클럽(The Pickwick Papers)의 등장인물 조이(Joe)는 심한 비만을 가지고 있으며, 항상 졸리거나 하품을 하는 모습을 보인다. 이는 오늘날 우리가 알고 있는 수면무호흡증 환자의 전형적인 증상과 매우 유사하다. 실제로 조이는 수면 중 호흡 장애로 인해 낮 동안에도 과도한 졸음을 보이며, 신진대사 문제를 겪는 것으로 보인다.

이러한 특징 때문에 한때 비만과 수면무호흡증이 동반된 상태를 '픽윅증후군(Pickwickian syndrome)'이라고 부르기도 했다. 현대 의학에서는 이를 비만 저환기 증후군(Obesity Hypoventilation Syndrome, OHS)으로 정의하며, 비만으로 인해 호흡이 억제되고, 저산소증과 대사 장애가 함께 나타나는 특징을 보인다.

즉, 조이는 단순한 비만이 아니라, 대사 장애와 수면무호흡증으로 인해 과도한 졸음을 보이는 사례로 해석될 수 있으며, 이는 수면무호흡증과 대사 장애 간의 밀접한 연관성을 시사하는 사례라고 볼 수 있다.

3꼭지 토론학습

Q1. 코를 곤다면 무조건 수면무호흡증일까?

많이들 오인하는 부분이다. 우선 코골이는 수면무호흡증의 하나의 증상이기 때문에, 수면무호흡증이 있건 없건, 수면무호흡증으로 인한 여러가지 부정적인 결과들을 생각한다면 수면무호흡증의 가능성을 평가하는 것이 중요하다.

코골이가 있다고 무조건 수면무호흡증이 있다고 무조건 있다고 단정지을 순 없다. 하지만 코골이가 무척 시끄럽거나, 코골이 후 짧은 헐떡임과 멈춤의 과정이 번갈아 나타난다면, 수면무호흡증의 가능성이 크다고 할 수 있다. 추가로, 나이를 먹게 되면 상기도의 근육들이 탄력성을 상실하기 때문에, 수면무호흡증으로 공기흐름이 방해받더라도 코골이는 오히려 줄어들 수 있다는 점도 알아두면 좋을 것 같다.

Q2. 오래 잠을 자면 낮 졸림을 해결할 수 있을까?

오래 자더라도 과도한 낮 졸림을 해결할 수는 없고, 바람직한 방법 또한 아니다. 첫 번째 이유는, 오래 자는 것이 실제 수면시간 증가로 이어지지 못하기 때문이다. 무호흡으로 인해 자주 깨게 되고, 결과적으로 깊은 숙면보다는 얕은 수면이 많아져서 수면질이 저하되기 때문이다.

두번째 이유는 수면무호흡증은 잠이 들면 산소부족을, 잠들지 못하면 수면부족을 경험한다는 것이다. 즉, 잠을 자도 문제, 못 자도 문제인 것이다. 따라서 낮졸음의 해결을 위해 수면무호흡증 환자들이 잠을 오래 자는 것은 오히려 무호흡과 산소부족 상태에 일부러 노출시키는 위험행동과도 같다. 한편, 산소부족은 우리 몸에 산화적 스트레스반응을 일으켜, 졸음물질 분비를 촉진하므로 주간 졸음을 더욱 악화시킬 수 있다.

Q 3. 어떻게 수면무호흡증이 비만을 악화시킬까?

낮 동안 졸림으로 인해 활동량이 줄어들면 에너지 소모가 감소하여 비만에 영향을 미칠 수 있다. 이는 기초대사량을 낮추어 만성적인 비만으로 이어지게 한다. 또한, 앞서 언급했듯이 수면무호흡증은 대사장애를 일으켜 당 대사 불내성 및 지방 축적을 가속화하여 비만을 더욱 악화시킬 수 있다.

퀴즈풀이

문 1. 수면 중 상기도가 좁아지거나 막혀서 호흡이 일시적으로 멈추는 상태는 무엇인가?

① 우울증
② 조울증
③ 강박증
④ 호흡곤란
⑤ 수면무호흡증

⇒ 답 ⑤

문 2. 다음 중 수면무호흡증에 의해 발생할 수 있는 질환은?

① 고혈압
② 비만
③ 당뇨
④ 부정맥
⑤ ALL

⇒ 답 ⑤

문 3. 다음 중 수면무호흡증의 증상은?

① 코골이
② 수면분절
③ 산소포화도 저하
④ 과도한 낮 졸음
⑤ ALL

⇒ 답 ⑤

5-2

수면무호흡증의 평가 및 진단

[핵심질문]	코를 골면 잘 자는 것인가?
[학습목표]	1. 수면무호흡증의 증상을 이해할 수 있다. 2. 수면무호흡증을 유발하는 신체조건을 설명할 수 있다. 3. 수면다원검사를 통한 수면무호흡증 진단을 이해할 수 있다.
[3꼭지 궁금증]	1. 수면무호흡증이 배뇨와도 관련이 있다고? 2. 목둘레만으로도 수면무호흡증을 의심할 수 있다고? 3. 수면다원검사를 통해 수면무호흡증을 진단한다고?

임상증상 평가

수면무호흡증의 증상은 크게 수면 중에 발생하는 수면증상과 낮 시간에 발생하는 주간증상으로 구분할 수 있다.

수면증상

수면 중에는 상기도 부위의 협착 및 폐색으로 발생하는 코골이, 숨 헐떡거림(gasping), 호흡 정지 등이 나타나며, 이러한 수면장애로 인하여 수면의 분절화, 수면 유지의 어려움 등이 일어날 수 있다. 또한, 수면무호흡시 야기되는 복압의 상승 때문에 잦은 야간배뇨(nocturia), 야뇨증(bedwetting) 이 일어나기도 한다.

주간증상

수면무호흡증은 낮 시간에도 영향을 미쳐, 수면무호흡증 환자들은 충분한 시간을 잤음에도 불구하고 과도한 낮 졸림과 피로감을 자주 호소한다. 아침 기상 시 두통(morning headache), 기억이나 집중력의 문제(memory or concentration issue), 성욕의 감소(decreased libido), 불안정한 기분(mood irritability or disturbance)를 동반하기도 한다. 하지만 환자들마다 발생하는 증상의 수와 조합이 다를 수 있으므로 진찰 시에 임상의가 각각의 증상을 직접 확인하는 것이 필요하다. 그리고 고혈압, 심부전 등의 공존 질환 여부에 대해서도 평가해야 한다.

신체검진

상기도 부위의 협착을 야기할 수 있는 신체적 조건을 확인하기 위해 신체검진을 시행한다. 수면무호흡증은 비만이나 목 둘레와 상관관계가 아주 높다. 비만을 평가할 때 체질량지수를 이용할 수 있다. 체질량 지수는 키를 m 단위로 환산하여 제곱을 한 후, 몸무게를 그것으로 나눈 값이다. 체질량지수가 23이 넘어가면, 수면무호흡증 가능성이 크고, 30이상이라면 수면무호흡증이 굉장히 심할 가능성이 있다. 목 둘레(neck circumference)가 남자의 경우 43cm 이상. 여사의 경우 40cm 이상이면 그렇지 않은 군에 비해 수면무호흡증의 위험도가 증가하게 된다.

BMI = 체중(kg)/키(m) × 키(m)

다음으로 구강내 구조를 파악하게 된다. 인두-편도 부위의 비대 여부를 판단하는 기준으로 Mallampati 점수를 활용할 수 있다. 3단계 혹은 4단계에 해당하면 협착이 있다고 할 수 있다. 이외에도 거대 혀, 작은 턱, 또는 하악 후퇴 등도 수면무호흡증의 원인이 될 수 있으므로 확인이 필요하다.

비강 내 구조 또한 상기도 부위의 협착에 영향을 미치므로 비갑개 비대나 비중격 측만, 비강내 용종 등의 유무도 검진하게 된다.

수면다원검사

이러한 정보들을 바탕으로 수면무호흡증이 의심되는 경우에는 수면다원검사를 시행한다. 수면다원검사에서 시간 당 수면무호흡지수(Apnea-hypopnea Index, AHI)가 15회 이상이면 수면무호흡증을 진단할 수 있다. 즉 한시간에 15번이상의 숨 멈춤이 발생해야 수면무호흡증이라는 것이다. 7시간 잔다고 가정하면, 무려 100회 이상의 무호흡이 발생하는 것이다. 만약 임상증상 또는 공존질환이 있을 경우는 수면무호흡지수가 5회 이상이어도 수면무호흡증을 진단할 수 있다.

수면다원검사는 뇌파, 안전도, 근전도, 공기흐름, 산소 포화도, 호흡 노력과 심전도 등을 모니터링한다. 뇌파는 수면 단계를 평가하는 척도가 되고, 안전도는 안구운동을, 공기흐름과 산소포화도, 호흡 노력 등은 수면무호흡을 평가하는 척도라고 생각하면 된다. 신체 위치에 따라서도 수면무호흡증 발현양상의 차이를 보이기 때문에 추가적으로는 신체 위치(body position)를 평가하게 된다. 다리 근전도 모니터링은 주기성사지운동증 등의 다른 여타 수면장애를 감별함에 도움을 준다.

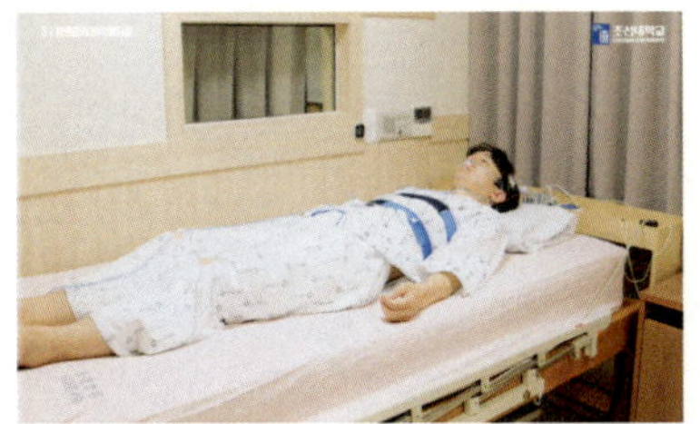

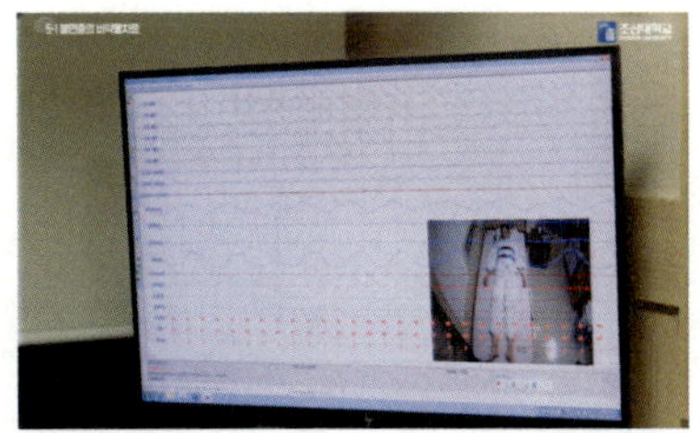

(출처: 조선대학교병원 글로벌수면센터)

결론적으로 수면무호흡증 환자의 수면 패턴은 무호흡이 수십 초가량 진행되고, 산소포화도가 떨어져 산소부족을 겪게 되어 잠에서 깨어난다고 정리할 수 있다.

주간증상 동반 여부에 따른 진단

수면무호흡증을 진단하기 위해서는 주간증상의 동반을 고려해야 한다. 주간 증상이 동반된 경우에는 시간당 5회 이상, 즉 8시간 잔다고 가정하면 40회 이상의 무호흡이 있어야 한다. 주간 증상이 없는 경우에는 시간당 15회 이상, 즉 8시간 동안 120회 이상의 무호흡이 있어야 한다.

3꼭지 토론학습

Q1. 수면무호흡증이 배뇨와도 관련이 있다고?

수면무호흡증은 배뇨와 관련이 있다. 수면무호흡증은 수면장애로 인한 수면의 분절화, 수면 유지의 어려움 등 뿐만 아니라, 수면무호흡시 야기되는 복압의 상승 때문에 잦은 야간배뇨, 야뇨증(bedwetting)이 일어나기도 한다.

Q2. 목둘레만으로도 수면무호흡증을 의심할 수 있다고?

목둘레는 수면무호흡증을 의심할 수 있는 단서 중 하나이다. 상기도 부위의 협착을 야기할 수 있는 신체적 조건에는 BMI 23 이상인 체질량지수와 남자의 경우 43cm 이상, 여자의 경우 40cm 이상인 목둘레가 해당하며, 이러한 신체적 조건이라면 수면무호흡증의 위험도가 증가하게 된다.

Q3. 수면다원검사를 통해 수면무호흡증을 진단한다고?

수면무호흡증 환자의 수면 패턴은 무호흡이 수십 초가량 진행되고, 산소포화도가 떨어져 산소부족을 겪게 되어 잠에서 깨어난다. 수면무호흡증을 평가하는 척도로는 수면다원검사에서 확인하는 공기흐름과 산소포화도, 호흡 노력 등이 있다. 수면다원검사는 이러한 척도들을 모니터링함으로써 수면무호흡증을 진단한다. 수면다원검사에서 시간 당 수면무호흡지수가 15회 이상이면 수면무호흡증을 진단할 수 있다.

퀴즈풀이

문 1. 수면무호흡증의 임상증상 중 수면 중에 나타나는 증상은?

① 코골이
② 우울감
③ 성욕감퇴
④ 조간두통
⑤ 기억력저하

⇒ 답 ①

문 2. 다음 수면무호흡증 평가를 위한 신체검진 내용은?

① 시력
② 목둘레
③ 호흡수
④ 가슴둘레
⑤ 심장박동

⇒ 답 ②

문 3. 수면무호흡증이 의심될 때 시행하는 검사는?

① 코골이검사
② 불면증검사
③ 수면다원검사
④ 활동기록기검사
⑤ 수면잠복기반복검사

⇒ 답 ③

보충자료 수면다원검사 항목

수면다원검사는 수면 중의 다양한 생체신호를 모니터링하여 수면 장애를 진단하는 것이다. 아래 그림에서는 다음과 같은 여러 가지 생체 신호들을 측정하고 있다.

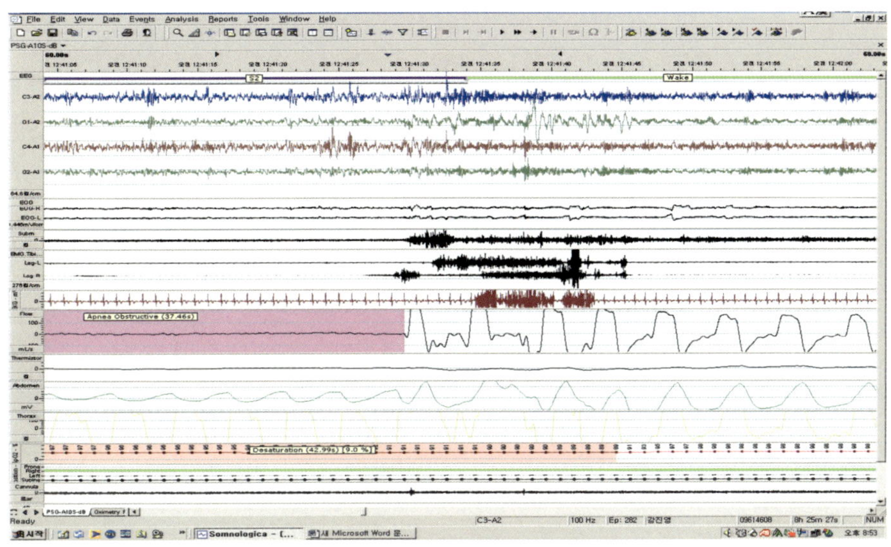

(출처: 조선대학교병원 글로벌수면센터)

- EEG(뇌전도): 뇌파 활동을 측정한다. 수면의 깊이와 단계를 파악하는 데 사용된다. 이 사진에서는 환자가 2 수면단계(S2)에서 깨어나는(Wake) 것을 확인할 수 있다.
- EOG(안전도): 눈의 움직임을 기록한다. REM 수면을 식별하는 데 중요한 역할을 한다.
- EMG(근전도): 턱의 근육 활동과 다리 근육 활동을 나타낸다.
- Airflow(기류): 호흡 흐름을 나타낸다. 호흡의 정상적인 흐름이 있는지, 혹은 호흡 중단이 발생하는지를 보여줄 수 있다.
- Thermistor(서미스터): 호흡을 감지하는 또 다른 방법으로, 호흡의 열적 변화를 측정하여 구강호흡이 있는지 여부를 나타낸다.
- Snore(코골이): 코골이의 양과 시간을 기록한다.

Airflow, Thermistor, snore 등의 호흡 관련 생체 신호는 무호흡을 감지하는 데 사용된다. 이미지 상의 분홍색 영역을 보면 환자의 무호흡이 40초 가까이 지속되고 있음을 알 수 있다. 또한 무호흡 직후 급격한 호흡 재개와 함께 잠에서 깨어나는 것을 확인할 수 있다.

이미지 하단의 붉은색으로 표시된 구간은 산소 포화도(desaturation)가 감소하는 것을 나타낸다. 이 환자의 경우, 산소포화도가 무려 89%까지 저하되었다. 무호흡-산소포화도저하-각성으로 이어지는 패턴은 수면 무호흡증 환자에게서 전형적으로 볼 수 있는 현상이다. 이 결과를 통해, 수면무호흡증이 산소포화도 감소를 가져와 수면의 질을 저하시키고, 낮 동안의 과도한 졸음과 같은 증상을 유발하게 된다는 것을 알 수 있다.

5-3

수면무호흡증의 치료법 및 지속적 양압술의 원리

[핵심질문]	코를 골면 잘 자는 것인가?
[학습목표]	1. 수면무호흡증을 개선하기 위한 생활습관 지침들을 이해할 수 있다. 2. 지속적 양압술의 원리와 장점을 설명할 수 있다. 3. 수면무호흡증에 활용되는 구강내 장치, 수술적 처치 등을 이해할 수 있다.
[3꼭지 궁금증]	1. 옆으로 눕기만 해도 수면무호흡증이 좋아질 수 있다고? 2. 양압기 치료가 수면무호흡증의 골든스탠다드라고? 3. 수면무호흡증 치료에 구강내 장치도 사용된다고?

수면무호흡증 개선 생활지침

체중조절

수면무호흡증 환자 중 70%는 비만과의 연관성이 높아, 수면무호흡증의 치료를 위해서는 체중감소는 필수적이다. 미국수면의학회에서도 체중 감량이 수면무호흡증환자의 무호흡지수와 상기도 부위의 협착경향성을 개선시킬 수 있으므로 5~10 %의 체중감량을 권고하고 있다. 그러나 체중 감량이 무조건 환자의 무호흡지수를 개선시킨다고 단정지을 순 없다. 수면무호흡증 개선 차도의 개인적 차이가 있을 수 있으며, 비만이 아니더라도 수면무호흡증은 발생할 수 있기 때문이다.

자세요법

수면의 자세는 바로 눕는 것보다 옆으로 누워 자는 것을 권하고 있다. 등을 바닥에 대는 바로 누운 자세는 혀의 뿌리가 중력의 영향으로 밑으로 쏠림에 따라, 상기도가 눌러 수면무호흡증을 악화시킬 수 있기 때문이다. 또한 목과 상기도 주위의 체액 저류를 막기 위해, 누운 자세에서 머리를 30-60도 올리는 것이 좋다.

섭취 조절

수면 2시간 전부터는 알코올 섭취를 피해야 한다. 알코올성분이 호흡노력을 억제하는 성질을 가지기 때문에 상기도 폐색을 더욱 악화시킬 수 있기 때문이다. 마찬가지로 진정제나 수면제 등도 비슷한 작용을 가지기에, 불면증 치료를 위해 복용했다가 오히려 수면무호흡증을 악화시킬 수 있어 사용 시에 주의가 필요하다.

그리고 자기 전 공복상태를 유지하는 것이 중요하다. 빈 캔에서 흡입기로 공기를 잡아 빼게 되면, 빈 캔이 오므라드는 현상을 떠올려보자. 공기를 뺀 캔 안은 음압 상태에 놓이게 되어 이러한 모습이 나타나게 된 것이다. 자기 전 식사를 하게 되면 복압이 증가하게 되는데, 복압 증가는 호흡역동학적으로 상기도를 음압 상태로 만들고, 이는 결국 상기도가 더욱 막힐 가능성을 높이게 된다.

금연, 수면위생 준수 등이 도움이 될 수 있다.

지속적 양압술

생활습관의 개선만으로 수면무호흡증을 원천적으로 없앨 수는 없다. 수면무호흡증의 정식 치료법은 바로 지속적 양압기 치료이다. 지속적 양압기 치료란 양압기를 이용하여 상기도 부위에 양압의 공기를 지속적으로 공급하여, 수면 중에 발생하는 상기도 부위의 협착 및 폐색이 일어나지 못하게 하는 치료법이다. 이러한 치료는 수면무호흡지수를 시간당 5회 이하로 낮출 수 있다는 장점이 있다. 양압기는 공기를 불어넣는 양압기, 양압기에 연결된 튜브, 그리고 마스크와 마스크 착용을 위한 스트랩으로 구성된다.

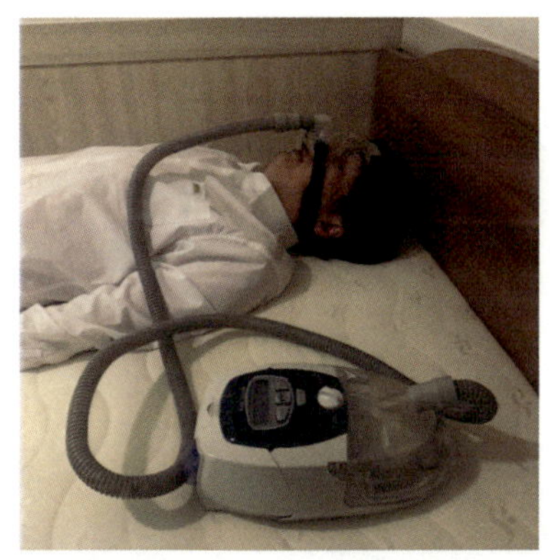

지속적 양압기 (출처: 조선대학교병원 글로벌수면센터)

양압술을 시작하면 수면의 질 개선, 코골이 감소 또는 제거, 주간 졸음 감소 등 즉각적인 개선 효과를 느낄 수 있다. 양압술은 고혈압 예방 또는 조절에 도움이 되고, 뇌졸중 위험 감소, 그리고 기억력 및 기타 인지 기능 개선과 같은 장기적 이점도 가지고 있다. 양압기의 한 가지 단점이라면, 항상 착용을 해야하는 번거로움을 들 수 있다. 집에서 잘 때는 물론이고 여행 중일 때, 낮잠을 잘 때도 양압기를 사용해야 한다. 그렇기 때문에 양압기 사용에 익숙해지는 데는 시간이 걸리며 인내심이 필요하다.

순응도를 높이기 위해서는 본인에게 잘 맞는 편안한 마스크를 선택하는 것도 중요하다. 양압기 치료는 수면무호흡증을 관리하는 데 매우 효과적이지만, 양압기 치료의 순응도가 낮아, 치료를 중단한다면 무용지물이 될 것이기 때문이다.

불량한 순응도를 야기하는 가장 흔한 원인은 마스크 착용 시에 경험하는 불편함이다. 마스크 착용 시 불편감을 줄이고 양압기 순응도를 높이기 위한 몇 가지 방법들을 소개하겠다.

- 수면다원검사를 통해 본인에게 맞는 양압기의 적정 압력을 찾는다.
- 마스크·튜브·스트랩은 얼굴에 맞게 조정해서 양압기 바람이 새지 않게 한다.
- 마스크는 얼굴에 잘 밀착되도록 한다.
- 총 수면 시간의 약 70%를 착용해야 효과가 있기 때문에 자는 도중 벗지 않는다.

구강내 장치

양압기 착용의 불편감으로 다른 방법들이 시도되고 있다. 구강내 장치는 구강 내에 설치하여 공기가 유입되는 공간을 확장하는 것에 초점을 맞추며 아래턱전향장치(Mandibular advancing device, MAD)가 대표적이다. 구강내 장치는 코골이와 중등도 이하의 수면무호흡증이 적응증이 된다. 구강내 장치는 특히 양압기 치료에 실패했을 때 사용되는 빈도가 높고 일반적으로 자세에 따른 수면무호흡지수의 변화가 큰 환자에게서 좋은 효과를 기대할 수 있다.

구강내 장치를 처방하기 전에도 수면다원검사를 통한 수면무호흡증이 진단이 이루어져 하며, 진단 후에는 구강 내 장치가 자리할 이와 잇몸, 교합 상태 등에 대한 평가가 필요하므로 치과 진료가 필요하다. 하악의 전진능력이 부족한 경우, 턱관절 부위의 통증이 있는 경우, 그리고 이갈이 (bruxism)이 있는 경우에는 구강내 장치를 사용할 수 없다. 구강 내 장치는 3년간 추적 기간 중 51%가 지속적으로 사용할 만큼 순응도가 높은 편이나 효과 면에서는 양압치료만큼의 호전을 기대하기는 어렵다는 명심해야 한다.

수술적 처치

수술적 치료는 미국 수면의학회는 일차 치료로 권고하지 않는다. 다만, 생명을 위협할 정도의 상기도 부위의 폐색이 있을 때, 중증의 수면무호흡증 환자에서 PAP 치료를 실패하거나 거부했을 때에는 수술적 치료를 고려할 수 있다. 목젖-구개-인두-성형술(Uvulopalatopharyngoplasty, UPPP)는 이전에는 코골이 수술로 널리 시행되기도 하였으나 최근에는 수술 후 통증, 그리고 재발, 목소리의 변화와 같은 부작용이 발생할 우려로 인해 일차 치료로 추천되지 않는다. 다만 아데노이드-편도의 비대가 원인이 되는 소아 수면무호흡증 환자에게서는 시행되기도 한다.

3꼭지 토론학습

Q1. 옆으로 꾸준히 누워서 잘 수 있는 방법은 없을까?

일반적으로 바로 누운 자세에 비해 옆으로 누운 자세에서 수면무호흡지수가 50% 이상 감소한다는 연구결과도 있을 정도로 자세교정은 수면무호흡증의 유병률을 크게 낮추는 효과를 보인다. 하지만 수면 중에는 의식적인 노력으로 해당 자세를 유지하는 것이 불가능하다.

하나의 팁은 등 부위에 테니스공을 방법이다. 이렇게 되면, 옆으로 누운 자세에서 바로 누운 자세로 체위변화가 쉽지 않아 옆으로 누운 자세를 유지할 수 있을 것이다. 혹은 자세가 변경될 때 울리는 알람 기계 등을 이용할 수도 있다.

Q2. 양압기 치료의 부작용은 무엇일까?

양압기 치료의 부작용으로는 코 막힘, 콧물, 구강 건조 또는 코피가 있을 수 있다. 구강건조는 가습 챔버를 사용하거나 구강호흡습관을 줄이면 개선할 수 있다. 일부 마스크는 피부자극을 유발할 수 있다. 이러한 증상을 완화하고 양압기 사용에 적응한다면 큰 문제가 되진 않는다.

양압기 치료는 수면무호흡증을 관리하는 데 매우 효과적이지만, 이러한 부작용은 양압기 치료의 순응도를 낮출 수 있는 요인이 될 수 있다. 순응도가 낮을 경우, 첫날 밤 이후 8%, 1년 이내에 50%가 사용을 중단하는 보고도 있다. 따라서 이러한 부작용 자체가 큰 문제는 아니지만, 순응도를 낮춘다는 측면에서 부작용을 적극적으로 관리하는 것이 중요하다.

Q 3. 양압기는 보험적용이 가능할까?

고가의 장비인 만큼, 예전에는 보험적용이 안되어, 아무나 치료받기는 쉽지 않은 단점이 있었다. 하지만, 국내에서도 2018년 7월부터 수면인증자격이 있는 의사로부터 처방을 받게 되면 보험적용을 받을 수 있게 되었다. 사용기간 동안 의료진과 보험사는 양압기 안에 장착된 데이터카드를 확인하여 사용자가 양압기를 잘 사용하고 있는지 여부를 확인하게 된다. 만약 적절한 사용시간이 충족되지 못하면, 보험적용에서 제외될 수 있다.

아울러, 양압기 적정압력 처방을 위해서는 수면다원검사를 실시해야 하는데, 수면다원검사 역시 건강보험 급여의 적용을 받기 위한 조건이 필요하다. 엡워스 졸림 척도(Epworth Sleepiness Scale, ESS)를 이용한 평가에서 낮졸림 증상이 확인되거나 다른 수면무호흡증 증상이 있고, 임상의의 진찰을 통해 구강 내 상기도의 협착을 확인할 수 있거나 기타 동반질환이 있으면 수면다원검사 시행 시 건경보험을 적용받을 수 있다.

건강보험에서는 수면다원검사의 시행은 원칙적으로 1회 인정하고 있으나 양압기 압력의 적정을 위해 시행할 경우와 처지 또는 수술 후의 경과를 확인하기 위한 경우, 그리고 6개월 이후 환자 상태의 급격한 변화로 인해 재검사가 필요하다고 하는 경우에는 예외적으로 급여를 적용하고 있다.

퀴즈풀이

문 1. 다음 중 수면무호흡증 개선을 위한 효과적인 자세는?

① 앉은 자세
② 엎드린 자세
③ 움크린 자세
④ 바로 누운 자세
⑤ 옆으로 누운 자세

⇒ 답 ⑤

문 2. 특별한 부작용 없이, 수면무호흡증을 완치에 가깝게 치료할 수 있는 치료법은?

① 자세 요법
② 수면 일기
③ 수술적 치료
④ 구강 내 장치
⑤ 지속적 양압술

⇒ 답 ⑤

문 3. 수면무호흡증 치료로 수술적 처치의 부작용은?

① 통증
② 부종
③ 목소리 변성
④ 수면무호흡증 재발
⑤ ALL

⇒ 답 ⑤

6장

하지불쾌감과 수면장애

Sleep

6-1

하지불안증후군

[핵심질문]	다리에 벌레가 기어다니는 증상도 수면장애인가?
[학습목표]	1. 하지불안증후군의 특징적 증상을 이해할 수 있다. 2. 하지불안증후군이 발생하는 이유를 알 수 있다. 3. 하지불안증후군의 비약물치료와 약물치료에 대해 이해할 수 있다.
[3꼭지 궁금증]	1. 밤에 다리를 움직이고 싶은 충동 때문에 잠을 못자는 것이 하지불안증후군이라고? 2. 하지불안증후군이 혈액순환이 아니라, 도파민 부족 때문에 생기는 거라고? 3. 다리 마사지, 온열요법, 얼음찜질 등으로 하지불안증후군을 개선 시킬 수 있다고?

"다리를 움직이지 않으면 벌레가 피부 안에서 기어다니는 것 같아요."

"내 다리들이 뛰어야 한다고 얘기하는 것 같아요. 따를 수밖에 없어요."

"자리에 누우면 도마뱀 한 마리가 내 다리를 붙잡고 꼭두각시처럼 맘대로 흔드는 것 같아요."

이와 같은 증상을 경험해 본 적이 있는가? 그렇지 못했다면 상당히 괴상하게 들리리라 생각한다. 이는 과연 어떤 질환일까? 바로 하지불안증후군이다. 실제 이 질환을 가지고 있다면, 위에 언급된 내용들이 너무도 익숙할 것 같다.

다리를 움직이고 싶은 충동으로 잠을 못 자는 수면장애, 하지불안증후군

1685년, 윌리스(Thomas Willis)박사가 처음으로 '다리가 안절부절하여 잠을 잘 수 없다'라는 하지불안증상을 기술하였고 1945년 엑봄(Karl Ekbom)박사는 하지불안(restless legs)이라는 용어를 붙여서 사용하게 되었다. 그래서 하지불안증후군을 다른 말로 윌리스-엑봄병(Willis-Ekbom disease)이라고도 부르기도 한다.

하지불안증후군의 특징

하지불안증후군은 하지불쾌감으로 다리를 가만두기 어렵다는 특징을 갖는다. 그래서 이리저리 움직일 수밖에 없고, 이렇게 움직이면 대체로 증상은 완화된다. 그러나 가만히 있으면 다시 불쾌감을 느끼게 된다. 두번째 특징은 잠자리에서 다리를 움직이고 싶은 강한 욕구를 경험한다는 것이다. 이 말은 낮에는 이상이 없으나 저녁과 밤이 되면 증상이 나타난다는 것이다. 세번째 특징은 증상이 사람마다 다르며 대개의 증상들은 말로 표현하기가 힘든 경우가 많다는 것이다. 많은 사람들이 다리가 '근질거린다'거나 '뭔가 기어다닌다' 라고 말한다. 이런 느낌들은 쥐가 났을 때의 고통과는 다르다. 이 불쾌한 감각은 주로 종아리 부근에 가장 많이 나타나며 앉아 있거나 가만히 누워 있을 때 더 심해진다. 다리를 쭉 펴거나 이리 저리 움직이면 조금 나아지는 것을 느낄 수 있다. 어떤 사람들은 비슷한 증상을 팔이나 신체 다른 부위에서 느끼기도 하며, 특정한 때에만 증상을 겪기도 규칙적으로 경험하기도 한다.

하지불안증후군과 수면문제

하지불안증후군의 증상이 낮이 아닌, 밤에 주로 나타나기에 수면문제를 일으킬 수 있다. 증상이 생기면, 환자들은 다리를 지속적으로 펴거나 움직이게 되는데, 이에 따라 당연하게도, 수면을 방해받게 되는 것이다.

하지불안증후군과 불면증

하지불안증후군은 수면문제 중에도 불면증과 관련이 크다. 특히 '잠들기' 어려운, 입면시 불면증을 특징으로 한다. 하지불안증후군 환자들은 수면 중 사지운동증을 자주 동반되기 때문에, 숙면을 취하는데도 어려움을 겪게 된다. 불면증과 함께 숙면을 취하지 못한 환자들은 당연히 다음날 많은 피로감이나 주간졸음을 느끼게 된다. 주간졸음 역시, 불면증과 함께 하지불안 증후군의 대표적 증상이라고 볼 수 있다. 주간졸음은 작업능률을 떨어지게 하고 이로 인해 사회활동 역시 원활치 못하게 되는 경우가 있다. 드물긴 하지만, 심한 하지불안증후군의 경우, 낮에도 하지불쾌감을 경험할 수 있다. 그렇게 되면, 장시간 자동차나 비행기를 타거나, 영화관이나 공연장, 회의에 장시간 앉아 있는 행위가 무척 힘들 수 있다.

이렇듯 하지불안증후군이 지속된다면 심적 고통이 클 뿐 아니라, 삶의 질도 떨어져 불안이나 우울증상의 위험성까지도 높일 수 있다.

하지불안증후군의 원인

하지불안증후군이 기술된 지 300년이 지났지만, 하지불안증후군의 정확한 원인은 확실치 않다. 다만, 대뇌의 도파민 농도를 높이는 약물이 하지불안증후군의 치료에 효과적이라는 사실이 밝혀지면서, 많은 과학자들은 도파민 부족이 하지불안증후군의 병태생리와 밀접한 연관성을 지닐 것이라고 생각하고 있다. 수면과 각성을 조절하는 신경전달물질 중에서 도파민은 흥분작용(각성)을 갖는다고 언급한 적이 있다. 도파민은 각성작용을 가지기에 주로 낮에 분비가 많이 되고 해가 질 무렵부터 줄어들기 시작한다. 하지불안증후군이 저녁과 밤에 주로 나타나는 이유는 (도파민의 이러한 일중 분비 특성)과 연관된다고 볼 수 있다. 도파민은 또한 혈관을 확장시키는 역할도 하는데, 도파민이 부족하게 되면 반대로 혈관수축을 일으키게 된다. 혈관수축은 이상감각을 초래할 수 있으므로 '하지에서의 혈관수축이 하지불쾌감을 일으키고 있다'라고 이해할 수 있을 것이다. 나이가 들면 하지불안증훈군이 발생할 가능성이 높다. 그 이유는 40세 이후부터 도파민 분비량이 줄어들기 때문이다.

철분 부족 역시 하지불안증후군을 일으키는데, 그 이유는 철분이 도파민 생성의 조효소로 작용하기 때문이다. 즉, 도파민을 만드는데 철분은 없어서는 안될 재료인 것이다. 철분이 부족하면 도파민 생성이 원활치 않게 되고, 결과적으로 하지불안증후군을 일으키게 된다. 임신 중 생리적 변화로 인해 임산부에서 철분 부족이 나타나기 쉬운데, 이러한 이유로 임신 상태에서 하지불안증후군이 자주 발생하곤 한다.

비타민 D 부족, 알코올 중독, 그리고 신장질환, 당뇨병, 류마티스 등 만성질환 등도 하지불안증후군의 발생 위험성을 높이게 된다. 그 외 약물로는 알레르기나 감기 증상이 있을 때 복용하는 약물, 그리고 카페인, 술, 담배 등이 하지불안증후군을 잘 유발시키는 것으로 알려져 있다.

하지불안증후군과 유전

하지불안증후군 역시 다른 수면장애처럼 유전적 소인이 작용하게 된다. 하지불안증후군은 부모로부터 물려받을 수도 있다. 만약 하지불안 증후군이 유전되었다면 다른 가족들도 하지불안증후군을 갖게 될 가능성이 높은데, 하지불안증후군을 가지고 있는 환자들의 50% 정도는 가족 중에 비슷한 증상을 가진 사람이 있다고 한다. 일반적으로 유전성 하지불안증후군의 경우, 증상이 더욱 심하고 치료가 더욱 어렵다는 특징을 갖는다.

하지불안증후군의 역학

하지불안증후군은 100명 중 5-15명(5-15%)이 일생에 적어도 한 번 이상 경험하는 것으로 알려져 있으며, 특별한 이유 없이 증상이 나타났다가 사라지기도 한다. 일반적으로 남성보다 여성에게서, 그리고 나이가 들수록 더 자주 발생하지만, 모든 연령대에 영향을 미칠 수 있으며 소아 및 청소년에게서도 발견된다. 소아/청소년의 경우, 하지불안증후군이 성장통으로 오인되거나 안절부절감과 주의력 저하로 인해 주의력결핍과잉행동장애(ADHD)로 잘못 진단되기도 한다. 또한, 임신 중에는 증상이 악화되며, 특히 마지막 6개월 동안 심해지는 경향이 있다.

하지불안증후군의 진단

자세한 병력 청취와 이학적 검사만으로 진단을 내리게 된다. 증상의 첫 글자를 따서, 5글자인 URGES로 진단기준을 외울 수 있다. 만약 다음의 증상을 모두 가지고 있다면 대부분 의심의 여지없이 하지불안증후군을 진단받는다.

1) 다리를 움직이고 싶은 강한 욕구가 든다(Urge to move the legs).
2) 쉴 때나 움직이지 않을 때, 특히 앉아 있거나 누워 있을 때 증상이 심해진다(Rest induced).
3) 다리를 움직이면 증상이 완화된다(Gets better with activity).
4) 저녁 때나 잠자리에서 증상이 심해진다(Evening or night worsening).
5) 설명하기 어려운 하지불쾌감이 느껴진다(Sensation that is often hard to describe) : 근질거린다, 뭔가 기어 다닌다, 잡아당긴다, 저린다, 전기가 오는 느낌이다.

하지불안증후군으로 진단이 되었다면, 철분 검사는 필수적으로 시행하는 게 바람직하다. 철분 결핍은 하지불안증후군의 하나의 주요한 원인이 될 수 있고, 철분 보충만으로 해결될 수 있기 때문이다.

비약물요법과 약물치료

비약물요법은 약물학적 치료에 비해 그다지 효과적이지 못하지만, 모든 약물에는 부작용이 있기에 증상이 경미하거나 간헐적인 경우라면, 비약물치료법을 우선 시도해 볼 수 있다. 비약물요법으로는 온탕목욕, 다리마사지, 온열요법, 얼음찜질 등을 적용해볼 수 있다. 비약물요법에 효과가 없거나 증상이 심하다면 전문의약품을 처방받아야 한다.

하지불안증후군의 병리기전을 통해 알 수 있듯이 도파민성약물이 하지불안증후군의 첫 번째 치료 선택약물로 고려된다. 그러나 도파민성약물은 치료과정에서 오히려 증상이 심화되는 강화현상이 문제가 될 수 있다. 최근 개발되고 있는 도파민 효험제는 강화현상이 적게 나타나는 장점이 있다.

우리 몸의 철분은 혈액속에서 자유롭게 떠돌아다니는 자유철과 세포내 저장철 형태의 페리틴으로 구분해서 볼 수 있다. 하지불안증후군의 심각성은 자유철보다는 페리틴 수치와 보다 밀접한 관련성을 가지는 것으로 보고된다. 따라서 페리틴수치가 낮다면 철분제를 복용하는 것이 바람직하겠다.

3꼭지 토론학습

Q1. 하지불안증후군은 계절에 영향을 받을까?

하지불안증후군은 가을이나 겨울철에 심해질 수 있다. 그 이유는 일조량이 줄거나 날씨가 추워지면 도파민기능이 저하되기 때문이다. 일조량은 비타민 D분비와 연관되는데, 비타민 D가 바로 뇌의 도파민 회로에 작용하여 도파민의 조절과 기능에 관여하게 된다. 따라서, 일조량이 충분치 않은 가을이나 겨울철에는 비타민 D 생성이 줄어들 수 있고 결과적으로 도파민 분비저하로 이어지게 된다. 마찬가지로 실내에서 주로 근무하는 경우 햇볕에 노출될 기회가 별로 없어, 비타민 D가 부족할 수 있고, 하지불안증후군이 심화될 수 있다.

Q2. 다리가 쑤시는 것도 하지불안증후군의 증상일까?

나이가 들면서 도파민 분비량이 줄어들기 때문에, 노인의 경우에서 다리가 쑤시는 증상은 하지불안증후군의 증상가능성을 먼저 고려하는 것이 바람직하다고 여겨진다. 실제 많은 노인들이 하지불안증후군을 앓고 있지만, 안타깝게도 하지불안증후군을 혈액순환장애나 말초신경병증으로 오인하여, 제때 치료를 받지 못하고 불편하게 지내는 사례를 많이 접하게 된다. 약물치료만으로 큰 효과를 거둘 수 있기 때문에 반드시 수면전문의를 찾아, 상담을 받을 것을 권하고 싶다.

Q3. 두뇌게임이 하지불안증후군의 증상을 줄일 수 있을까?

굉장히 흥미로운 질문이다. 그 이유는 명확하지 않지만, 일부 사람들은 저녁에 머리를 많이 쓰면 증상이 호전된다고 보고하기도 한다. 이러한 이유로 퍼즐을 풀거나 보드게임을 즐기는 경우도 있다. 이를 두고 두뇌 활성화가 도파민 분비를 촉진시키는 것과 관련이 있을 가능성을 생각해볼 수도 있다. 그러나 현재까지 이와 관련된 명확한 과학적 근거는 부족하다.

퀴즈풀이

문 1. 환자가 밤에만 다리가 근질거리고 움직이고 싶은 충동 때문에 잠을 잘 수 없다고 호소한다. 의심되는 수면 장애는 무엇인가?

① 혈액순환장애
② 수면무호흡증
③ 하지불안증후군
④ 주기성사지운동증
⑤ 렘수면행동장애

⇒ 답 ③

문 2. 하지불안증후군과 연관되는 신경전달물질은?

① 도파민
② 멜라토닌
③ 세로토닌
④ 아세틸콜린
⑤ 노아에피네프린

⇒ 답 ①

문 3. 하지불안증후군(Restless Legs Syndrome, RLS)의 진단을 위한 주요 증상은 무엇인가?

① 다리에 무거운 느낌이 든다.
② 수면 중에 다리가 자주 떨린다.
③ 밤낮으로 다리에 통증이 발생한다.
④ 오랜 시간 앉아 있을 때 다리가 편해진다.
⑤ 다리를 움직이면 하지 불편함이 경감된다.

⇒ 답 ⑤

보충자료 1 다리 불안 증후군 자가진단 질문

다리를 움직일 강렬한 욕구 또는 필요성

1. 다리에 이상하거나 불쾌한 감각과 연관된 강한 욕구를 느끼십니까?

☐ 예

☐ 아니오

휴식이나 비활동 시 증상 시작 또는 악화

2. 휴식을 취하거나 활동하지 않을 때 다리를 움직이고 싶은 욕구가 시작되거나 더 심해지나요?

☐ 예

☐ 아니오

움직임에 의한 일시적 완화

3. 움직임으로 다리의 욕구가 일시적으로, 부분적이거나 전적으로 완화됩니까?

☐ 예

☐ 아니오

저녁이나 밤에 증상 악화

4. 저녁이나 밤에 다리를 움직이고 싶은 욕구가 시작되거나 더 악화됩니까?

☐ 예

☐ 아니오

위의 네 가지 특징이 모두 해당된다면, 다리 불안 증후군일 수 있습니다.

5. 위의 네 가지 질문에 모두 예라고 답하셨습니까?

☐ 예

☐ 아니오

(https://www.ninds.nih.gov/health-information/disorders/restless-legs-syndrome.)

보충자료 2 하지불안증후군 사례

62세의 J 부인은 약 20년 전부터 다리에 시린감과 불면증을 겪어 왔다. 시린감은 발목에서 시작했으며, 발병초기 주관적 불편감은 그리 크지 않았다. 하지만 수년전부터는 시린감과 함께 가려움, 벌레가 기어가는 느낌이 동반되었고 종아리, 대퇴부, 엉덩이까지 증상이 확산되면서 불면증도 심해졌다. J 부인은 누우려고만 하면 나타나는 하지불쾌감으로 자신도 모르게 식은땀을 흘렸고, 한두 시간 넘게 시름한 후에야 겨우 잠이 들 수 있었다. 자던 중에도 시린감으로 벌떡 깨는 경우도 잦았고, 이럴 때면 다리를 주무르고 한참을 걸어 돌아다닌 후에야 다시 잠들 수 있었다. 한의원과 정형외과를 찾아, 침술치료와 진통제를 처방받아 복용했지만 별 효과가 없었다. 과거력 상 퇴행성 관절염과 정맥류로 치료받은 적이 있었다. 음주와 흡연은 전혀 하지 않으며, 최근 실시한 건강검진에서 신체적 이상소견이 없었다. J 부인은 여러 병원을 찾아 다니며 치료를 시도했으나 문제를 해결하지 못했다. 주간에는 피곤과 졸음이 동반되며, 야간에는 수면을 거의 취할 수 없었다. 환자는 혈액순환에 문제가 있다고 생각하고 있었다. 이에 불면증 및 혈액순환제를 처방받고자, 수면클리닉에 방문하게 되었다.

정신상태검사에서 불면증에 대한 불편감 이외, 우울 등 정신과적 이상소견은 없었다. 혈액검사에서 페리틴 수치가 6.8로 저하된 소견을 보였다. 감별진단을 위해 야간수면다원검사를 시행하였고, 시간당 60회이상의 사지움직임을 보이는 주기사지운동증이 동반되었다. J부인은 철분제와 함께 도파민 효험제를 2개월간 처방받아 복용하였고, 하지불안증후군증상은 완전히 사라졌다. 불면증과 주간졸음의 불편감도 더 이상 호소하지 않게 되었다.

출처: Agarwal, P., & Griffith, A. (2008). Restless legs syndrome: a unique case and essentials of diagnosis and treatment. The Medscape Journal of Medicine, 10(12), 296.

6-2

주기성사지운동증

[핵심질문]	다리에 벌레가 기어다니는 증상도 수면장애인가?
[학습목표]	1. 주기성사지운동증의 증상과 원인을 이해할 수 있다. 2. 주기성사지운동증과 하지불안증후군의 관계를 이해할 수 있다. 3. 주기성사지운동증을 진단과 치료법을 이해할 수 있다.
[3꼭지 궁금증]	1. 수면 중 자신도 모르게 다리를 움직이는 게 주기성사지운동증이라는 수면장애라고? 2. 주기성사지운동증이 하지불안증후군 환자에서 자주 나타난다고? 3. 감기약 성분이 주기성사지운동증을 유발할 수 있다고?

앞서 하지불안증후군에 대해서 살펴보았다. 하지의 문제로 발생하는 또 다른 대표적 수면 장애인 주기성사지운동장애에 대해 알아보자. 이 질환 역시, 하지 쪽에 발생한다는 점으로 하지불안증후군과 무척 유사하지만, 하지불안증후군이 불쾌감 때문에 잠들기 어려운 게 주된 문제였다면 주기사지운동장애는 불쾌감이 아닌, 움직임 때문에 잠자는 동안 자주 깬다는 게 주된 문제이다.

주기사지운동장애

주기란 일정 간격을 두고 반복된다는 의미이다. 따라서, 사지운동이 일정한 간격으로 반복되어 나타난다고 이해할 수 있다. 주기사지운동장애에서 사지운동은 불수의적인 것으로 대개 20-40초 간격으로 규칙성을 가지고 수면하는 동안 반복되는 특징을 보인다. 이러한 불수의적 사지움직임은 주로 다리에 국한되어 나타나지만, 발가락에서부터 발목, 무릎, 혹은 고관절, 그리고 팔부위까지 다양한 부위에서 나타날 수 있다. 불수의적 사지움직임은 주로 떨거나 구부리는 등의 불수적의 양상의 운동형태를 보이고, 일반인 볼 때는, 이런 움직임이 반사행위나 발차기로 비춰지기도 한다. 불수의적 사지움직임은 자는 동안 발생하여, 환자들 대부분은 인식하지 못하는 경우가 많고, 비렘수면이 대다수를 차지하는 수면 전반부에 집중적으로 나타나는 경향을 보인다.

하지불안증후군과 주기사지운동장애

하지불안증후군이 있을 경우, 자주 깨는 문제보다는 불쾌감 때문에 잠들기 어려운 게 주 문제라고 언급한 바 있다. 하지만, 하지불안증후군을 가진 상당수 환자들은 자주 깨는 문제를 함께 호소하게 되는데, 하지불안증후군 환자의 대부분이 주기사지운동장애를 동반하기 때문이다. 알려진 바에 따르면, 하지불안증후군 환자의 80% 가까이가 주기사지운동장애를 보인다고 한다. 하지불안증후군에서 주기사지운동장애의 동반률이 높은 이유는 이 두 질환이 모두 도파민 분비 이상과 연관되기 때문이다.

주기사지운동장애의 유병률

주기사지운동장애의 유병률은 다른 장애만큼 정량화하기가 쉽지 않다. 주기사지운동장애는 성인인구(15-100세)의 약 4% 정도가 아닐까 추정한다. 노년층 그리고 여성들은 좀더

빈발할 수 있는데, 노인여성의 대략 11%가 증상을 경험한다는 보고도 있다. 아울러, 주기사지운동장애는 하지불안증후군과 매우 깊은 관계가 있다. 133명의 하지불안증후군 환자를 조사한 연구에 따르면 하지불안증후군 환자의 80%가 주기성 사지운동장애를 함께 가지고 있었다고 한다.

주기사지운동장애의 원인

주기사지운동장애의 원인은 완전히 밝혀지지는 않았지만, 하지불안증후군과 마찬가지로 뇌의 신경전달물질인 도파민 체계에 이상이 생겨서 발생했다고 보는 설이 유력하다. 도파민 이상으로 여겨지는 하지불안증후군, 도파민 문제가 병태생리로 작용하는 파킨슨병이나 기면병과의 동반률이 높다는 점이 이를 지지한다.

주기사지운동장애의 문제점

주기사지운동장애의 가장 주요한 문제는 수면질을 저하시키는 것이다. 주기사지운동장애는 수면 중에 반복적 사지움직임이 일어난다. 그렇다면 상상해보자. 자는 내내 발차기를 하는데, 잠을 잘 유지할 수 있을까? 수면 중에 반복적 사지움직임은 옆사람이 자는 사람을 흔들어 깨우는 것과 비슷한 효과를 가진다. 즉, 반복적 사지움직임은 자는 동안 잦은 각성을 발생시키고 이러한 잦은 각성은 깊은 단계의 수면으로 들어가는 것을 방해하여 숙면을 취하기 어렵게 하며, 수면질을 저하시키는 것이다. 숙면을 취하지 못한 환자들은 자고 나도 개운하지가 않고 잘 못 잤다는 느낌을 받는다. 낮 동안에 자꾸 졸고 책을 읽거나 TV를 보다가 혹은 업무 중이나 운전 중에도 졸게 된다.

주기사지운동장애는 옆에서 함께 자는 가족들에게도 안 좋은 영향을 미치기도 한다. 가족들은 자다가, 이러한 환자의 발에 채여 다칠 수도 있고, 환자의 다리 움직임으로 수면에 방해를 받기도 한다.

주기사지운동장애를 일으키는 수면장애

주기사지운동장애는 다른 수면장애와 자주 동반한다. 앞서 말했듯, 대표적으로 하지불안증후군에서 80%~90%로 발생 가능성이 매우 높으며, 수면무호흡증, 기면병, 렘수면행동장애에서도 자주 발생하게 된다. 수면장애 이외, 신부전이나 척추질환을 가진 환자, 그리고

ADHD에서도 자주 보이게 된다.

주기사지운동장애의 진단

주기사지운동장애는 수면 중 발생하기 때문에 자신의 불수의적 하지움직임을 직접 인식할 수 없다. 이는 하지불안증후군 환자들이 자신의 하지불쾌감을 인식하고 있는 것과는 대조적이라고 볼 수 있다. 따라서, 주기사지운동장애를 진단하기 위해서는 반드시 수면다원검사를 시행해야 한다.

수면다원검사를 통해, 수면 중 하지의 움직임을 평가하게 된다. 국제수면장애분류의 진단기준에 따르면, 성인의 경우 시간당 주기사지운동이 15회 이상, 소아의 경우 시간당 5회이상인 경우, 주기사지운동장애로 진단하게 된다. 시간당 주기사지운동이 24회 이하는 경증으로 분류할 수 있고, 24회에서 50회이하는 중등도, 그리고 50회이상은 중증으로 분류하고 있다.

주기사지운동장애 환자의 수면다원검사결과

하지의 근전도 지표에서 주기사지운동이 반복적으로 나타나는 걸 확인할 수 있다. 이 환자의 경우, 주기성사지운동 횟수는 시간당 75회로, 심각한 수준으로 분류되며, 수면효율은 75% 감소로 수면질도 극히 불량한 상태라고 할 수 있다.

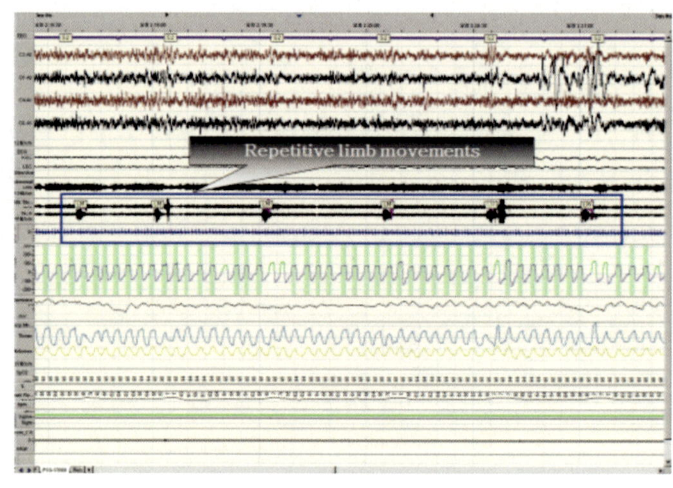

(출처: 조선대학교병원 글로벌수면센터)

주기사지운동장애의 치료

수면 중에 발생하는 불수의적 사지움직임 자체가 실제 환자들에게 고통을 안겨준다고 말할 수는 없다. 오히려 그러한 사지움직임이 수면에 안 좋은 영향을 끼치는 게 더 문제가 되는 것이다. 따라서, 주기사지운동장애 치료는 불수의적 사지움직임을 줄이기보다 불수의적 사지움직임으로 발생된 수면유지 문제를 해결하는데 초점을 둔다.

주기사지운동장애로 인한 수면문제해결을 위해, 벤조디아제핀 계열의 약물이 널리 처방되고 있다. 한편, 수면무호흡증 동반된 경우라면, 벤조디아제핀 계열의 약물은 상기도 폐색을 악화시킬 수 있다. 그렇기 때문에, 벤조디아제핀 계열의 약물사용은 이들 환자에서 수면무호흡증 동반여부를 반드시 확인한 다음에 시도하는 것이 바람직하다.

하지불안증후군 치료제인 도파민 효능제 역시, 주기사지운동장애의 운동증상과 각성을 경감시키는데 효과가 있다. 그 외, 항경련제, 진통성분의 약물 등도 주기사지운동장애의 치료제로 시도해 볼 수 있다.

한편, 카페인 섭취나 알코올 섭취는 증상을 유발 또는 악화시킬 수 있어 피하는 게 좋고, 항우울제는 주기사지운동장애를 일으키므로 사용상 주의가 필요하다.

3꼭지 토론학습

Q1. 하지불안증후군과 주기사지운동장애의 차이점은 무엇일까?

두 질환은 하지에서 나타나고, 도파민 부족이라는 병태생리적 공통점이 있으나, 증상과 치료 측면에서 서로 다르기 때문에 혼동하지 말아야 한다.

첫째, 하지불안증후군은 환자가 다리에 불쾌하다, 간질거린다, 벌레가 기는 듯하다 등 감각증상을 호소하는 반면, 주기사지운동장애는 불수의적 사지움직임으로 감각이 아닌 운동증상이라는 점에서 차이가 있다. 두번째로 하지불안증후군은 대부분 자기전에 증상이 나타나기 때문에, 환자 자신이 인지할 수 있다. 그러나 주기사지운동장애는 수면중에 발생하기 때문에 환자는 스스로 그러한 운동이 발생했는지 알 수가 없다. 그렇기 때문에 수면다원검사를 통해서 확인하게 되는 것이다. 세 번째로 하지불안증후군은 하지불쾌감으로 인해 잠들기 어려운 입면불면증과 주로 연관되지만, 주기사지운동장애는 수면 중 발생하는 불수의적 사지움직임이 수면을 방해하기 때문에 주로 유지불면증과 연관된다고 이해하면 된다.

Q2. 주기사지운동장애가 있으면 하지불안증후군이 있을 가능성도 높을까?

하지불안증후군이 주기성 사지운동장애와 매우 깊은 관계가 있는 것은 맞다. 133명의 하지불안증후군 환자를 조사한 한 연구결과에 따르면 하지불안증후군 환자의 80%가 주기성 사지운동장애를 함께 가지고 있었다고 한다. 그렇기 때문에 거꾸로 '주기사지운동장애가 있으며, 하지불안증후군이 높겠구나'라고 생각할 수 있지만, 주기사지운동장애에서 하지불안증후군의 동반비율이 높다고 단정지어 말할 수는 없다.

그 이유로 우선 관련 연구가 부족하고, 주기사지운동장애는 하지불안증후군에서만 나타나는 게 아니라, 기면병, 수면무호흡증, 렘수면행동장애, 요독증처럼 다른 수면장애에서도 자주 동반되기 때문이다. 즉, '하지불안증후군 환자는 동반질환으로 주기사지운동장애를 갖고 있는 경우가 많지만, 주기사지운동장애가 있다고 해서 하지불안증후군이 있을 가능성이 높다는 의미는 아니다'라고 정리할 수 있겠다.

Q 3. 주기사지운동장애의 위험성을 높이는 요인은 무엇일까?

먼저 약물관련해서 말씀을 드리면, 콧물감기약으로 자주 처방되는 항히스타민제재가 특히 주기사지운동장애를 잘 유발시키는 것으로 알려져 있다. 감기약을 복용할 때는 반드시 이러한 점을 유념해서 복용할 필요가 있다. 마찬가지로 항우울제도 주기사지운동장애를 잘 유발시키기 때문에 유념해서 복용해야 한다.

철분 부족도 주기사지운동장애를 높일 수 있다. 그렇기 때문에 빈혈이 있다거나 영양섭취가 부족하다면 이에 대한 관리가 꼭 필요하다. 그 외, 운동부족, 흡연, 비만 등도 주기사지운동장애를 높이는 생활습관 요인으로 잘 알려져 있다. 주기사지운동장애를 막기 위해서는 이러한 생활습관 관리도 중요하다고 말할 수 있다.

퀴즈풀이

문 1. 주기적인 불수의적 사지움직임에 의한 수면장애는?

① 불면증
② 수면과다증
③ 수면무호흡증
④ 하지불안증후군
⑤ 주기성사지운동증

⇒ 답 ⑤

문 2. 주기성사지운동증으로 야기되는 문제점은?

① 주간졸음
② 수면질 저하
③ 수면 중 잦은 각성
④ 동침자의 수면방해
⑤ ALL

⇒ 답 ⑤

문 3. 주기성사지운동증 치료를 위한 약물은?

① 카페인
② 각성제
③ 항우울제
④ 항히스타민제
⑤ 벤조디아제핀계열 약물

⇒ 답 ⑤

보충자료 주기사지운동장애를 일으키는 위험요인

- 빈혈
- 65세 이상
- 당뇨병 관련 신경병증
- 하지불안증후군
- PLMS 또는 PLMD의 가족력
- 비만
- 신체 활동 부족
- 흡연

6-3

수면다리경련과 수면이갈이

[핵심질문]	다리에 벌레가 기어다니는 증상도 수면장애인가?
[학습목표]	1. 수면다리경련의 발생 원인을 이해할 수 있다. 2. 수면이갈이로 인한 합병증을 설명할 수 있다. 3. 수면다리경련과 수면이갈이의 진단과 치료법을 설명할 수 있다.
[3꼭지 궁금증]	1. 임산부에서 수면다리경련이 흔하다고? 2. 수면다리경련을 완화시킬 수 있는 응급처치가 있다고? 3. 수면이갈이는 치아에 엄청난 힘을 가한다고?

수면다리경련(Sleep-Related Leg Cramps)

수면다리경련을 겪는 환자분들은 흔히 자다가 쥐가 난다는 표현을 자주 쓰는데, 수면다리경련은 수면 중에 보통 종아리, 발 또는 허벅지에 갑작스럽고 불수의적인 극심한 근육통이 발생하는 것을 말한다. 때때로 경련으로 인해 다리가 경련을 일으켜 통제할 수 없을 정도로 조여질 수 있다. 수면다리경련은 잠을 잘 때 발생하기 때문에, 경련이 일어나면 잠에서 깨어나 다시 잠들기 어렵고 밤새도록 다리가 아플 수 있다. 수면다리경련은 일반적으로 갑자기 시작되지만 천천히 시작될 수도 있다. 이러한 경련은 몇 초에서 최대 몇 분 동안 지속될 수 있다. 수면다리경련이 있는 사람은 일반적으로 수면 장애, 코골이, 적절한 수면 부족, 과도한 주간 졸음, 삶의 질 저하를 더 많이 호소한다.

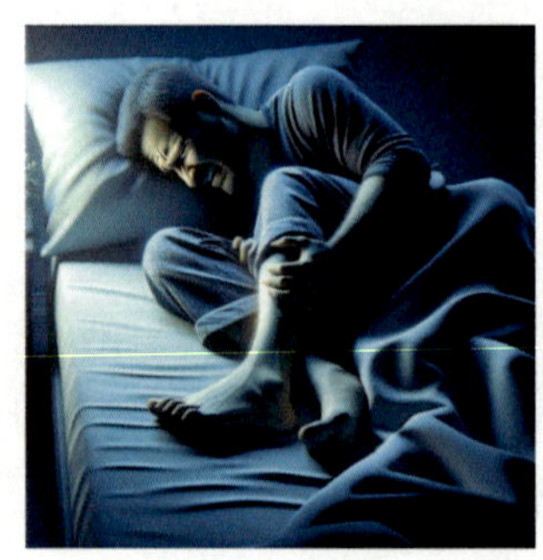

(출처: ChatGPT)

수면다리경련의 유병률

수면다리경련은 모든 연령대에서 누구에게나 발생할 수 있지만, 하지불안증후군이나 주기사지운동장애와 마찬가지로 나이가 많을수록 수면다리경련이 발생할 가능성이 높다. 나이가 들면서 힘줄(근육과 뼈를 연결하는 조직)이 자연적으로 짧아지기 때문이다. 50세 이상이 되면 성인 대부분에서 적어도 한 번 이상 발생하고 60세 이상이 되면, 33%가 적어도 2개월에 한 번 이상 야간에 다리 경련을 경험한다고 한다.

일반 인구의 6%에서 다리 경련이 한 달에 5회 이상 발생하고, 불면증을 유발한다. 어린이와 청소년의 약 7%에서 발생하며, 일반적으로 8세 이전에는 발생하지 않는다.

임신도 수면다리경련과 관련이 있다. 임산부의 약 30%~50%가 다리 경련을 경험하는데, 임신으로 인한 체중 증가가 근육에 부담을 주기 때문이라고 생각되고 있다. 임신이 진행됨에 따라 악화되는 경향이 있지만 출산 후에는 사라지는 경향이 있다.

수면다리경련의 발생

수면다리경련은 관련 근육의 운동을 제어하는 신경 활성이 어느 정도 있다가 사라져야 하는데, 그렇지 못해서 발생하게 된다. 근육을 제어하는 신경 활성이 지속되면 근육에는 계속해서 힘이 들어갈 것이다. 이렇게 되면 근육강직이 유발되고, 근육강직은 주변 혈관을 압박해서 다리 근육에 피가 잘 안 통하게 되어 결국 다리 경련이 발생한다.

수면다리경련의 원인

수면다리경련은 특발성일 수도 있지만 혈관 질환, 척추협착증, 간경변, 혈액투석, 임신, 신경근육장애, 대사성장애 등 다양한 의학적 상태와 관련이 있다. 또한 특정 약물도 수면다리경련을 유발할 수 있다. 이러한 약물로는 이뇨제, 항우울제, 페니실린/퀴놀론 계열의 항생제 등이 있다. 그 외, 임신이나 탈수 상태, 그리고 격렬한 운동 후에도 발생할 수 있고, 낮동안 자세가 좋지 않은 경우, 사무직 등 장시간 앉아 있는 경우, 근육을 과도하게 사용하는 경우도 위험성이 높아진다.

수면다리경련의 진단

1) 수면다리경련의 진단을 위해서는 우선 철저한 신체검진과 병력조사가 요구된다. 이러한 조사과정에서 환자가 현재 겪고 있는 증상에 대한 구체적인 정보를 얻어야 한다.
2) 다리경련이 주간에도 발생하였다면, 앞서 언급한 약물을 포함해 수면다리경련의 이차적 원인을 반드시 고려해야 한다.
3) 보통 수면다원검사가 요구되지는 않지만, 다른 질환과의 감별이나 필요한 경우 시행할 수 있다. 수면다리경련이 있는 경우, 돌발형의 근전도 상승이 급작스럽게 나타나게 되고, 이러한 근전도상승은 특정수면단계와 무관하게 나타나는 것을 특징으로 한다.

수면다리경련의 치료

수면다리경련의 치료에는 해당 근육을 스트레칭하거나 마사지나 온열 등을 통해 해당 근육의 긴장을 풀어주는 비약물학적 조치가 우선적으로 고려될 수 있다. 퀴닌이라는 약이 경련증상이나 경련횟수를 감소시키는 것으로 보고되지만, 이러한 약물은 혈소판 감소증이나 심장부정맥 등 심각한 부작용을 일으킬 가능성이 있어, 실제 임상에서 선호되지는 않는다. 약물효과에 대한 증거는 제한적이지만 마그네슘, 딜티아젬, 가바펜틴과 같은 항경련제 등을 시도해 볼 수 있다.

수면다리경련의 응급처치

수면다리경련이 발생하는 순간에 통증을 즉시 완화할 수 있는 마법의 약이나 주사는 없으나, 수면다리경련을 없애기 위해 취할 수 있는 8가지 단계가 있다.

1) 수면다리경련을 완화시키기 위한 스트레칭이다.
   - 다리를 곧게 펴고 구부린 다음 발가락을 정강이 쪽으로 당겨 근육을 스트레칭 한다.
   - 경련이 일어난 근육을 스트레칭하고 부드럽게 문지른다.
   - 허벅지 경련의 경우라면, 의자를 잡고 몸을 안정시킨 다음, 해당 다리의 발을 엉덩이 쪽으로 당겨본다.
2) 두번째는 마사지 요법이다.
   - 손이나 롤러를 사용해 근육을 천천히 힘주어 마사지한다.
3) 세번째는 일어서기이다.
   - 일어난다. 그리고 발을 바닥에 대고 누른다.
4) 다음은 걷기이다.
   - 다리를 흔들면서 주변을 걷는다.
5) 다리경련 부위에 핫팩을 대거나 온욕을 시행해 볼 수 있다.
6) 반대로 다리경련 부위에 냉찜질을 시도할 수 있다
   - 얼음 주머니를 수건에 싸서 해당 부위에 갖다 대면 된다.
7) 필요시 진통제를 복용할 수 있다.
   - 이부프로펜이나 아세트아미노펜을 복용하면 통증 완화에 도움이 된다.
8) 마지막으로 경련이 시작될 때 다리를 높이 올리는 방법이 있다.

수면이갈이(Sleep-Related Bruxism)

자면서 가끔 이를 갈거나 이를 악무는 경우가 있을 것이다. 가끔 이를 가는 것은 해가 되지 않는다. 하지만 정기적으로 이를 갈면 이갈이라는 질환을 의심해야 한다.

이갈이는 반복적인 턱의 근육활동으로 인해 이를 악물거나 갈고, 깨어 있을 때와 잠잘 때 모두 아래턱이 확장되는 증상을 나타낸다. 수면 중 이갈이의 강도와 지속시간은 다양하지만, 수면을 취하는 동안 수백번씩 이갈이가 발생할 수도 있다. 잠에서 깨게 되면, 두통을 흔히 호소하는데, 턱관절과 맞닿은 부위인 옆머리두통(측두두통)을 특징으로 한다. 이외 관련 증상으로 치아나 턱관절통증, 치아마모나 치아파절 등이 있을 수 있다.

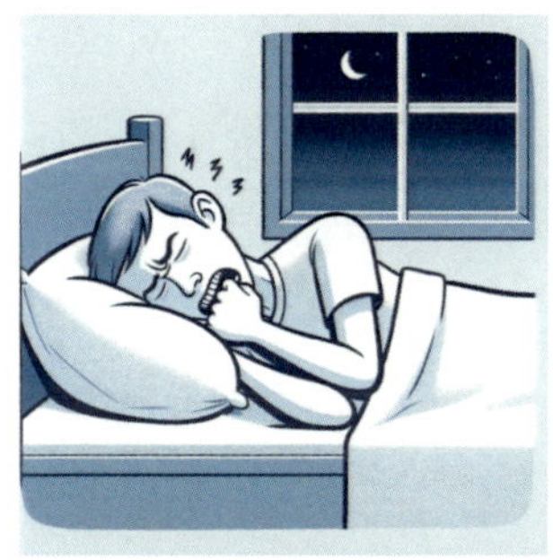

(출처: ChatGPT)

수면이갈이의 유병률

수면이갈이는 흔한 수면장애이다. 다른 수면장애와 달리, 나이가 어릴수록 유병률이 높은데, 성인에서는 약 10%, 아동에서는 최대 15%가 이 질환을 앓고 있는 것으로 보고된다. 반면 고령자에서는 3%로 상대적으로 낮게 보고된다.

수면이갈이의 원인

1) 수면이갈이는 생활사건으로 인한 스트레스나 불안으로 촉발될 수 있다.
2) 한편, 수면무호흡증이 있는 사람에게도 수면이갈이가 자주 관찰된다. 이는 수면이갈이가 수면무호흡증와 연관된 병태생리를 가지기 때문이라 추정된다.
3) 항우울제, 항불안제 등의 약물이 수면이갈이를 일으킬 수 있다. 관련 신경전달물질이 수면이갈이의 병태생리에 관여하기 때문이라 여겨진다.

4) 수면이갈이는 생활습관과도 연관성이 높다. 음주와 흡연을 하는 사람은 그렇지 않은 사람보다 이를 갈 가능성이 두 배 더 높다. 이외 다량의 카페인 섭취(하루 6잔 이상의 커피) 등도 이갈이의 위험성을 높이게 된다.
5) 수면이갈이는 가족력이 있는 경우가 많은데, 수면이갈이 환자의 최대 절반에서 가족 중 수면이갈이 병력을 찾을 수 있다.

수면이갈이의 진단

신체검사와 임상증상만으로 수면이갈이를 진단할 수 있는 경우가 많다. 수면중 잦은 이갈이 소리의 병력과 함께 턱근육의 통증이나 피로감, 옆머리두통, 그리고 비정상적인 치아마모 등이 있다면 임상적으로 수면이갈이를 진단내리는 데 큰 무리가 없다고 할 수 있다. 하지만, 확진이나 다른 원인과 감별하기 위해 수면다원검사가 도움이된다. 수면다원검사에서 턱근전도를 지속으로 모니터링하게 되는데, 수면이갈이가 있는 경우, 근전도 활동은 위상성 상승, 긴장성 상승, 또는 이 두가지 혼합된 양상으로 나타나게 된다.

1) 근전도 활동에서 위상성 상승이란 근전도 활동이 짧고 간헐적이지만 돌발적 이라는 것을 나타낸다. 이는 근육이 빠른 수축과 이완이 반복해서 나타나고 있음을 의미한다. 위상성 승은 최소 3회 이상, 지속시간은 약 0.25~2초로 규칙적인 순서로 발생하며 딸깍 소리가 동반될 수 있다.
2) 근전도 활동의 긴장성 상승은 근육이 지속적으로 활동을 하고 있다는 것을 나타낸다. 이는 일반적으로 근육이 장기간 동안 일정한 수축 수준을 유지하고 있음을 의미한. 이러한 활동이 2초 이상 발생하면 이갈이로 점수가 매겨진다.

수면이갈이의 치료

다른 수면장애나 신체장애가 이갈이를 악화시킬 수 있으므로 수면전문의는 약물이나, 진단되지 않은 수면무호흡증, 간질, 틱 긴장증 등 이갈이의 이차적 원인을 평가하고 이를 먼저 치료해야 한다. 이갈이 시 발생하는 힘으로부터 치아, 근육 및 턱관절을 보호하기 위해서는 치과용 마우스가드가 도움이 될 수 있다. 잠자리에 들기 전에 맞춤형 교정장치를 입에 끼우면 된다.

수면이갈이를 확실하게 멈추게 하는 치료법은 없지만, 저작근과 관자근 부위에 보톡스 주입이 일부 효과적이었다는 연구 결과가 있다. 보툴리눔독소가 근육수축의 강도를 감소시킨 결과로 해석될 수 있다. 따라서 수면이갈이가 아주 심한 경우라면 보톡스 치료도 고려해 볼 수 있다.

3꼭지 토론학습

Q 1. 수면다리경련을 예방할 수 있을까?

다리경련은 근육이 움켜쥐고 수축되어 매듭처럼 조여지는 느낌을 받게 된다. 심하게 불편하고 고통스러우며 심지어 견딜 수 없을 수도 있다. 수면다리경련은 몇 초에서 몇 분까지 지속될 수 있지만, 경련이 사라진 후에도 해당 부위의 근육통은 몇 시간 동안 지속될 수 있다.

그만큼 고통이 큰 수면장애이기에, 수면다리경련이 미리 확인해서 막을 수 있다면 참 좋겠지만, 안타깝게도 수면다리경련은 매우 갑작스럽게 발생하기 때문에 이를 미리 확인할 수 있는 경고신호가 없다는 게 현실이다. 견디기 힘들지만 수면다리경련은 이차적 요인에 의해 발생된 것이 아니라면, 일반적으로 무해하다. 그렇기 때문에 수면다리경련과 관련된 특정위험 요인들, 즉 약물이나 신체질환이 있다면, 오히려 그러한 문제들을 해결하는 것이 최선의 예방책일 수 있겠다.

Q 2. 수면이갈이와 일반적인 이갈이는 어떤 차이가 있을까?

일반적인 이갈이라고 표현한 것은, 깨어있는 이갈이라고 말할 수 있다. 깨어있는 이갈이는 낮 동안 턱을 괴고 이를 가는 증상을 보인다. 수면이갈이와는 달리 깨어있는 이갈이는 일반적으로 정서적 문제와 관련이 있다. 불안, 스트레스 또는 분노를 느끼면 이를 갈게 될 수 있다.

정서적 문제가 없더라도 무언가에 집중할 때도 나타날 수 있다. 이갈이를 알아차리고 멈출 가능성이 높다면 이갈이 치료가 필요하지 않은 경우가 많다. 오히려 스트레스 관리가 도움이 될 수 있으며 자각하는 방법을 배우는 것도 이갈이 빈도를 줄이는 데 도움이 될 수 있다.

Q 3. 깨어있는 이갈이처럼 수면이갈이도 무해할까?

수면이갈이는 깨어있을 때보다 훨씬 큰 해를 끼칠 수 있다. 그 이유는 자신이 이갈이를 한다는 사실자체를 잘 인지하지 못하고 그래서 제때 필요한 치료를 받을 수 없다는 문제가 있다. 이보다 더 큰 문제는 사람들이 턱과 치아를 얼마나 강하게 악무는지 깨닫지 못한다는 것이다. 수면이갈이 시 최대 무려 110kg의 힘을 사용한다. 이것이 매일, 그리고 하루에도 수백번씩 반복될 수 있기 때문에 당연히 여러 가지 문제가 일어날 수밖에 없게 될 것이다. 대표적으로 턱 통증과 치아 문제를 일으키게 되고, 두통으로 이어질 수도 있다. 장기적으론 얼굴 윤곽의 변화되고 치아마모가 일어나고 심한 경우 치아결손으로 이어지게 된다.

퀴즈풀이

문 1. 수면 중 갑작스럽고 불수의적인 근육통으로 수면이 방해받는 수면장애는?

① 잠꼬대
② 코골이
③ 수면무호흡증
④ 수면다리경련
⑤ 하지불안증후군

⇒ 답 ④

문 2. 수면다리경련의 응급처치법은?

① 마사지
② 온찜질
③ 스트레칭
④ 다리높이기
⑤ ALL

⇒ 답 ⑤

문 3. 수면이갈이의 원인이 될 수 있는 것은?

① 흡연
② 음주
③ 카페인
④ 스트레스
⑤ ALL

⇒ 답 ⑤

7장

잠꼬대와 수면장애

Sleep

7-1

렘수면행동장애의 이해와 치료

[핵심질문]	꿈속에서 헤딩슛하다 장롱 들이받은 이유는?
[학습목표]	1. 렘수면행동장애가 무엇인지 알고, 증상을 이해할 수 있다. 2. 렘수면행동장애가 발생하는 이유를 알 수 있다. 3. 렘수면행동장애의 진단과 치료법을 설명할 수 있다.
[3꼭지 궁금증]	1. 꿈속에서 헤딩슛하다 장롱 들이받은 이유가 렘수면행동장애라고? 2. 렘수면행동장애 환자에겐 안전한 침실이 필요하다고? 3. 렘수면행동장애가 옆사람을 다치게까지 할 수 있다고?

렘수면행동장애 사례

공직에서 물러난 A씨는 부인과 함께 여유로운 노후 생활을 보내고 있었다. 하지만, A씨에게는 말 못할 고민거리가 생겼다. 어느 날부터 자신도 모르게 잠자리에서 부인을 구타하는 일이 여러 차례 벌어져, 결국 부부는 각방을 쓰게 되었다. 이후 A씨 부인은 봉변을 당하는 일은 없어졌지만, 이후로도 A씨는 침대에서 떨어져 허리를 다치기도 하고 어떤 날은 벌떡 일어나 침대 옆의 장롱을 들이받는 바람에 한밤중에 응급실에 실려가 CT를 촬영하기도 하기도 하였다.

A씨는 꿈의 내용이 현실에 그대로 반영되는 사건 수면의 일종인 렘수면행동장애를 겪고 있다. 렘수면행동장애는 렘수면기에 비정상적으로 근육의 긴장도가 높아져 꿈의 내용이 실제 행동으로 발현되는 수면장애이다. 이를 병으로 여기지 않고 지내다가 A씨의 예처럼 자신이나 옆의 사람이 다치게 되면 병원 응급실로 오게 되는 경우도 종종 있다. 심하면 물건을 던져 깨뜨리기도 하고, 침대에서 떨어지거나 벽에 머리를 들이받는 등, 이로 인해 외상을 입을 수도 있다. 하지만, 수면 중 보이는 폭력적인 모습은 평소의 인격과는 특별한 관련이 없다.

신경퇴행성 질환과의 연관성을 가지기에 실제로 시간이 지남에 따라 기억력 감퇴 등의 치매 증상이 동반됨을 세심하게 관찰하여 조기에 진단하고 치료하는 것이 바람직하다. 또한, 나쁜 꿈을 꾸고 나면 기분이 상하고 두려움이 생기기도 하지만, 꿈은 꿈일 뿐이라 여기고 그 내용에 집착하지 않는 것이 나을 수도 있다.

렘수면행동장애(RBD)

한 번쯤은 슈퍼맨이 되어 하늘을 나는 꿈이나, 높은 곳에서 끝없이 떨어지는 꿈을 꾸어 본 적이 있을 것이다. 만약 이러한 꿈이 실제 행동으로 이어진다면, 매우 위험한 상황이 벌어질 수 있다. 그러나 다행히도 이러한 일이 발생하지 않는다. 그 이유는, 꿈을 꾸는 렘수면(REM) 동안 골격근이 일시적으로 마비되기 때문이다. 렘수면 중 발생하는 이러한 근무력증(일시적 근육마비)은, 무서운 꿈을 꾸더라도 우리가 실제로 행동하지 않도록 보호하는 역할을 한다. 하지만 만약 꿈을 꾸는 동안 이 근무력증이 제대로 작동하지 않는다면, 실제로 꿈의 내용을 따라 몸이 움직이게 되어 심각한 문제를 초래할 수 있다. 이러한 상태를 렘수면행동장애(RBD, REM Sleep Behavior Disorder)라고 한다. 렘수면행동장애는 꿈을 꾸면서 꿈의 내용을 현실에서 그대로 행동으로 나타내는 '꿈의 행동화(dream enactment)'를 특징으로 하는 수면 장애이다.

꿈의 행동화(dream enactment)

렘수면행동장애(RBD)가 있는 사람은 꿈을 꾸는 동안 정상적으로 근육 긴장이 소실되지 않아, 꿈의 내용을 말과 행동으로 옮기는 현상을 보인다. 이를 꿈의 행동화(dream enactment)라고 한다. 이러한 상태에서는 환자가 자신도 모르게 꿈을 실제 행동으로 표현하거나, 잠자는 동안 대화를 나누는 것처럼 말하기도 한다. 예를 들어, 축구를 하는 꿈을 꾸다가 장롱을 향해 머리를 날리는 행동을 보일 수도 있다. 꿈의 행동화에는 복잡한 신경회로가 관여하지만, 현재까지 연구자들은 이러한 현상이 정확히 왜 발생하는지 완전히 규명하지는 못했다.

렘수면행동장애(RBD)와 수면 중 행동

앞서 언급한 사례처럼, 렘수면행동장애(RBD) 환자는 자신이나 침대 파트너에게 의도치 않은 부상을 초래할 수 있다. RBD 환자는 꿈의 내용에 따라 다양한 신체적 반응을 보일 수 있으며, 수면 중 마치 악몽을 꾸는 것처럼 보이기도 한다. RBD의 증상은 가벼운 근육 경련이나 팔다리 움직임에서부터, 말하거나 소리를 지르거나 비명을 내지르는 행동까지 다양하게 나타날 수 있다. 또한, 종종 저속한 언어를 사용하기도 하며, 침대 파트너를 발로 차거나 주먹을 휘두르거나,허공에서 무언가를 잡으려는 시늉을 하는 등의 행동을 보일 수 있다. 이러한 이유로 RBD 환자의 약 80%가 수면 중 부상을 경험하는 것으로 보고된다. 이러한 행동은 수면 중 한 번만 나타날 수도 있고, 여러 차례 반복될 수도 있으며, 특히 폭력적인 악몽을 꾸는 경우 증상이 더 심하고 빈번하게 발생하는 경향이 있다. 렘수면행동장애(RBD)를 가진 사람들은 수면 중 자신의 행동을 인식하지 못한다. 많은 환자들은 침대 파트너나 룸메이트가 수면 중 이상 행동을 지적하거나, 부상을 입고 깨어났을 때 비로소 자신이 RBD를 가지고 있다는 사실을 알게 된다.

RBD 발작이 발생하면 일반적으로 쉽게 깨울 수 있으며, 깨어난 후에는 대개 명료한 각성 상태를 유지하며 꿈의 세부 사항을 기억하는 경우가 많다. 이는 깨어나기 어렵고, 깨어난 후에도 혼란스러워하는 '야경증(night terror)'과의 주요 차이점이다. 하룻밤 동안 여러 번의 렘수면 주기가 발생한다. 첫 번째 렘수면 주기는 잠든 후 약 90분 뒤에 시작되며, 약 10분간 지속된다. 이후 각 렘수면 주기는 점점 더 길어지며, 새벽 무렵 가장 긴 시간이 지속된다. 이러한 렘수면 주기의 특성 때문에, RBD 증상은 특히 새벽 시간대에 더 자주 발생할 가능성이 있다.

렘수면행동장애의 원인

렘수면장애에는 특발성과 이차성의 두 가지 유형으로 나뉠 수 있다. 특발성 렘수면장애는 근본적인 원인 없이 발병하는 경우다. 이러한 특발성 렘수면의 원인으로 제기되는 이론으로 렘수면장애가 뇌간(brain stem)에 문제가 생기면 근육 마비가 없는 렘수면으로 이어진다는 것이다. 뇌간 중 교뇌(pons)의 특정 세포는 렘수면 중 근육 마비를 제어하는데, 이곳에 문제가 생길 경우, 파킨슨병, 루이소체 치매 또는 다계통위축증(MSA) 등의 신경퇴행성장애를 일으키게 된다. 렘수면행동장애는 이러한 신경퇴행성장애와 밀접한 관련이 있기 때문에 연구자들은 렘수면행동장애의 병리학적 원인으로 교뇌의 문제를 의심하고 있다. 이 이론을 지지하는 근거로, 장기간 추적 연구에서 렘수면행동장애로 진단된 환자의 상당수가 10여 년 내에 파킨슨병, 루이소체치매 또는 다계통위축증과 같은 신경퇴행성 질환으로 이환된다는 보고가 있다.

이차성 렘수면장애의 주요 원인은 뇌신경계에 작용하는 약물이다. 이러한 약물복용으로 도파민과 세로토닌(신경전달물질)의 불균형이 생길 경우, 렘수면행동장애가 발생할 수 있다. 또한 기면증환자의 40% 내외에서 렘수면행동장애를 보일 수 있는데, 이는 수면-각성 및 식욕을 조절하는 뇌 화학 물질인 오렉신(하이포크레틴) 부족과 연관될 수 있다. 오렉신부족은 렘수면을 불안정하게 하고, 렘수면행동장애가 발생할 수 있다.

렘수면행동장애의 유병률

렘수면행동장애(RBD)는 비교적 드문 질환이지만, 50세 이상에서 가장 흔하게 발생한다. 일반 인구의 약 1%, 50세 이상 인구의 약 2%가 이 질환을 앓고 있으며, 평균 발병 연령은 60세 전후이다. 또한, 남성이 여성보다 RBD에 걸릴 확률이 약 9배 높다. 어린이와 젊은 성인에게도 영향을 미칠 수 있지만, 이러한 경우는 매우 드물다.

그러나 RBD 환자의 거의 절반이 자신이 이 질환을 가지고 있다는 사실을 인지하지 못하는 것으로 보고된다. 따라서 실제 유병률은 보고된 수치보다 더 높을 가능성이 있다.

렘수면행동장애의 진단

렘수면행동장애 진단을 받으려면 신체 검사와 신경학적 검사, 비디오 모니터링을 통한 수면다원검사(PSG)를 받게 된다. 목적을 가진 복합행동들이 렘수면상태에서 나타나야 한다.

또한 이러한 행동문제가 나타날 때, 정상적으로 보여야 할 근육긴장소실이 없다는 것도 확인해야 한다. 이를 위해, 심박수. 호흡수 및 공기 흐름. 뇌파 활동, 안구 움직임을 포함해서, 턱의 근육긴장도와 상하지의 근육움직임이 면밀히 평가되고 관찰되어져 한다.

렘수면행동장애의 치료

렘수면행동장애(RBD) 치료의 주요 목표는 본인과 침대 파트너에게 안전한 수면 환경을 조성하는 것이다. 여기에는 특정 전략과 약물이 포함될 수 있다. 안전한 수면 환경을 조성하기 위한 단계는 다음과 같다.

- 침실 주변에 날카로운 유리나 무거운 물건을 치운다.
- 움직이다 다치지 않도록, 침대 머리판이나 협탁 주변에 푹신한 베개를 놓는다.
- 침대에서 떨어질 경우를 대비해, 바닥에 매트리스를 깔아주어야 한다.
- 증상이 심한 경우, 따로 자도록 하는 것이 파트너에게 안전할 수 있다.
- 음주는 증상을 유발하고 증상을 악화시킬 수 있으므로 음주를 피해야 한다.

렘수면행동장애 환자의 꿈행동에 대한 약물치료로 클로나제팜과 멜라토닌이 추천된다. 클로나제팜은 진정제의 일종으로, 자기전 소량을 복용하는 것만으로 악몽을 포함해 소리치거나 꿈행동은 대부분 사라지게 된다. 하지만 낙상, 인지장애 등 부작용의 위험성이 있기 때문에 사용상 주의가 필요하다.

멜라토닌은 송과선에서 자연적으로 생성되는 호르몬으로 수면 주기를 조절하는 데 필수적인 역할을 한다. 멜라토닌은 부작용이 거의 없기 때문에 렘수면행동장애 치료를 위해 안전하게 사용할 수 있다는 장점이 있다. 하지만 증상의 개선효과가 즉각적이지 않아, 증상이 개선될 때까지 약물을 증량하는 과정이 요구된다. 그외, 도파민 효험제인 프라믹펙솔을 시도해볼 수 있다. 프라믹펙솔은 주로 파킨슨병과 하지 불안 증후군을 치료하기 위해 처방하지만, 최근 연구에 따르면 렘수면행동장애 증상 치료에도 도움이 될 수 있다고 한다. 연구자들은 렘수면행동장애가 도파민 결핍 장애일 수 있기 때문에 이 약물이 효과가 있다고 한다.

3꼭지 토론학습

Q 1. 다른 수면질환에서도 렘수면행동장애의 증상이 발생할 수 있을까?

폐쇄성 수면 무호흡증(OSA)은 렘수면행동장애(RBD)의 증상을 모방할 수 있다. 이를 "가성 RBD"라고 한다. 가성 RBD가 있는 폐쇄성 수면 무호흡증 환자의 경우, 렘수면 중에 움직임, 말하기, 심지어 공격적인 행동을 포함하여 유사한 꿈 실행 행동을 나타낼 수 있다. 그러나 이러한 행동들은 무호흡으로 인한 수면분절상태에서 발생된다는 점에서 실제 렘수면행동장애와 차이가 있다. 또한 폐쇄성 수면 무호흡증을 치료하면 이러한 행동들은 개선된다는 특징이 있다.

Q 2. 렘수면행동장애를 예방할 수 있을까?

실제, 렘수면행동장애를 예방할 수는 없다. 이로 인한 사고위험성을 줄이거나, 증상악화를 방지하는 것이 최선의 예방조치라고 말할 수 있다. 우선적으로 안전한 수면 환경을 조성해야 한다. 침대 주변에 날카로운 물건이나 장애물을 치우고, 창문을 열고 뛰어내리는 걸 방지하기 위해, 침실문과 배란다 창문을 잠금장치(열쇠) 확실하게 잠그는 것이 무엇보다 중요하다. 렘수면 행동 장애(RBD)을 악화시킬 수 있는 요인으로 알려진 음주나 약물 남용을 피하고, 스트레스를 관리하는 것 역시 중요할 수 있다. 그리고 무엇보다 수면 전문가의 지시하에서 적절한 치료를 하는 게 중요하다.

Q 3. 렘수면행동장애의 합병증은 무엇일까?

단연코 고려해야 할 합병증은 부상 및 상해이다. 렘수면행동장애 환자는 꿈을 꾸는 동안 자신이 침대에서 떨어지거나 주변 환경과 충돌하여 다양한 부상을 입을 수 있다. 또한 과격한 꿈 내용이 재현될 경우, 침대 파트너에게 상해를 가할 수 있다. 실제 침대 파트너의 60% 이상이 신체적 부상을 경험이 보고되기도 한다. 또한 잦은 수면장애를 유발하여 전반적인 수면의 질에 영향을 미칠 수 있다. 침대 파트너 역시도 수면문제를 겪는데, 환자의 파트너 중 최대 90%가 수면 문제를 겪는다는 보고가 있다.

퀴즈풀이

문 1. 렘수면행동장애의 특징은?

① 숙면
② 코골이
③ 근무력증
④ 하지 불안증
⑤ 꿈의 행동화

⇒ 답⑤

문 2. 이차성 렘수면행동장애의 주요 원인은?

① 우울증
② 알코올 섭취
③ 파킨슨병
④ 수면무호흡증
⑤ 뇌신경계 작용 약물

⇒ 답 ⑤

문 3. 렘수면행동장애 환자에게 권고되는 수면 환경은?

① 침실주변에 날카로운 유리나 무거운 물건을 치워둔다.
② 움직이다가 다치지 않도록, 침대 머리판이나 협탁 주변에 푹신한 베개를 놓는다.
③ 침대에서 떨어질 경우를 대비해, 바닥에 매트리스를 깔아준다.
④ 증상이 심한 경우, 동침자로 하여금 따로 자는 것을 권유한다.
⑤ ALL

⇒ 답 ⑤

7-2

사건 수면

[핵심질문]	꿈속에서 헤딩슛하다 장롱 들이받은 이유는?
[학습목표]	1. 사건 수면이 무엇인지 이해할 수 있다. 2. 다양한 사건 수면질환을 구분하고 각 사건 수면의 특징을 설명할 수 있다 3. 사건 수면을 어떻게 진단하고 치료하는지를 알 수 있다.
[3꼭지 궁금증]	1. 수면 중 발생하는 모든 이상행동을 사건수면이라고 한다고? 2. 아이가 자다가 비명을 질러도, 깊은 잠에 빠져있기 때문에 깨우기 어렵다고? 3. 아동의 사건수면은 대부분 치료 없이 좋아진다고?

사건수면 사례

5세인 아들이 한밤중에 잠을 자다가 갑자기 일어나, 비명을 지르는 일이 최근 반복된다면서 부모는 아이를 데리고 수면클리닉을 방문하였다. 비명소리는 가족들이 모두 잠에서 깰 정도로 컸으며 아이는 매우 격앙된 상태로 울고 있었다고 한다. 또한 잠옷은 땀으로 흠뻑 젖어 있었고, 숨소리는 매우 거칠었다고 했다. 부모는 아이의 이름을 부르면서 달래보았으나 반응이 없었고 아이는 눈을 뜨고 있었지만 부모를 제대로 알아차리지도 못하는 것 같았다고 했다. 그 장면을 지켜본 부모는 아이에게 큰일이 일어날 것 같은 생각이 들었으나, 얼마 지나지 않아 아이는 다시 잠이 들었고 다음날 그 일에 대해선 전혀 기억을 못하였다고 했다.

사건수면

아이를 둔 부모라면 한밤중에 아이의 이상한 행동이나 우는 소리 때문에 밤을 지새운 경험들이 있을 수 있다. 사건수면(Parasomnia)은 수면 중에 발생하는 움직임, 행동, 또는 경험을 묘사하는 용어이다. 일반적으로 수면 시에 보이는 이상행동들을 사건수면(parasomnia)이라고 정의하게 된다. 즉, 수면과 연관되어 불쾌감을 유발시키거나 요구되지 않은 행동들이라고 풀어서 설명할 수 있다.

사건수면은 나이가 어린 아동일수록 흔하게 관찰되며, 피로감, 고열, 약물 복용, 환경변화, 스트레스나 수면박탈 상황에서 증상이 유발되거나 심해질 수 있다. 일반적으로 사건수면은 아이가 성장하면서 증상의 빈도나 정도는 감소하며, 결국 그러한 증상이 사라지게 된다. 사건수면은 일반적으로 해롭지 않지만 자주 관찰되고 오랜 기간 지속된다면 다른 수면질환이나 신체질환의 동반가능성이 높기 때문에 반드시 수면전문가를 찾아 의학적 도움을 구하는 것이 필요하다.

소아에게 흔한 사건수면 4가지

1) 악몽(Nightmare)

악몽은 말 그대로 공포스러운 꿈을 꾸는 것이다. 악몽은 렘(REM)수면에서 발생하므로 렘수면이 주로 분포하는 수면 후반부, 즉 새벽에 많이 발생한다. 악몽은 전형적으로 복잡하고 아슬아슬하며, 실제와 같은 내용으로 구성되며, 꿈의 후반부로 갈수록 보다 공포스러워진다. 꿈 내용은 아이들의 성장 발달과 일치하기도 하며, 아이들의 관심사나 주변환경과 연관된 내용이다.

악몽을 경험한 아이들은 금방 의식을 차리고 꿈 내용을 생생하게 기억할 수 있다. 하지만 공포감 때문에 다시 잠자리에 드는 게 어려울 수도 있지만, 대체적으로 쉽게 안정을 찾는다. 악몽은 75% 정도의 아이들이 아동기시절 최소 한차례 이상 경험한다고 보고되듯, 아이들에게서 매우 흔하다는 점을 명심해야 한다. 하지만 악몽의 횟수가 잦고, 오랜 기간 지속되고, 과다주간졸음, 불안이나 침실공포증이 동반된다면 수면전문가와 이와 같은 문제에 대해 반드시 상의를 해야 한다. 불안이나 스트레스와 같은 심리적 요인, 아동들의 성격특성이나 발달 정도, 신체질환이나 복용하는 약물 등이 악몽의 원인이거나 악화요인일 수 있기 때문이다.

2) 수면보행증(Sleep walking)

"저희 아들이 한 밤중에 자다가 일어나서 집안 곳곳을 서성거리며 돌아다니는 모습을 봤어요. 그리고 다음날 물어봤더니 전혀 기억을 못합니다"

일반인들이 흔히 몽유병(somnambulism)으로 알고 있는 수면장애가 바로 수면보행증이다. 수면보행증은 야경증과 마찬가지로 수면전반부에 주로 발생된다. 수면보행증은 혼미각성 상태나 야경증처럼 흥분된 상태가 아닌, 차분한 상태로 비춰진다. 침대에서 일어나 걷기 시작하고 부모의 침실이나 불빛을 향해 걸어나가기도 한다. 아이는 눈을 뜨고 있지만 여전히 수면상태로 멍하게 보인다. 수면보행증을 경험하고 있는 아동은 소변을 보거나, 물건을 정리하는 등 흔히 깨어 있을 때와 비슷한 여러 일상적인 행동들을 보일 수 있으나 목적지향적이지는 않다. 또한 말을 할 수도 있지만 불분명하여 알아듣기는 어렵다. 뛰어다니는 경우는 거의 없고 계단을 내려가거나 창문이나 문을 열고 집밖으로 나갈 수 있다. 이럴 경우, 사고 위험성이 있지만 실제로 신체적 손상을 일으킬 만한 사고는 거의 발생하지 않는다.

수면보행증을 보이는 아이를 깨우는 것은 무척이나 힘들며, 5~15분 정도 지속되는 경우가 일반적이다. 다음날 아이는 그날 밤 일을 전혀 기억을 하지 못한다. 그 일을 지켜본 부모의 걱정스러운 표정 때문에 아이가 오히려 불안해하는 경우가 있다. 아동의 20%가량이 수면보행증을 보인다고 알려져 있다. 수면보행증은 아동이 걷기 시작하면서부터 나타날 수 있지만 8~12세경에 가장 많다. 이 시기를 지나면 대부분 사라지게 된다. 또한 부모가 수면보행증이 있었다면 아이에게 나타날 가능성도 높아진다.

흔히 몽유병으로 알고 있는 수면보행증 환자에서의 수면다원검사결과이다. 특징적으로 서파수면의 불안정성을 보여주고 있다. 화살표는 델타파가 광범위하고 갑작스럽게 출현하는 시점을 표시하고 있는데, 비REM 수면의 가장 깊은 3단계수면에서 델타파의 병적발현으로 에피소드가 시작되고 있음을 알 수 있다. 에피소드 동안 환자는 보행상태로 무척 혼란스러워 보이는 양상을 보여주고 있다.

3) 혼미각성상태(Confusional arousals)

잠에서 깨어있는 것처럼 보이나 실제로는 의식이 혼미한 상태를 혼미각성상태라고 하며 수면 전반부에 관찰된다. 아동은 이유 없이 때리는 행동을 보이고 소리를 지르면서 보채기 시작한다. 또한 주변 자극을 제대로 인식할 수 없기 때문에, 달래거나 깨우는 것은 무척 어렵다. 아이를 진정시키려는 부모의 노력은 오히려 아이를 흥분시킬 수도 있다. 일반적으로 아이는 흥분된 상태가 가라앉고 잠에서 잠깐 깬 후 다시 잠을 자게 된다.

혼미각성상태의 일부 증상은 야경증과 유사하지만 강렬한 공포반응은 수반되지 않는다. 혼미각성상태는 보통 5~15분 정도로 짧게 지속되며, 드물게 30분 이상 지속되는 경우도 있다. 부모에게는 공포스러운 경험일 수 있지만 아이는 그 사건을 거의 기억을 못한다. 대략 20%의 아동이 혼미각성상태를 경험하는데 영아와 걸음마 시기의 아동에게 가장 흔하게 관찰된다. 5세 이후의 아동부터는 감소하는 경과를 보인다.

사건수면은 비REM 수면의 가장 깊은단계(N3 단계)에서 발생하는 특징을 보여준다. 깊은 수면에 빠져있는 아이를 깨우는 것은 매우 어렵다. 부모들은 아이가 걱정이 되어, 깨우려고 노력하지만, 성공적이지 못한 이유가 바로 여기에 있다. 혼미각성은 몽유병 및 야경증과는 다르다. 야경증과는 달리 수면 중 보행 특성은 나타나지 않는다. 정리하면 혼미각성은 신체움직임이 덜 복잡하고 일반적으로 걷거나 공포행동이 발생하지 않고 침대에서의 움직임에만 국한되는 특징을 갖는다.

4) 야경증(Sleep terrors)

"저희 딸이 한 밤중에 갑자기 비명을 질러, 온 가족들이 잠에서 깼죠. 그러다 어느 순간 다시 잠을 자요"

야경은 공포스러운 꿈을 경험한다는 측면에서는 악몽과 비슷하지만, 악몽과 달리 강렬한 감정상태가 동반되고 수면전반부에 발생한다는 점에서 차이를 보인다. 야경증은 갑작스럽게 발생하며 사건수면 중 가장 드라마틱하고 극단적인 양상을 띤다. 아이는 눈을 크게 뜬 상태로 끔찍한 비명을 지르며 극도로 공포스러운 얼굴표정을 짓는다. 이에 수반되어, 몸을 떨고, 땀에 젖고, 숨을 몰아 쉬고, 심장박동이 빨라지는 등 공포상황에 처했을 때와 비슷한 신체적 각성 반응이 일어난다. 이를 지켜본 부모들 역시, 그 순간 견디기 어려울 정도의 고통을 받게 된다.

하지만 아이를 깨우고자 하는 노력은 그다지 효과적이지 못하다. 그 순간 아이를 깨우는 것이 무척 어려울 뿐 아니라, 대략 3~5분 정도로 짧게 끝나는 경우가 대부분이다. 또한 극히 드물지만 극도로 흥분된 상태에서 아이가 부모를 다치게 하는 경우를 제외하고는 특별한 문제를 야기시키지 않는다. 야경증을 겪은 아이는 다음날 무슨 일이 있었는지 잘 기억하지 못한다. 드물게는 꿈의 잔상을 부분적으로 떠올릴 수는 있지만 악몽처럼 꿈 이야기를 기억할 순 없다. 야경증의 유병률은 아동의 1~ 6%정도로 악몽처럼 흔하지는 않다. 4~12세 아동에게서 주로 관찰되며 10대로 접어들면서 자연스럽게 좋아진다.

사건수면의 진단

사건수면의 진단은 신체검진 및 수면습관에 관한 전반적인 병력 청취를 통해 이뤄진다. 사건수면으로 인한 증상을 최소화하기 위해서는 다른 수면질환의 가능성에 대해서 평가하고 일으킬 만한 원인을 찾도록 해야 한다. 감별해야 할 질환들은 수면무호흡증, 주기성 사지운동증, 간질, 상기도 감염, 천식, 주의력결핍과잉행동장애 등이 있다.

사건수면의 치료

치료원칙은 아동을 사고위험성으로 보호하는 것과 수면위생을 관리하는 것이다. 아동의 사건수면은 대부분 치료 없이 좋아지기 때문에 약물요법은 특별히 권고되지 않지만, 증상이 심하거나 나타나는 빈도가 잦을 경우, 이상행동으로 인해 사고위험성이나 신체손상의 가능성이 높은 경우, 다른 치료법에 반응이 없는 경우, 약물치료를 고려해야 한다. 쉽게 적용할 수 있는 비약물적 치료방법을 아래에 제시하였다.

1) 아동의 신체와 뇌기능이 성장하는 과정에서 사건수면은 정상적으로 나타날 수 있으며 치료가 가능하다는 점 등을 교육시켜 부모와 아동이 사건 수면으로 인해 겪는 불안감

을 줄이는 것이 사건 수면의 치료에서 가장 중요하다. 불안감을 보여주는 것만으로도 사건 수면의 횟수와 심각성을 감소시킬 수 있다.

2) 사건수면 중 아동이 침실 밖으로 나가는 경우는 드물지만 창문을 잠그고, 날카로운 물체는 제거하는 등 항상 안전에 주의를 기울여야 한다. 수면보행증 이 있는 경우, 문손잡이에 벨을 다는 것도 도움이 될 수 있다.
3) 이상행동이 발생하는 시간이 일정하다면 예상되는 시간 30분전에 아이를 미리 깨우는 것도 하나의 방법일 수 있다.
4) 아이의 이상행동이 규칙적인 양상을 띤다면 간질, 자폐증과 같은 다른 질환을 의심해 봐야 한다.
5) 스트레스, 불안, 공포, 그리고 흥분된 상태의 아동의 경우, 이상행동이 보다 심해질 수 있다. 아이의 스트레스를 조절하는 것만으로도 사건수면이 치료되는 경우도 있다.
6) 원인이 될 만한 환경적 변화나 신체적 질환을 주의 깊게 살펴야 한다.
7) 이완훈련(relaxation training), 상상유도요법(guided imagery therapy) 등의 심리치료가 도움이 될 수 있다.

3꼭지 토론학습

Q 1. 어떻게 사건수면을 파악할 수 있을까?

사건수면(Parasomnia)은 수면 중에 발생하는 이상 행동 및 경험을 나타낸다. 그렇기 때문에 사건수면의 진단은 신체검진 및 수면력의 전반적인 병력 청취가 가장 중요하다. 아이의 사건수면을 알아내려면 다음과 같은 특징에 집중해야 한다.

1) 수면 중에 대화나 움직임 등의 이상 행동을 하는 경우
2) 악몽을 자주 꾸며 깊게 울거나 무서워하는 경우
3) 수면 중에 침대를 흔들거나 원가를 먹는 경우

아이의 수면에 대한 주의 깊은 관찰과 관련된 증상을 기록하는 것이 중요하다. 만약 사건수면이 의심된다면, 수면 전문가와 상담하여 적절한 평가와 치료 방법을 탐색하는 것이 바람직하다.

Q 2. 사건수면은 스트레스 때문일까?

사건수면이 정서적 스트레스와 연관되어 있다는 근거는 없다. 오히려 성장과정에서 호르몬분비와 연관되 있는 것으로 보고되기도 한다.

많은 부모들이 정서적 문제로 오인하고, 죄책감을 느끼는 경우도 종종 보게 되는데, 앞서 언급했듯, 성장하는 아동에서 사건수면은 정상적으로 나타날 수 있다. 그러므로 치료가 가능하다는 점 등을 인식하고 막연히 두려움이나 불안감을 갖지 않는 게 중요하다.

Q 3. 사건수면과 감별해야 질환은 무엇일까?

사건수면은 수면 중 발생되는 다른 이상행동들이나 사건수면의 원인이 될만한 질환들을 찾아, 감별하는 것이 중요하다. 수면무호흡증은 수면 중 호흡이 일시적으로 멈추거나 얕아지는 장애로, 이로 인해 산소 공급이 부족할 수 있다. 이런 산소 부족은 사건수면과 같은 유사한 현상을 유발할 수 있다. 그 외에도 주기성 사지운동증, 간질, 상기도 감염, 천식, 주의력결핍과잉행동장애 등도 감별이 필요한 질환으로 볼 수 있다.

퀴즈풀이

문 1. 사건수면에 해당되는 수면장애는?

① 악몽
② 야경증
③ 수면보행증
④ 렘수면행동장애
⑤ ALL ⇒ 답 ⑤

문 2. 5세 남아가 새벽 3시전, 갑자기 큰 비명을 질러 수면클리닉을 방문하였다. 이러한 일이 발생하게 되면, 남아는 무척 불안정해 보이며, 달래보는 부모에게 공격성을 나타내기도 한다고 한다. 그럼에도 다음날 남아는 이 사건에 대한 기억이 전혀 없다고 한다. 남아의 신체 검사 결과는 정상이며, 남아는 어떠한 약물도 복용하고 있지 않다. 가장 가능성이 높은 사건수면 진단은?

① 악몽
② 야경증
③ 수면보행증
④ 혼미각성상태
⑤ 렘수면행동장애 ⇒ 답 ②

문 3. 사건수면의 비약물적 치료법은?

① 안심시킨다.
② 스트레스를 조절해준다.
③ 안전한 수면환경을 조성한다.
④ 이완훈련, 상상유도요법 등이 도움이 될 수 있다.
⑤ ALL ⇒ 답 ⑤

7-3

수면섭식장애(Sleep Related Eating Disorder)

[핵심질문]	꿈속에서 헤딩슛하다 장롱 들이받은 이유는?
[학습목표]	1. 수면섭식장애가 무엇인지 알 수 있다. 2. 수면섭식장애의 특징과 발생하는 이유를 이해할 수 있다. 3. 수면섭식장애의 진단과 치료법을 설명할 수 있다.
[3꼭지 궁금증]	1. 자신도 모르게 자면서 음식을 먹는다고? 2. 수면섭식장애 음식이 아닌 것도 먹는다고? 3. 내가 먹는 약이 수면섭식장애를 유발할 수 있다고?

수면섭식장애 사례

30세 K양은 회사원이며 불면증과 불안장애의 과거 병력이 있다. 불면증 치료를 위해 장기간 수면제를 복용해오고 있다. 그녀는 비만 경계에 있으나, 자다가 깨서 반복적으로 음식을 찾아 먹는 행동이 보고되었다. 높은 칼로리의 음식을 선호하고, 가스레인지를 켜놓고 잠드는 등 가끔 위험한 상황도 발생하였다. 하지만 정작 본인은 다음날 음식 먹었던 것에 대한 기억은 없다. 아침에 눈을 뜨면 몸이 무겁고 입맛이 없음에도 체중 증가로 인한 고민이 지속되고 있다.

수면섭식장애(Sleep-Related Eating Disorder, SRED)

수면섭식장애란 자다가 깨서, 음식을 먹고 마시는 증상이 반복적으로 나타나는 것을 특징으로 하는 수면장애이다. 일종의 사건수면으로 '수면 중에 음식을 준비해서 먹는다는 것 자체'는 비정상적인 행동으로 간주된다. 특이한 점은 이러한 행동을 할 때, 보여지는 것과 달리, 완전한 의식상태가 아니기에 다음날 이에 대한 기억이 전혀 없거나 매우 제한적일 수 있다는 것이다.

수면섭식장애의 임상증상

수면섭식장애는 의식 장애와 관련된 통제되지 않은 야행성 식사가 반복되는 것이 특징이다. 환자는 섭식 에피소드에 대해 부분적 또는 완전한 기억상실증에 걸리며, 스스로를 "반쯤 깨어 있고 반쯤 잠든 상태"라 표현한다. 다른 사건수면장애와 마찬가지로, 사건 발생 시 환자가 완전한 의식 상태에 도달하기 어려우며 일반적으로 침대에서 일어나 음식을 먹은 기억이 거의 또는 전혀 없다.

수면섭식장애의 에피소드가 먹는 걸 전제로 하지만, 이러한 먹는 행동은 개인마다 다양하며 정형화되어 있지 않다. 어떤 에피소드는 몇 분 동안만 지속될 수도 있고, 어떤 사건은 10분 이상 지속되는 더 정교한 범위의 사건일 수도 있다. 대부분 환자가 거의 매일 밤 이러한 에피소드를 경험하며, 빈도는 하룻밤에 최대 10회까지 다양하다.

에피소드가 발생하는 동안 환자는 혼란스러워 보이거나 변화된 상태를 보일 수 있다. 이러한 환자를 완전히 깨우는 것은 무척 어렵고 불가능한 경우가 많다. 많은 환자들은 식사 시 이상하고 기괴한 특징을 보일 수 있다. 환자는 낮에 먹는 음식과 매우 다른 음식을 선택할 수 있다. 환자가 먹는 음식에는 고지방 또는 고당분 음식인 경우도 있지만, 생 베이컨, 냉동 피자 같은 조리되지 않은 음식도 포함될 수 있다. 심지어 담배, 커피 찌꺼기, 달걀 껍질, 비누, 풀, 향수, 고양이 사료와 같이 먹을 수 없는 물질도 포함될 수 있다. 환자는 음식을 준비하고 요리도 직접 하게 되는데, 이는 의식 수준이 손상되어 있다는 점을 감안하면 무척 위험한 행동이라고 볼 수 있다. 음식을 준비하거나 섭취하는 과정에서 음식을 흘리기도 하고 머리에 음식을 묻히기도 하며, 집 바닥에 음식을 떨어뜨리고 흩뿌리기도 하는 등 자신만이 아니라 주변까지도 지저분하게 만들 수도 있다. 깨어났을 땐, 몸도 무겁고, 전날 밤 과식으로 아침 입맛도 떨어지게 된다.

수면섭식장애의 발생시기

수면섭식장애는 비렘수면 수면장애이기 때문에 NREM 수면이 우세한 수면전반부에 자주 발생하게 된다. 흔히 잠들고 나서 2~3시간이 지나서, 수면섭식행동이 시작된다. 일반적으로 한 수면 주기에서 다음 수면 주기로 전환할 때 수면섭식 에피소드가 다시 발생한다.

수면섭식장애의 유병률

모든 성별과 연령대의 사람들에게 영향을 미칠 수 있다. 하지만 20세 미만 여성에게 가장 흔하다. 성인의 1~5%에서 수면섭식장애가 보고된다.

수면섭식장애의 원인

가장 주요한 원인은 약물이다. 불면증치료를 위해 처방되는 진정제인 졸피뎀을 복용할 때 자주 발생한다. 일부 항정신병 및 항우울제 약물도 수면섭식장애를 유발할 수 있다. 이러한 약물은 뇌 활동을 변화시켜, 일부사람들에게는 수면 중에도 활동성을 유발시키게 되는데, 그러한 이유로 음식을 준비하기도 하고, 통제할 수 없이 음식을 먹기도 하고, 자동차를 운전하거나 성관계까지도 가질 수 있다. 수면제를 포함한 수면섭식장애를 유발하는 약물들은 진정효과가 큰 약물들이기 때문에 대부분 깨어날 때, 수면 중 행한 이러한 괴상한 활동들을 기억하지 못한다.

이러한 약물로 유발된 수면섭식장애가 아니라면, 원발성 수면섭식장애를 생각해야 한다. 원발성 수면섭식장애는 다른 수면 장애와 함께 발생하는 경향이 있다. 대표적으로 하지불안증후군과 몽유병이 있다. 연구에 따르면 환자의 약 80%가 다른 수면장애, 하지불안증후군, 주기사지운동장애나 또는 몽유병을 앓고 있는 것으로 나타났다. 또한 환자에게 동반된 수면무호흡증이 있는 경우도 흔하며, 이를 치료했더니 수면섭식장애도 개선되었다는 연구가 있다. 한가지 흥미로운 연구결과가 있는데, 환자들 사이에서 과거 또는 현재 몽유병의 높은 유병률을 관찰되었다. 그래서 많은 연구자들은 수면섭식장애를 몽유병의 특수한 형태가 아닐까 의심하고 있다.

한편, 원발성 수면섭식장애를 가진 사람들은 가족력이 있다. 본인 또는 가족 중 한 명이 상기의 수면장애를 앓고 있다면 수면섭식장애에 걸릴 가능성이 더 높을 수 있다.

수면섭식장애의 임상결과

환자는 잠을 자도 피로가 풀리지 않고, 아침에 입맛이 없다고 자주 토로한다. 주간증상으로는 피로와 졸음이 있으며, 이는 수면분절과 이상행동으로 인해 발생하게 된다.

가장 시급한 임상 결과 중 하나는 과도한 칼로리 섭취로 인한 체중증가와 비만이다. 환자는 발작 기간 동안 칼로리가 높은 음식을 섭취하는 경우가 많으며, 비자발적인 식습관으로 인해 체중 증가를 조절하기 어렵다. 체중 증가는 포도당 조절 장애, 당뇨병, 고지혈증 등 신진대사에 악영향을 미칠 수 있다. 사례 연구에 따르면 수면섭식장애 환자에게서의 과체중 또는 비만의 유병률은 15%에서 39%에 이른다고 한다. 더욱이 이 연구는 비만 인구가 현재의 비율에 도달하기 전인 20년 전에 수행되었으므로 현재 과체중/비만 비율은 더 높을 것이라는 점에 유의할 필요가 있다.

부상을 입는 것도 SRED 환자에게 중요한 문제이다. 사례 보고에 따르면 일부 환자들은 독성 또는 독성 물질을 섭취한 것으로 나타났다.

뜨거운 음식과 액체를 섭취하거나 흘릴 때, 부주의하게 스토브나 토스터를 사용할 때 내부 또는 외부 화상을 입을 가능성도 있다. 또한 주방 도구를 부주의하게 다루거나 음식을 자르다가 손가락에 열상을 입었다는 보고도 있다.

마지막으로, 일주기적으로 타액 분비가 감소하는 상황에서 음식을 많이 먹은 채로 잠들면 충치 위험이 높아지는 등 치아에도 악영향을 미칠 수 있다.

수면섭식장애의 진단

대부분 환자들은 수면 중 음식을 먹었던 행동들을 기억하지 못하기 때문에, 수면섭식장애를 진단하기 위해 의사는 가족, 파트너 또는 룸메이트에게 환자의 수면습관을 질문할 수 있다. 의사는 환자가 복용중인 약물, 동반된 수면장애나 다른 여타 신체적, 정신적 건강상태를 확인하여, 이러한 이유로 증상이 유발되었을 가능성을 조사해야 한다. 또한 수면 습관에 대한 자세한 정보를 얻기 위해 수면일기를 작성하도록 요청할 수 있다. 비정상적인 수면 행동을 확인하기 위해 수면다원검사를 시행할 수도 있다.

수면섭식장애의 치료

약물로 인해 발생한 경우, 의료진은 약물을 중단하거나 다른 약물을 복용할 것을 권장할 수 있다. 다른 수면 장애(예: RLS 또는 수면 무호흡증)가 있는 경우, 해당 질환을 우선 치료한다. 원발성 수면섭식장애 치료에는 선택적 세로토닌 재흡수억제제(SSRI)가 포함된다. 세로토닌은 기분을 조절하는 등 신체에서 다양한 기능을 수행하는 호르몬이며, SSRI는 뇌의 세로토닌 수치를 증가시키는 항우울제이다.

다음과 같은 생활 습관 변화를 권장할 수도 있다:

- 스트레스 수준을 관리하고, 불면증치료에서 배웠던 명상과 같은 이완요법을 적용해 볼 수 있다.
- 취침 전 카페인, 스크린, 과음을 피하는 등 올바른 '수면 위생'을 실천한다.
- 또한 수면부족이 있다면 충분한 수면을 취하기 위한 조치도 포함된다.
- 냉장고, 캐비닛 또는 오븐에 자물쇠를 채우거나 침실 문에 알람을 설치하고, 몽유병으로 부엌으로 걸어가는 동안 넘어지지 않도록
- 가구와 기타 위험 요소를 경로에서 치워두는 등 안전사고에 대비해야 한다.

3꼭지 토론학습

Q1. 야식을 자주 먹는 것도 수면섭식장애일까?

그러한 증상은 야식증후군에 가깝다고 말할 수 있다. 밤에 늦게까지 깨어있으면, 일주기리듬에 다소 문제를 일으켜, 신선한 음식보다는 기름진 음식을 더 선호하는 경향을 보인다고 한다. 그러한 이유로 비만가능성이 높아지기도 하나, 야식증후군(NES)은 수면섭식장애와 전혀 다르다. 야식증후군은 다시 잠들기 위해 밤에 여러 번 깨서 음식을 먹는 섭식장애로, 수면섭식장애와 달리 이들 환자는 완전히 깨어 있는 상태에서 식사를 하고 아침에 먹은 것을 기억한다는 분명한 차이가 있다.

Q2. 수면섭식장애를 치료하지 않으면 어떤 문제가 발생할까?

때때로 환자는 커피 찌꺼기, 표백제, 담배꽁초 등 음식이 아닌 것을 먹거나 마시기도 한다. 또 식중독을 일으킬 수 있는 냉동 또는 날 음식을 먹을 수도 있다. 일부 독성이 있는 비 식품 물질을 섭취해서 문제가 되거나 우발적인 부상을 입을 수도 있다. 에피소드 도중 잠이 들거나 부분적으로 잠든 상태이기 때문에 조리 과정에서 자상을 입거나 화상을 입을 수 있다. 또한 건강문제를 초래한다. 수면섭식장애를 앓는 환자들은 체중증가와 비만으로 인한 건강상의 악영향과 피로, 우울증 및 기타 건강 문제를 경험할 수 있다. 환자들은 종종 아침 무기력증과 주간 기능 저하로 인해 수면의 질이 저하되었다고 인식하기도 한다. 이러한 상황들은 삶의 질에 부정적인 영향을 미칠 수 있다.

Q 3. 수면섭식장애를 유발하는 요인은 무엇일까?

크게 4가지로 정리할 수 있다. 첫째, 진정제나 항정신병약물을 복용하는 경우 위험성이 높아질 수 있다. 이러한 약물들은 뇌활동을 변화시켜, 오히려 수면중 활동성을 일으킬 수 있다. 두번째는 다른 수면 장애가 동반되어 있는 경우이다. 특히 하지불안증후군(RLS), 몽유병 등이 수면섭식장애와 관련성이 크고, 수면무호흡증을 포함해서 동반된 수면장애를 치료하게 되면 수면섭식장애 역시 좋아질수 있다. 세번째로 SRED 에피소드는 충분한 수면을 취하지 못할 때 발생할 가능성이 더 높다. 마지막으로 스트레스를 받거나 신경성 폭식증과 같은 섭식장애가 있는 경우, 불안이나 우울증이 있는 경우 등 심리적, 정서적 문제가 있을 때 SRED에 걸릴 가능성이 더 높다.

결론적으로 SRED 위험을 낮추기 위해서는 이러한 위험요인을 파악해서 치료하는 것이 필수적이며, 무엇보다 수면제 사용을 줄이고 동반수면장애를 치료하는 것이 중요하다.

퀴즈풀이

문 1. A양은 자다가 깨서 반복적으로 음식을 먹는다며, 수면클리닉을 찾았다. 평소 선호하지 않는 고열량 음식을 먹고, 냉동 식품을 조리되지 않은 상태로도 섭취하기도 하였다. 다음날 이에 대한 기억은 없었다. 진단은?

① 우울장애
② 신경성폭식증
③ 수면섭식장애
④ 수면보행장애
⑤ 렘수면행동장애 ⇒ 답 ③

문 2. 수면섭식장애의 시급한 임상적 문제는?

① 비만
② 우울증
③ 스트레스
④ 성격변화
⑤ 약물중독 ⇒ 답 ①

문 3. 수면섭식장애를 잘 일으킬 수 있는 약물은?

① 수면제
② 소화제
③ 진통제
④ 항생제
⑤ 비타민 ⇒ 답 ①

8장

기면병

Sleep

8-1

기면병의 정의, 원인 및 증상

[핵심질문]	웃다가 갑자기 무릎에 힘이 풀리는 이유는??
[학습목표]	1. 기면병이 무엇인지 알 수 있다. 2. 기면병이 왜 일어나는지 이해할 수 있다. 3. 기면병의 증상을 이해할 수 있다.
[3꼭지 궁금증]	1. 개를 통해서 기면병을 발견했다고? 2. 기면증이 수면마비와는 다르다고? 3. 기면병 환자들은 졸음 중에 행동을 반복하기도 한다고?

잠자는 숲속의 공주(Sleeping Beauty)이야기

많이들 알고 있는 이야기, "잠자는 숲속의 공주"는 사실 수잔 레이건의 실화를 바탕으로 각색된 동화이다. '잠자는 숲속의 공주'라는 별명은 매 수업 시간마다 잠에 빠져 있던 수잔 레이건에게 그녀의 스페인어 선생님이 붙여준 것이었다. 레이건은 거의 모든 수업 시간 동안 잠을 잤고, 자신의 수면 문제를 인지하고 있었지만 해결 방법을 찾지 못했다. 결국 그녀는 스페인어 과목에서 낙제를 하고 말았다.

기면증

기면증 환자는 부적절한 시간과 장소에서도 저항할 수 없을 정도로 갑작스럽게 잠에 빠지는 증상을 보인다. 기면이란 말 그대로 잠을 자는 상태의 의미이다. 기면증은 비정상적인 뇌화학 작용으로 각성상태를 유지할 수 없는 수면장애이다. 기면증의 주요 증상은 졸도발작과 탈력발작으로 나뉠 수 있다. 일반적인 졸음과는 달리, 순식간에 잠에 빠져드는 증상을 졸도발작이라고 한다. 조금 다르게, 강렬한 감정반응상태에서 근육에 힘이 빠지는 증상을 탈력발작이라고 한다. 탈력발작이 발생한 환자는 화내거나 웃는 도중에 갑작스레 무릎에 힘이 풀려 넘어지기도 하고, 손에 힘이 빠져 물건을 떨어뜨리기도 한다. 탈력발작은 보통 수초에서 수분간 지속되고 다시 회복된다. 그 외, 잠들거나 잠에서 깨어날 때 환각을 경험할 수 있고, 렘수면상태에서 깬다면 가위눌림도 경험할 수 있다.

기면병의 역사 및 발견

지난 40년동안 기면증연구는 기면증 개(canine narcolepsy)를 통해 진행되었다. 크네히트와 미틀러는 1973년에 기면증 개의 존재를 처음 보고했다. 스탠포드 대학에서 1975년에는 두 마리의 기면증 도베르만이 보고되어, 번식에 성공하였고, 기면증이 유전된다는 사실을 밝혀내었다. 놀랍게도 인간과 개의 기면증은 굉장히 유사하다. 인간과 마찬가지로 기면증 개도, 빠르게 잠들고, 렘수면으로 진입하는 지연 시간이 짧다. 탈력발작 역시, 일반적으로 식욕을 돋우는 음식이나 놀이 등으로 인한 강한 긍정적 감정에 의해 발현한다.

기면병 유병률

10만명당 25~50명이 영향을 받는 것으로 보고되는 기면증은 아주 흔한 질환은 아니다.

그러나 이 질환을 진단하는 데 수년이 걸리는 경우가 많기 때문에 실제 환자 수를 가늠하기는 어렵다. 기면증은 10대 중반에 호발하며, 여성과 남성에게 비슷한 영향을 미친다. 기면병의 병특이적 증상인 탈력발작은 환자군의 70-80%에서 보인다.

기면증 원인

기면증은 뇌가 각성을 유지 또는 조절할 수 없는 상태이다. 1998년, 연구자들은 특정 신경세포가 통신을 위해 생성하고 사용하는 화학 분자의 일종인 오렉신을 발견했다. 오렉신을 사용하는 신경세포는 시상하부라는 뇌 부위에 있으며, 이러한 신경세포는 우리가 깨어 있는 상태를 유지하는 데 핵심적인 역할을 한다. 오렉신(=하이포크레틴)은 신경세포에서 생성되는 분자로, 뇌와 척수를 둘러싸고 완충 역할을 하는 얇은 체액층인 뇌척수액(CSF)에서 검출되는 것이 일반적이다. 그러나 기면증 환자의 경우 뇌척수액에서 하이포크레틴의 수치가 매우 낮거나 감지할 수 없다. 이는 하이포크레틴을 만드는 신경세포가 작동을 멈추었거나 무언가에 의해 파괴되었음을 의미한다.

이러한 신경세포 파괴의 가장 큰 이유로 과학자들은 자신의 세포를 공격하는 자가면역질환의 가능성을 제기한다. 실제 기면증 환자의 약 90~95%는 면역 체계에 영향을 미치는 특정 유전자 돌연변이(HLA-DQB1*0602)를 가지고 있다. HLA-DQB1*0602를 가질 경우, 자가면역반응에 의한 하이포크레틴 세포파괴 및 농도감소가 관찰된다. 한편, HLA-DQB1*0602는 기면병의 병특이적 증상인 탈력발작과도 연관된다. 탈력발작은 강렬한 감정반응상태에서 근육에 힘이 빠지는 것을 특징으로 한다.

감정반응과 탈력발작

강한 감정반응이 탈력발작을 일으키는 이유에 대해서는 별로 알려진 바가 없다. 탈력발작은 수면상태가 아닌, 각성상태에서 렘수면이 침투하여, 근력소실을 가져왔다고 해석해 볼 수도 있다. 앞선 장에서 언급하였듯, 꿈을 꿀 때 분노·기쁨 등의 감정을 느끼게 하는 이유가 바로 감정기억을 담당하는 편도체의 활성화와 연관된다. 감정은 이러한 편도체를 자극시키고, 렘수면을 관장하는 뇌간신경회로를 활성화시켜, 결과적으로 수면상태가 아닌 각성상태에서 렘수면의 특징인 근력소실을 나타낸 것이라고 추측된다.

탈력발작

일반적인 상황에서는 뇌가 신체의 대부분의 근육을 제어하여 꿈을 행동으로 옮기지 못하도록 한다. 렘수면 중에 신체가 움직임을 차단하는 것과 유사하게 탈력증 환자는 각성상태에서 갑작스러운 근육 약화를 경험하게 된다. 경미한 경우, 턱이 무의식적으로 떨어지는 등 얼굴과 목에만 영향을 미치거나 몸의 한쪽에만 영향을 미칠 수 있다. 심한 탈력증은 바닥에 쓰러져 부상으로 이어질 수 있다. 이러한 현상은 보통 몇 분 이내에 끝나지만, 그 시간 동안에는 움직이거나 말을 전혀 하지 못할 수도 있다.

감정은 긍정적 정서와 부정적 정서로 나눌 수 있다. 긍정적 정서, 특히 웃음, 농담 또는 기타 유머 관련 행동이 탈력발작을 유발할 가능성이 가장 높다. 놀라움, 두려움, 분노 등 부정적 정서도 탈력발작을 유발할 수 있지만 그 가능성은 높지 않다. 나이가 어린 경우, 탈력발작은 약간 다른 형태로 나타날 수 있다. 감정과 관련된 원인 없이 갑자기 얼굴을 찡그리거나 얼굴을 움찔거리고 혀를 내밀거나, 근육의 긴장도가 떨어져 몸 전체에 힘이 빠지는 등의 증상을 보일 수 있다.

3꼭지 토론학습

Q1. 하품처럼 기면증도 다른 사람에게 전염될까?

재미있는 질문이다. 답을 말하면, 기면증은 다른 사람에게 절대 전염되지 않는다. 하루 종일 잠만 자고 있는 기면증 환자는 다른 사람들 눈에 이상해 보일 수 있다. 혹시 함께 다른 병이 있는 것은 아닌지 의심하기도 한다. 아마 이러한 잘못된 인식에서 기면병의 전염가능성에 대한 오해가 생긴다고 여겨진다. 기면증은 하이포크레틴의 수치가 낮아서 생긴 질환이기에 전염될 수 없다는 사실을 기억하자.

Q2. 가위도 기면증과 관련된 증상일까?

가위에 눌리는 현상은 수면마비이다. 수면마비는 잠들기 전 혹은 잠에서 깨어날 때 의식은 있지만 근육에 힘이 빠져 몸을 움직일 수 없는 상태로, 기면증에서 조금 더 많이 나타나긴 하나, 정상인도 경험할 수 있다. 수면마비는 뇌는 우리가 꿈을 꾸는 동안 우리를 안전하게 보호하기 위해, 꿈을 행동으로 옮기지 못하도록, 신체근육의 움직임을 차단시킨 결과이다. 수면마비 중 환각은 매우 흔하며, 종종 생생하고 매우 무섭게 표현된다. 그러나 다행스럽게도 실제 수면 마비는 그리 오래 지속되지 저절로 회복되며 기면증과도 다른 것이기에 두렵게 생각할 필요는 없다.

Q3. 기면증에는 어떤 다른 증상들이 있을까?

졸도발작, 탈력발작, 환각 등의 주요증상 외에도 기면증 환자에게는 몇 가지 다른 증상이나 행동이 존재한다. 기면증 환자들은 졸음상태에서 단순한 행동을 반복하는 증상을 보이는데, 이를 자동행동이라고 한다. 자동행동은 자신의 직업과 관련된 행동이 무의식적으로 나타나는 경우가 많다. 수업 중에 잠든 학생은 자기도 모르게 노트에 무언가 적기도 하고, 선생님의 경우 칠판에 판서하는 듯한 행동을 보이기도 한다.

퀴즈풀이

문 1. 비정상적인 뇌 화학 작용으로 각성상태를 유지할 수 없어, 저항할 수 없을 정도로 잠에 빠지는 수면장애는?

① 기면증
② 불면증
③ 야경증
④ 수면무호흡증
⑤ 하지불안증후군

⇒ 답 ①

문 2. 강렬한 감정반응상태에서 근육에 힘이 빠지는 기면병의 증상은?

① 환각
② 자동행동
③ 가위눌림
④ 졸도발작
⑤ 탈력발작

⇒ 답 ⑤

문 3. 기면증은 각성을 일으키는 신경물질이 부족해서 발생하게 된다. 이 신경 물질은?

① 세로토닌
② 멜라토닌
③ 아데노신
④ 아세틸콜린
⑤ 하이포크레틴

⇒ 답 ⑤

8-2

기면증의 감별, 진단 및 치료

[핵심질문]	웃다가 갑자기 무릎에 힘이 풀리는 이유는??
[학습목표]	1. 기면병을 주간졸음을 보이는 다른 질환들과 감별할 수 있다. 2. 기면병의 검사 및 진단과정을 설명할 수 있다. 3. 안전사고와 관련하여, 기면병 치료의 필요성을 이해할 수 있다.
[3꼭지 궁금증]	1. 잠을 많이 잔다고 무조건 기면증은 아니라고? 2. 기면증 진단을 낮잠을 여러 차례 자면서 한다고? 3. 기면증 환자에서 안전사고예방을 위해 예방 조치가 필요하다고?

기면증과 감별해야 할 질환

〈불충분한 수면증후군〉

수면시간이 극히 부족한 경우, 기면증에서 보이는 주간졸림, 피로, 집중력 저하, 짜증 등을 경험할 수 있다. 필자가 맡았던 한 명의 환자를 소개하겠다. 고등학교 2학년이었던 이 환자는 기면증이 의심될 정도로 주간 졸음이 너무 심각했다. 성적이 우수한 편이었는데, 주간 졸음으로 수업에 집중하지 못하고, 학업에 지장을 받을 정도였다. 2주간의 수면습관을 확인하니, 학원 수업을 11시에 마치기에 집에서의 일정을 끝내면 새벽1시가 되고, 다음날 학교를 가야하기에 6시에 기상하고 있었다. 하루 평균 수면시간이 5시간 정도로 해당 나이에 비해, 하루 3시간정도 수면부족에 시달리고 있었다. 보통 부족된 잠은 주말에 보충하게 되는데, 이 학생의 경우는 교회에서 학생회장직도 맡고 있어, 주말에도 일찍 일어나고, 늦게 잘 수밖에 없는 상황이었다.

학생, 부모와 함께 학생의 수면시간을 늘리는 방법을 논의하였고, 학원 및 교회 활동시간을 줄여, 하루 7시간 정도로 수면시간을 늘렸다. 그 결과, 며칠사이에 주간 졸음이 큰 폭으로 개선되었다.

〈클라인-레빈 증후군(Kleine-Levin syndrome)〉

무척 드문 질환이긴 하지만, 클라인-레빈 증후군과도 감별이 필요하다. 클라인-레빈 증후군은 하루 최대 20시간에 달하는 장시간의 수면시간으로 낮 동안 각성을 유지하지 못하는 삽화가 반복되는 것이 특징이다. 오랜 시간을 자는 삽화는 며칠에서 몇 주간 지속된다. 기면증과 달리, 삽회사이는 정상적 수면과 각성상태를 보인다. 이 질환은 보통 시간이 지나면 저절로 해결된다.

〈특발성 수면과다증(Idiopathic hypersomnia)〉

이 질환은 기면증에서와 같이, 주간졸음을 특징으로 하지만, 기면증에서 흔히 관찰되는 탈력발작, 수면마비, 입면 시 환각 같은 증상은 거의 없다. 또한 야간 수면도 잘 유지된다는 점에서 차이가 있다.

기면증 진단

기면증 진단을 위해서는 수면다원검사와 수면잠복기반복검사(MSLT)가 필요하다. 수면다원검사는 억누를 수 없는 수면 욕구가 기면병이 아닌, 다른 수면장애로 인한 가능성을 배제하기 위해 실시한다. 수면잠복기반복검사는 현재까지 기면병 진단에 있어, 가장 중요한 검사(gold standard)라고 할 수 있다.

수면잠복기반복검사에는 정상적인 깨어 있는 시간 동안 2시간마다 4~5번의 수면 기회가 주어진다. 수면전문의는 이 검사를 통해 주간 졸림의 정도(=수면 대기 시간, 환자가 낮잠에 빠지는 속도)와 렘수면이 얼마나 빨리 시작되는지 측정한다. SOREM이란 수면 시작 후 15분 이내에 REM 수면에 진입하는 현상을 의미한다. MSLT에서 환자의 평균 수면 대기 시간이 8분 미만이고, 낮잠 동안 SOREM이 2회 이상 나타나는 경우 기면증으로 진단하게 된다. 만약 SOREM이 최소 1회만 나타나면 특발성 과다수면증으로 진단할 수 있다.

수면잠복기반복검사(MSLT)의 시행

1) 환자의 수면 습관에 맞춰, 최소 7시간 이상 수면을 취한 상태에서 검사진행
2) 5번 Nap 검사시행
   - 첫번째 검사: 야간 수면 기상 후, 1.5~3시간 후 시행
   - 두번째~5번째 검사: 각 2시간 간격으로 시행
3) 지침
   - "조용히 누워 편안한 자세로 눈을 감고 잠들도록 하십시오."
   - "자려고 노력하십시오" (×)
4) 소등 및 점등 시간 기록
5) 종료시점
   - 잠들지 않으면 20분 후 검사종료
   - 잠들면, 잠든 후 15분 후 검사종료
6) 각 Nap 사이 누워있거나 잠자는 행위는 금지

기면증 치료

기면증 치료 목표는 졸도발작이나 탈력발작을 교정하여 일상생활에 불편함이 없도록 하고, 학업적, 직업적 성취도를 높여 궁극적으로 환자의 삶의 질을 향상하는 것이다. 결국 기

면병의 조기진단과 치료를 통해, 기면병 때문에 벌어지는 문제를 최소화하는 것이 중요하다.

실제 치료는 약물치료가 주가 된다. 졸도발작에는 중추신경자극제가 효과적이다. 하지만 내성 및 의존성의 위험성이 있고, 식욕저하, 교감신경자극 등의 부작용이 있다는 점을 유의해야 한다. 탈력발작과 수면마비, 입면 시 환각 등에는 렘수면을 감소시키는 작용이 있는 항우울제를 처방하게 된다. 일상 생활과 라이프스타일을 바꾸는 것도 도움이 될 수 있다. 수면위생을 잘 지키고, 규칙적인 시간에 짧은 낮잠을 자는 것은 머리를 맑게 하며 증상으로 인한 생활의 지장을 줄이는 데 도움이 된다.

질환에 대한 잘못된 인식과 사회적 편견으로 많은 환자들이 심적 고통을 경험하고 있다. 의학적 치료도 중요하겠지만, 기면증에 대한 사회적 편견을 없애고, 도움을 줄 수 있는 사회적 분위기를 조성하는 것도 무척 중요하다.

치료과정에서 고려해야 할 치료이슈

첫 번째 치료 이슈

기면증은 졸도발작이나 탈력발작으로 인한 사고위험성이 무척 높은 질환이다. 안전을 위해 위험한 활동을 피하거나 위험한 활동을 할 때 예방 조치에 대해 알아보자.

기면증은 심각하거나 치명적인 자동차 사고로 이어질 수 있다. 자신과 주변 사람들의 안전을 지키기 위해 의료진이 특별히 운전해도 된다고 허락하지 않는 한 절대로 운전해서는 안 된다. 혹시라도 운전 중 기면증이 나타나면 운전을 완전히 중단하고 의료진에게 연락해야 한다. 이는 불편한 일이지만, 운전 중 졸음으로 인한 자동차 사고로 치명적이거나 인생을 바꿀 수 있는 결과를 피하기 위해서 매우 중요하다.

기면증이 특정 위험을 초래하는 또 다른 주요 영역은 물속이다. 기면증이 있는 경우 구명조끼 착용이 권장되는 모든 종류의 활동 시에 항상 구명조끼를 착용하는 것이 매우 중요하다. 구명조끼를 제대로 착용하지 않으면 물속에서 수면 발작을 일으켜 치명적인 결과를 초래할 수 있다.

두 번째 치료이슈

기면증은 약을 복용한다고 해서, 증상이 완전히 개선되지 않는다. 증상개선을 위해, 상태를 관리하고 치료 효과를 높일 수 있는 방법에 대해 알아보자.

이러한 방법의 대부분은 이미 불면증치료에서 다루었던 수면위생돌보기나 기상-수면시각 설정법과 관련이 될 수 있다. 먼저 수면습관을 일관성 있게 유지해야 한다. 수면 일정을 지키면 수면의 질을 높일 수 있다. 둘째, 수면 시간을 정하자. 나이에 맞는 권장 수면 시간을 확보할 수 있도록 취침 시간을 정하는 것이 중요하다. 여기에는 또한 잠들기 전에 긴장을 풀고 휴식을 취할 수 있는 시간을 일정에 포함해야 한다. 셋째, 밝은 조명 주변에서 보내는 시간이나 전자기기 사용을 제한하자. 취침 시간에 너무 가까운 곳에서 빛을 쬐면 신체의 자연스러운 수면-각성 기능을 방해할 수 있다. 넷째, 알코올, 카페인, 니코틴, 그 외의 음식물 등을 취침 전에 멀리하자. 다섯째, 신체 활동을 늘리자. 산책을 하는 것만으로도 활동적인 상태를 유지하면 수면의 질에 도움이 될 수 있다. 그리고 가장 핵심적인 행동지침은 낮잠을 자는 것이다. 기면증 환자는 짧은 낮잠을 자고 나면 기분이 좋아지고 머리가 맑아지는 경우가 많다. 하루 중 가장 졸리다고 느끼는 시간대를 파악한 후, 해당 시간대에 낮잠을 자도록 일정을 조정하면 도움이 될 수 있다.

3꼭지 토론학습

Q1. 기면증도 유전될까?

기면증은 유전성향을 가지고 있다. 유전의 확률은 1-2% 정도로, 기면증 환자 100명중 1-2명은 가족력을 가진다고 할 수 있다. 유전적 소인으로 HLA-DQB1*0602가 관여한다고 알려져 있으며, 탈력발작을 동반할 경우, 그렇지 않은 경우에 비해 HLA- DQB1*0602의 양성 비율이 높게 나타난다. HLA-DQB1*0602는 자가면역반응을 일으켜, 뇌 속 각성물질인 하이포크레틴을 만드는 세포를 파괴하여, 기면증을 유발하는 것으로 추측되고 있다.

Q2. 기면증은 평생 지속될까?

아쉽게도 기면증은 완치가 어려운 질환이다. 평생 지속된다는 말에 실망할 수도 있겠지만, 바꾸어 말하면, 조절만 잘하면 문제없이 평생 지낼 수 있다는 의미이기도 하다. 당뇨병 환자도 인슐린수치만 적절히 유지된다면 아무런 문제없이 잘 지낼 수 있는 것처럼, 기면증도 하이포크레틴 수치에 대한 꾸준한 치료를 진행하면 일상생활에서 지장을 받지 않고 잘 지낼 수 있다. 향후에는 하이포크레틴을 높일 수 있는 약들도 개발될 예정이다.

Q3. 기면증의 위험을 줄이거나 예방하는 방법이 있을까?

기면증은 거의 모든 경우에 예측할 수 없이 발생한다. 따라서 기면증 발병 위험을 줄이거나 기면증 발생을 예방하는 것은 불가능하다. 하지만, 수면위생을 건강하게 관리하고, 약물치료를 꾸준히 병행하는 것만으로 기면증으로 인한 사고위험성을 현저히 낮출 수 있다.

퀴즈풀이

문 1. A씨는 과다주간졸음을 주소로 수면클리닉을 찾았다. 바쁜 일정과 과한 업무량으로 권장 수면시간보다 4시간 적게 자고 있었다. 기면증과 감별해야 할 질환은?

① 수면부족
② 수면무호흡증
③ 렘수면행동장애
④ 특발성 수면과다증
⑤ 클라인-레빈 증후군

⇒ 답 ①

문 2. 기면병 진단을 위해 시행하는 검사는?

① 심리검사
② 뇌파검사
③ MRI검사
④ 유전자검사
⑤ 수면잠복기반복검사

⇒ 답 ⑤

문 3. 기면병 환자가 운전 중 사고위험성이 높은 이유는?

① 불면
② 환각
③ 우울증
④ 가위눌림
⑤ 졸도발작

⇒ 답 ⑤

8-3

기면병의 임상 사례

[핵심질문]	웃다가 갑자기 무릎에 힘이 풀리는 이유는??
[학습목표]	1. 사례를 통해, 기면병환자를 진단하고 치료하는 과정을 배울 수 있다. 2. 사례를 통해, 기면병에 대한 올바른 인식을 할 수 있다. 3. 사례를 통해, 기면병은 우울증이나 환각 증상과의 감별이 필요하다는 것을 이해할 수 있다.
[3꼭지 궁금증]	1. 기면병 있다는 사실을 주변에 알려야 한다고? 2. 기면병 환자가 우울증처럼 보일 수 있다고? 3. 기면병에서 보이는 입면 환각은 정신병적 증상과는 무관하다고?

사례 1. 절망을 부른 기면증

J양은 항상 잠을 잘 자는 편이다. 10대 시절, 그녀는 하루 종일 잠을 자고 잠깐 일어났다가 다시 잠들곤 했다. 20대에 운전 중에 잠이 들어 도로를 이탈하는 아찔한 일도 있었다. 사회복지사일을 하던 그녀는 그룹치료를 진행하던 중 일어서다가 잠이 들기도 했다. 이후 J양은 기면증 진단을 받았고 약물을 복용하기 시작했다. 하지만 그러한 약물이 항상 효과가 있는 것은 아니었다. 이제 30대가 된 J양은 "18시간에서 20시간을 자는 날도 있습니다."라고 그녀는 말한다. "점점 더 심해졌어요. 일을 할 수가 없어요. 약을 먹으면 한 번에 4시간 정도만 기능을 유지할 수 있습니다." 이럴 때마다 J양은 스스로 낙담했다. 약을 증량하고 더 복용하는 것만이 최선이었다. 수면 교육을 통해, 기면병이 뇌의 화학적 문제에서 기인된다는 사실을 이해한 그녀는, 약을 복용해야 하는 이유를 받아들이게 되었다. 꾸준한 약물복용과 함께 생활습관 개선을 통해 치료에 대한 희망을 찾을 수 있었다. 수면습관을 일관성 있게 유지하려고 노력하였고, 숙면에 방해되는 주변의 환경 요인들을 찾아, 개선하였다. 또한 직장에 자신의 상황을 적극적으로 알려, 일정시간 계획된 낮잠을 자는 것을 허락받았고, 업무 능률은 전보다 훨씬 높아지게 되었다. 사회복지사로서 자신과 같은 기면병을 앓는 사람들을 모아, 사회재활치료 모임을 결성하여, 도지사상을 수상하는 영예를 얻었다.

J양의 사례처럼, 대다수 환자들은 기면병이 있다는 것을 숨긴 채, 직장생활을 하며 매우 큰 어려움을 겪고 있다. 기면병은 치료하면 정상적 생활을 하는데, 아무런 지장이 없다. 또한 기면병은 환자에게 책임이 있지 않다. J양의 사례에서 보듯이, 환자 스스로 기면병에 대한 이해가 필요하며, 주변에 자신의 상황을 적극적으로 알리는 것도 무척 중요하다. 다양한 치료를 활용한다면, 자신감을 회복하고 얼마든지 사회생활을 잘 영위할 수 있음을 잘 보여주는 사례라고 할 수 있다.

사례 2. 우울증과 비슷한 기면증

17세 고등학교 1학년인 K군은 약 6년 전부터 뚜렷한 이유 없이 수업 시간에 잠을 많이 자기 시작했다. K군의 부모님은 K군이 공부로 인한 피로 누적이 원인이라 여겨, 밤 9시전에는 잠자리에 들게 하였지만, 증상은 그다지 나아지지 않았다. 과다주간졸음과는 별개로 K군은 더 많이 먹게 되고 체중도 크게 증가했다.

지속적인 주간졸음은 K군은 집중해서 공부하는데 어려움을 가지게 하였고, 이는 학업 성취도 저하로 이어졌다. K군은 식사나 공부하는 동안, 하물며 중요한 문자메시지를 보내는 동안에도 자신조차 모르게 잠이 들곤 했다. 깨어 있으려는 노력을 해도 별로 소용이 없었고 6년에 거쳐, 증상은 계속 악화되었다. 이러한 증상은 일상 및 학교생활에서 심각한 기능장애로 이어졌고, K군은 매우 괴로워했다.

K군은 내과, 신경과를 포함해 여러 의사를 방문했다. 갑상선 기능검사, 뇌파 검사, 컴퓨터 단층촬영, 뇌척수액 검사 등을 시행하였으나 뚜렷한 이상은 발견하지 못하였다. 고등학교에 입학 후 K군은 다시 같은 패턴의 졸음을 경험했다. 그 결과 일상생활에 흥미를 잃을 정도로 괴로워했다. K군의 가족은 K군이 심리적 문제가 있을 수 있다고 생각하여 치료를 위해 정신과 진료를 받게 하였다. K군은 "주요 우울 장애"라는 진단을 받고 항우울제 처방받아 복용했지만, 항우울제 치료효과는 썩 만족스럽지 않았다. 담당주치의는 K군의 주간졸음에 대한 원인 평가가 필요하다고 판단하여, 정신과내 수면전문의에게 K군을 재 의뢰하였다.

기면병의 주간졸음이 우울증으로 오인된 대표적 사례라 할 수 있다. 기면병의 주간졸음은 마치 의욕 없고 무기력한 우울증 환자에서 보여지는 증상과 무척 흡사하다고 할 수 있다. 우울증이 의심된다고 하더라도, 주간졸음이 동반된 상태라면 수면에 대한 평가와 다양한 수면장애와의 감별진단이 반드시 필요하다. K군에서 주간졸음에 대한 평가가 어떻게 이루어졌는지 이어서 보도록 하자.

정신과 수면전문의는 K군을 수면센터에 입원하도록 하였다. 간기능, 신장기능, 혈청 전해질, 갑상선기능 등 기본혈액검사와 요검사를 실시하여, 졸음을 유발하는 신체질환의 가능성을 우선 배제하였다. 그 후 야간수면다원검사를 실시하였다. K군은 총수면시간(TST)은 7:42, 수면 효율은 90%, 렘수면단계에 도달하는 시간은 94.5분으로, 수면상태는 극히 정상적이었고, 폐쇄성 수면무호흡증을 포함한 여타 다른 수면장애도 배제되었다. 기면증 가능성을 고려하여, 다음날 이어서 다중수면잠복기검사(MSLT)를 시행하였다. 5회 반복한 검사에서 3회의 수면개시렘수면이 나타났으며, 평균 수면잠복기는 7분에 불과하였다. 국제질병분류진단기준에 따라 k군은 기면증으로 진단되었고, 중추신경자극제인 모다피닐(100mg qd)을 처방받았다.

주간졸음의 평가를 위해, 신체질환의 이상여부를 기본적으로 확인해야 한다.

그런 다음, 야간수면다원검사를 통해 다른 수면장애로 인한 주간졸음 가능성을 배제해야 한다.

다중수면잠복기검사는 기면병을 진단하기 위한 절차로, 주간졸음정도와 수면개시렘수면을 확인하는 것이 중요하다. K군의 신체상태와 야간수면상태가 정상적이다는 점과 수면개시렘수면이 2회이상 출현하고, 평균 수면잠복기는 15분미만이라는 검사결과는 주간졸음이 기면병때문이라는 결론으로 이어졌다. K군에서 치료 및 치료경과가 어떻게 되었는지 이어서 보자.

치료 1주일만에 주간졸음은 눈에 띄게 개선되었고, 수업 중 집중력도 향상되면서 학업에 대한 심리적 압박감과 우울감도 줄어들기 시작하였다. 주말에 약을 중단했을 때는 여전히 주간졸음이 나타나는 걸 느낄 수 있었다. 지금까지 K군은 명백한 부작용 없이 모다피닐 복용을 지속하고 있다.

K군의 사례는 기면증 치료만으로 심리적 압박감과 우울감이 줄어든 치료경과를 보여준다. 기면병은 그 자체로 학교나 직장에서 심각한 기능장애를 일으키며, 이로 인한 심리적 고충이 큰 질환일 수 있다. 이러한 이유로 기면증에서 우울감은 사회심리적 스트레스가 주원인으로 발생하였다고 보는 것이 타당할 것이다. 따라서 K군의 사례처럼, 기면증의 개선에 우선적으로 초점을 맞추는 것이 중요하다.

출처: Shen, Z., Shuai, Y., Mou, S., Shen, Y., Shen, X., & Yang, S. (2022). Case report: Cases of narcolepsy misdiagnosed as other psychiatric disorders. Frontiers in Psychiatry, 13, 942839.

사례 3. 환각을 동반한 기면증

18세 B양은 6년 전에는 뚜렷한 유발 요인 없이도 낮에 졸리고, 항상 피곤함을 느꼈다. 환경이 조용할수록 잠들기가 더 쉬웠다. 때로는 걸으면서도 잠이 들기도 했다. 이 증상으로 인해 학업성적이 떨어졌지만, 부모님은 B양의 게으름을 원인으로 생각하였다. 이러한 인식은 B양에게 또 다른 정서적 고충을 안겨주었다.

B양은 항상 '사는게 지친다' 라고 느꼈고 음식을 제외한 거의 모든 것에 흥미를 잃었다. 그녀는 잠들면서 복합적인 환각을 경험했다. 그녀는 알 수 없는 사람이 근처에 서 있거나 다른 사람들이 볼 수 없는 끔찍한 장면을 보곤 했다. 그녀는 꿀 냄새의 환후와 어머니의 환청을 경험하기도 했다. 그녀는 때때로 "뇌 전체가 죽으로 가득 차 있다"는 느낌을 받았다고 말했다. 그녀는 이를 뇌의 일부가 다른 부분과 연결이 끊어졌기 때문이라고 생각했으며, 때때로 자신의 생각 중 일부는 자신의 생각이 아니라고 말했다. 이러한 환각을 경험하는 동안 그녀는 팔다리를 움직이거나 말을 할 수 없었으며, 이러한 현상은 잠들기 전이나 잠에서 깨

어난 후에 항상 발생했다. 따라서 그녀는 종종 긴장하고 불안감을 느꼈고 혼자가 되는 것을 두려워했다.

B양은 문제가 자신의 통제 범위를 벗어났고 미래가 없다고 느꼈다. 증상이 시작된 지 3개월 후, 그녀는 지역 정신병원에서 '조현병' 진단을 받았다. 2개월 입원 기간 동안 세르트랄린과 올란자핀으로 치료를 받았으며, 증상은 약간 호전되었다. 하지만 B양의 주간 졸음은 날로 심각해지고 환각이 지속되어 정상적인 학업을 지속할 수 없었다.

3년 전, 그녀는 치료를 위해 다른 정신과 병원에 입원했다. 조현병으로 다시 진단이 내려졌고, 올란자핀과 아리피프라졸으로 치료를 받았다. 역시나, 치료에 대한 반응은 만족스럽지 않았고 B양의 졸음은 더 심해졌다. B양은 자신감이 떨어지고 때때로 과식을 했으며, 비만 증세도 나타났다. 증상이 시작된 이래로 그녀는 눈에 띄는 완화 기간이 없었다. 주간졸음으로 인한 기능장애는 현저하여 그녀는 학교를 그만두었고 일상적인 집안일조차 버겁게 느끼고 있었다.

기면병의 환각증상이 조현병으로 오인된 대표적 사례라 할 수 있다. 기면병의 환각은 잠들 때와 잠에서 깰 때 주로 경험하고, 조현병 환자들의 환각은 종일 지속되며 망상, 정서둔마, 사회위축증과 함께 동반되는 점에서 분명 차이가 있다. B양의 사례처럼 생리적 상태의 환각이 자칫, 중증의 정신질환으로 오인된다면, 한 개인으로서는 상당한 불행이 아닐 수 없다. 주간졸음이 동반된 상태에서 환각이 주 문제라고 한다면, 임상가는 반드시 생리적 환각의 가능성을 염두하고 평가를 진행해야 한다. K군에서 환각을 비롯한 주간졸음에 대한 평가가 어떻게 이루어졌는지 이어서 보도록 하겠다.

B양의 환각 및 주간졸음에 대한 원인 평가를 위해, B양과 부모님이 수면-정신건강센터를 방문하였다. 수면-정신건강센터에 입원하여, 필요한 검사를 실시하였다. 우선, 신체적 기저질환요인을 파악하고자 간기능, 신장기능, 혈청 전해질, 갑상선기능 등 기본혈액검사와 요검사를 실시하여, 정상 수치임을 확인하였다. 뇌자기공명촬영을 통해, 뚜렷한 이상소견이 없다는 것을 확인하였고 B양의 환각에 대한 뇌기질적 요인을 배제하였다. 다음으로 정신상태검사를 실시하여, B양이 호소하는 환각이 입면과 연관되고, 현실검증력이 유지된다는 측면에서 조현병에서 보이는 환각과는 분명한 차이를 나타낸다는 사실을 확인하였다.

B양의 총수면시간(TST)은 7:38, 수면효율은 93%, 렘수면단계에 도달하는 시간은 92분으로, 폐쇄성 수면무호흡증을 포함한 여타 다른 수면장애는 배제되었다. 다음날 이어서 시행된 다중수면잠복기검사(MSLT)에서 5회중 3회에서 수면개시렘수면이 나타났으며, 평균 수

면잠복기는 5분에 불과하였다. 국제질병분류진단기준에 따라 B양은 기면병으로 새롭게 진단이 내려졌다. 치료를 조정하고 아리피프라졸 치료를 중단한 후 부프로피온을 처방했으며, 1주일 동안 치료한 후 환각증상은 가라앉았다. 하지만 여전히 피로감을 느끼고 반응이 느리며 가끔 어지럼증을 경험하여, 모다피닐(100 mg qd)로 변경하였다.

K군과 마찬가지로 B양 역시 신체질환의 이상여부를 기본적으로 확인할 필요가 있다. 환각은 뇌의 기질적 장애가 원인이 되어 발생되는 경우가 흔하기 때문에 뇌영상검사를 통해 이상여부를 확인하는 것이 중요하다. 정신상태검사나 심리검사를 통해, 환각이 정신병적 상태에서 유발되었는지, 아닌지를 구분해야 한다. 야간수면다원검사를 통해 다른 수면장애로 인한 주간졸음 가능성을 배제하고, 다중수면잠복기검사를 통해, 기면병의 병리적 특징인 짧은 수면잠복기시간과 수면개시렘수면을 확인하는 순서로 이어져야 한다. B양의 혈액검사와 뇌영상검사에는 특이 소견이 없었기에 신체적 또는 기질적 요인으로의 환각 가능성을 배제할 수 있었다. 기면증 환자들은 현실검증력에 문제가 없기 때문에 이러한 환각이 뭔가 잘못되었다는 것을 분명히 인지하지만, 조현병 환자들은 현실세계에서 벌어지는 실제 상황이라고 믿고 환각에 따른 행동을 보일 수 있다. B양은 정신상태검사에서 현실검증력이 유지되었고, 환각이 입면상태에서 나타났기에 병적 환각이 아닌 생리적 환각이라는 결론을 내릴 수 있었다. 한편, 야간수면상태가 정상적이나, 수면개시렘수면이 2회이상 출현하고, 평균 수면잠복기는 15분미만이라는 검사결과는 주간졸음이 기면병 때문임을 나타내었다. B양의 치료 및 치료경과가 어떻게 되었는지 살펴보도록 하겠다.

모다피닐로 2주동안 치료한 후 주간졸음은 크게 완화되었으며 동시에 환각증상도 완전히 사라지게 되었다. 다른 동반 증상도 크게 개선되었고, 야간에만 수면을 취하는 정상적 상태로 돌아왔다. 퇴원 한 달 후 B양은 정상적으로 생활하고 일상적인 집안일도 수행할 수 있게 되었다.

B양의 사례는 기면증 치료제인 모다피닐 복용만으로 주간졸음과 환각이 동시에 개선되고 있다는 것을 보여준다. 환각은 정신병적 증상으로 오인되기 쉽고, 이로 인한 사회적 낙인은 개인의 능력을 떠나서, 사회생활을 더 이상 영위하기 어렵게 만들 수도 있다. 기면증의 환각은 생리적 현상으로 기면증 치료만으로 금방 좋아지고, 아무런 장애도 일으키지 않는다는 점을 강조하고 싶다.

3꼭지 토론학습

Q1. 기면증을 꼭 적극적으로 알려야 할까?

많은 환자들이 기면병이 있다는 사실을 숨긴 채 생활하는 대부분의 이유는, 알렸을 때 오히려 학교나 직장으로부터 불이익을 받지 않을까라는 두려움이 크기 때문이다. 하지만 기면증은 의학적 질환으로 반드시 치료가 필요하다. 미국법률에서는 기면증을 포함한 의학적 질환으로 인한 차별을 금지하고 있다. 따라서 기면증 환자들은 법적인 보호와 함께, 법에 따라 학교나 직장에서 적절한 편의를 제공받을 수 있는 권리가 있다. 그리고 다른 여타 중증 질환과는 달리, 치료를 받게 되면, 사회기능을 유지하면서 정상생활이 충분히 가능하기 때문에 주변에 적극적으로 알려서 필요한 편의를 제공받는 것은 중요하다.

Q2. 기면증 환자는 우울증 발병 비율이 더 높을까?

2019년 사우디아라비아 킹사우드대학교 의대 아메드 바함맘 교수팀이 발표한 연구결과에 따르면, 실제로 기면증 환자는 주요 우울장애, 불안장애를 앓을 가능성이 더 높은 것으로 파악되었다. 연구팀에 따르면, 정신장애의 경우 대조군 15%에 비해 기면증 환자 45%에서 진단된 것으로 나타났다. 대략 3배 가까이 높게 나타난 결과이다. 주간졸음으로 인한 고충뿐 아니라, 기면병에 대한 사회적 낙인, 그리고 기면병을 아직도 개인의 게으름으로 인식하는 사회풍토 등이 우울장애나 불안장애를 높이는 요인으로 작용했다고 볼 수 있다. 기면병에 대한 사회적 편견을 줄이고, 기면병 환자들이 잘 치료받고 생활할 수 있는 사회적 여건을 조성하는 것이 무척 중요하다는 생각을 가지게 된다.

Q 3. 기면증의 환각과 조현병의 환각을 쉽게 구분할 수 있는 방법은 없을까?

아주 중요한 질문이다. 주간졸음이나 불면증, 그리고 수면 중 이상행동 등 수면증상이 동반되었다면 우선적으로 환각이 수면증상으로 인한 가능성을 염두하는 것이 필요하다. 그리고 깨어있을 때, 여타 일상생활이나 행동 상에 아무런 문제가 없다면 조현병으로 인한 환각 가능성은 낮다고 볼 수 있다. 그러나 이러한 내용은 모두 참고 사항이라는 점을 유념하고, 환각에 대한 정확한 평가가 필요한 상황이라면 정신건강의학과 수면전문가를 찾아, 상담 진료를 반드시 받아 볼 것을 권장한다.

퀴즈풀이

문 1. 다음 중 기면증에 대한 올바른 대처는?

① 잠을 안 자려고 노력하였다.
② 사회적 낙인으로 치료를 거부했다.
③ 주간졸음이 심하여, 학업을 중단하였다.
④ 자신의 상황을 주변에 적극적으로 알렸다.
⑤ 기변증으로 직장에 폐를 끼쳐, 스스로 직장을 그만두었다.

⇒ 답 ④

문 2. 정신병적 증상과 구분해야 하는 기면증의 증상은?

① 야간불면
② 탈력발작
③ 졸도발작
④ 입면환각
⑤ 가위눌림

⇒ 답 ④

문 3. 기면증 치료에 사용되는 약물은?

① 페니실린
② 모다피닐
③ 에피네프린
④ 항히스타민
⑤ 아세트아미노펜

⇒ 답 ②

9장

생체시계

Sleep

9-1

생체시계의 작동원리

[핵심질문]	우리는 왜 24시간 속에서 생활을 하는 것일까?
[학습목표]	1. 생체시계의 개념을 이해하고 그 작동원리를 설명할 수 있다. 2. 생체시계가 24시간의 리듬을 만들어내는 방식을 이해할 수 있다. 3. 시계유전자의 개념과 작동방식을 이해할 수 있다.
[3꼭지 궁금증]	1. 하루 주기로 생활하는 것이 바로 생체시계 때문이라고? 2. 생체시계는 수십만 개의 시계 유전자에 의해 작동된다고? 3. 시계유전자는 24시간 주기로 활성-비활성을 반복한다고?

생체시계의 비밀

아침에 일어나 세수와 양치를 하고, 아침식사 후 등교를 하고, 수업을 듣고, 점심을 먹고, 친구들과 가벼운 농담을 하고, 집에 돌아와서는 저녁을 먹고 TV시청을 한 후 잠자리에 드는 등 우리는 하루 일상들을 반복하면서 지내오고 있다. 이렇듯 흔히 반복되는 매일매일을 '쳇바퀴처럼 돌고 돈다'라고 말한다. 이러한 일상의 반복이 우리의 의지가 반영된 결과라 생각할 수 있겠지만, 그 속에는 놀라운 과학이 숨어있다. 우리들의 하루 일상은 실제 일정한 규칙을 따른 결과물이다. 그 규칙의 비밀은 바로 일주기리듬 안에 있다.

일주기리듬

일주기란 라틴어로 "대략(circa) 하루(diem)"를 의미한다. 일주기리듬이란 24시간의 주기로 반복되는 행동습관과 생리현상을 포괄하는 개념이다. 여기에는 매일 같이 먹고, 자는 걸 포함해서, 양치하기, 기분변화, 체온변화, 호르몬변화 등이 포함될 수 있다. 즉, 24시간을 주기로 반복되는 모든 행동학적 특성, 그리고 모든 생리현상은 이러한 일주기리듬의 규칙을 따르고 있다고 볼 수 있다. 그 중 수면은 일주기리듬의 특성을 아주 잘 반영하는 행동양상이다. 매일 같이 의례적으로 하는 세수하기, 식사하기도 일주기리듬의 특성이 반영된 행동양상으로 이해할 수 있다.

일주기리듬과 생체시계

그렇다면, 이러한 행동 특성과 생리현상들은 어떻게 일주기리듬의 규칙을 따르고 있는 것일까? 바로 인간을 포함한 모든 생명체의 몸 속에는 생체시계가 존재하기 때문이다. 생체시계란 생체내, 즉 우리 몸 안에 시계가 존재한다는 개념이다. 생체시계의 정확한 위치는 뇌의 정중앙에 위치해 있는 시상하부교차상핵(SCN)이다. 포유류에서는 1972년에 시상하부교차상핵이 생체시계로 확인되었다. 외부의 자극이 없더라도, SCN은 24시간이 가까운 생체주기를 가지며 꾸준한 리듬을 만들어내게 된다.

생체시계의 작동원리

시상하부교차상핵은 뇌에서 2개의 시신경이 만나는 곳으로, 이곳에 무려 2만여개의 시계세포가 존재하는 것으로 알려졌다. 2만여개의 시계세포는 동시다발적으로 박동을 발생시켜 강력한 리듬을 생성할 수 있다. 이러한 박동은 24시간의 주기성을 가지고 반복되는데, 시계세포안에 있는 시계유전자의 활동의 결과로 이해되고 있다. 시계유전자는 활동하면서 단백질을 만들고, 생성된 단백질이 일정 농도에 도달하면 시계유전자의 활동을 억제하는 과정들이 반복된다. 즉, 단백질의 발현과 시계유전자의 억제가 반복되면서 궁극적으로 24시간 주기의 리듬이 나타나게 되는 것이다. 따라서 시계 유전자에 문제가 생기면, 생체시계에서 일주기리듬을 만들어내지 못하게 된다.

말초시계

생체시계는 시상하부교차상핵에만 있는 것은 아니다. 60조개나 되는 사람 세포 하나하나와 폐와 간, 췌장, 피부에도 각자 고유의 시계를 가지고 있다. 생체시계와 구분하여, 이들을 말초시계라고도 부르는데, 시상하부교차상핵은 수많은 우리 몸의 시계들에게 알림 역할을 한다. 마치, 한국은행이 기준금리를 정하게 되면 시중은행들이 그 기준을 따라 적용하는 것처럼, 우리 몸의 시계들은 이른바 표준시계(중추시계)인 시상하부교차상핵에 맞춰 활동을 게시하는 것이다.

일주기리듬의 생성 이유

생체시계가 만들어낸 24시간이라는 주기성을 일부 사람들은 해가 뜨고 지는, 하루24시간 동안 시간에 모든 인간 활동을 맞춘 결과로도 인식할 수 있다. 정말 그럴까? 거기에 대한 답을 제시하기 위해서는 다음의 질문에 답을 해야 할 것이다. 만약 외부환경 자극으로부터 완전히 차단된다면, 과연 우리 몸의 생체시계는 어떻게 작동할 것인가?

수면의학의 아버지, 클라이트만은 무려 1932년에 이에 대해 의문을 가졌고, 이것을 실제 증명해 보이려 했다. '외부환경자극이 전혀 없는 곳에서 지낼 때, 과연 우리 일주기리듬은 어떻게 변화될 것인가? 24시간 주기에서 벗어날까? 아무때나 자고 아무때나 일어날까?' 등 여러가지 의문점을 가지고 답을 찾기 위해 그는 동굴로 향했다. 동굴은 빛이 차단되어 시계가 없다면 지금이 몇 시인지 알 수가 없는, 그야말로 외부세계와 단절할 수 있는 최적의 공간이었기 때문이다.

여기서 그는 빛과 같은 외부 자극이 전혀 없는 상태에서도 우리 몸의 일주기 리듬이 24시간 주기로 작동한다는 놀라운 사실을 밝혀낸다. 그는 그의 친구 리처드슨과 함께 연구를 진행했다. 동굴 속에서 리처드슨의 직장 체온을 매일 측정한 결과, 체온 리듬이 24시간 주기로 반복되는 것을 확인할 수 있었다. 하루 중 체온이 가장 낮을 때 우리는 깊은 잠에 빠지게 된다. 체온이 낮아지면 그 만큼 에너지소모, 즉 우리 몸의 대사가 줄어든 것을 의미하기에 어떤 의미에서 잠은 대사량이 줄어든 상태라고도 볼 수 있다.

햇볕에 두면 잎이 벌어지고 밤이 되면 접히는 식물인 미모사를 떠올려보자. 처음에 사람들은 이 현상이 빛 때문일 것이라고 생각했다. 그러나 어두운 암실에 계속 놓아두었는데도 미모사는24시간 기준으로 잎이 벌어지고 닫히는 과정을 반복했다. 즉, 미모사 역시도 빛과 무관하게 잎을 작동시키는 생체시계가 존재하고 있고, 이러한 생체시계가 외부자극과 무관하게 24시간의 리듬을 가지고 있는 것이다.

24시간의 생체시계 주기

생체시계가 환경시간과 무관하게 24시간의 리듬을 만들어낸다는 사실이 실로 놀랍지 않은가? 여기서 한 가지 의문을 제기해보자. 외부시간(밤낮)도 24시간인데, 생체시계도 24시간인 것이 정말 우연의 일치일까?

두 가지 현상을 따로 떼어 놓고 본다면 우연의 일치처럼 보일 수 있다. 하지만 다시 생각해보자. 오래전 인류가 해가 뜨고 해가 지는 지구환경에 적응하기 위해서는, 그 시간대 알맞은 행동특성들로 구성할 필요가 있었을 것이다. 해가 뜨는 시간에는 사냥을 하고, 해가 지는 시간에는 휴식을 취하는 등 오랜 세월 환경적응과 생존에 유리한 방향으로 우리의 행동 특성들은 결정되었을 것이다.

환경 적응은 결국, 우리 몸의 유전자, 특히 시계유전자 변화를 야기하였을 것이며 이러한 시계유전자 변화의 결과가 우리 몸에서 24시간이라는 리듬을 만들어낸다고 이해할 수 있다. 낮과 밤의 주기에 맞춰, 우리 유전자가 환경에 적합한 결과물을 만들어 냈다고 볼 수 있는 것이다. 그렇기에 모든 인간활동이 24시간이라는 환경시간에 적응된 결과물이라는 말이 완전히 틀린 말은 아니다.

시계유전자의 발견과 작동원리

생체시계의 바탕에 유전적 기반이 존재한다는 사실은 1971년 미국 캘리포니아대학 공대의 시모어 벤저(Seymour Benzer) 교수와 그의 제자 로널드 코노프카(Ronald Konopka)

가 알아냈다. 그들은 '일주기성 리듬을 조절하는 생체시계 유전자가 있다'는 가설을 세우고, 이를 증명하기 위해 초파리 실험을 하게 되었다.

코노프카는 화학물질을 활용해 초파리 번데기의 돌연변이를 유발하는 실험을 진행했다. 만약 생체시계가 제대로 작동하지 않는다면 가설이 힘을 얻게 되는 것이다. 이 과정에서 그는 200개 이상의 다양한 돌연변이체를 확인했다. 일반적으로 초파리 번데기는 해가 뜰 때 성충으로 변화하는데, 이 중 한 돌연변이체는 시간에 구애받지 않고 성충으로 우화하는 특이한 현상을 보였다. 코노프카는 이러한 특성을 지닌 유전자를 '피리어드(period)'라고 명명했다. 이러한 위대한 업적에도 불구하고 코노프카는 이러한 피리어드 유전자가 실제로 어떻게 일주기성 리듬에 영향을 주는지는 밝히지 못했다.

홀과 로스배시, 영 교수는 코노프카가 밝히지 못한 바로 그 비밀을 푸는 실마리를 찾아내었다. 초파리를 통해 생체시계의 메커니즘을 연구하던 그들은 1984년 '피리어드' 유전자를 분리해내고 그것이 생체시계를 조절하는 핵심 유전자임을 확인했다. 특히 홀과 로스배시는 피리어드 유전자가 발현하는 PER(Period의 줄임) 단백질(PER1, PER2, PER3)을 발견하고, 이 단백질이 낮에는 분해되지만 밤이 되면 세포핵 안에 들어와 쌓이게 된다는 사실을 알아냈다. 축적된 PER 단백질이 자신을 발현시킨 피리어드 유전자의 활성을 차단해 낮 동안에 피리어드 유전자의 활동이 억제된다는 것이다. 이런 억제성 메커니즘이 24시간 주기로 변화는 생체리듬의 바탕을 이룬다. 이러한 공로를 인정받아, 2017년 그들은 노벨생리의학상을 수상하게 되었다.

시계유전자의 작동 메커니즘

시상하부교차상핵(Suprachiasmatic Nucleus)의 시계세포내에 일주기리듬을 조절하는 존재하는 유전자를 시계유전자(Clock genes)라고 말한다. 앞서 언급하였듯, 이 시계유전자들은 서로 상호작용하며 24시간 주기의 리듬을 만들고 유지한다. 시계유전자의 주요 작동 원리는 특정 시계유전자가 특정 단백질을 생성하고, 이 단백질이 다시 그 유전자의 발현을 조절하는 피드백 루프를 형성하는 것이다.

인간의 시계유전자 작동메커니즘은 다음과 같이 설명할 수 있다. CLOCK와 BMAL1 이라는 단백질복합체가 per/cry라는 유전자의 전사(DNA에서 RNA로 정보를 전달하는 과정)를 활성화한다. 이 과정에서 PER/CRY 단백질이 생성되며, 생성된 PER/CRY 단백질은 역으로 자신의 유전자 활성을 억제하는 기전을 가지게 된다.

시계유전자들이 서로 상호작용하며 24시간 주기의 리듬을 만드는 과정을 구체적으로 살펴보자. 아침 6시(주간)가 되면 per 유전자활성(전사)이 최고조(Per mRNA 수치가 최고점)에 이르며, 그 이후로 12시간 동안(~밤 6시까지) PER 단백질이 계속해서 생성된다. 밤 6시(야간)가 되면 증가한 PER 단백질이 핵으로 이동하여 자신의 유전자(per/cry) 전사를 억제(음성 되먹임)하게 된다. 한편, 세포질에 존재하는 PER 단백질은 CK1e 단백질의 작용으로 분해되기 시작하며, 이로 인해 PER 단백질의 수치가 감소하고 핵으로의 이동이 줄어든다. 이러한 과정으로 인해, PER 단백질의 음성 피드백이 약화되어, CLOCK: BMAL1에 의한 per/cry 유전자활성(전사)이 자연스럽게 재개되는 메커니즘이 작동하게 된다.

3꼭지 토론학습

Q 1. 클라이트만이 실험 시, 직장 온도를 측정한 이유는 무엇일까?

직장 체온을 측정하는 이유는 이 방법이 몸의 내부 온도를 가장 정확하고 일관되게 측정할 수 있는 방법이기 때문이다. 직장은 위치상 우리 몸의 정중앙이고 표면이 아니기 때문에, 이곳에서의 체온을 심부체온이라고 부른다. 표피체온과는 달리 심부체온은 외부 환경온도의 영향을 덜 받기 때문에 일주기리듬을 판단하는 데 더 신뢰성이 있다. 클라이트만은 리처드슨의 체온 변화를 통해 생체리듬을 정밀하게 분석하려 했기에 번거롭더라도 가장 정확한 직장 체온을 측정하는 방법을 선택하였다.

체온은 신체의 생리적 활동과 밀접한 관련이 있으며, 일주기리듬에 따라 체온이 변화한다. 일반적으로 체온은 낮에는 상승하고 밤에는 하락하는 경향이 있다. 직장체온 측정은 심부체온을 정확하게 알아낼 수 있어, 일주기리듬과 체온 간의 관계를 정확하게 규명하는 데 필수적이다.

Q 2. 손발을 차갑게 하면 잠에 쉽게 들 수 있을까?

실제로는 그 반대이다. 손발을 따뜻하게 하는 것이 수면에 도움이 된다. 피부와 손발을 따뜻하게 함으로써 심부 체온과 피부체온 사이의 차이가 줄어들고, 이로 인해 사람은 더 쉽게 잠에 들 수 있다. 잠을 자는 동안 몸의 내부 온도는 낮아지는데, 이 과정에서 손발이 따뜻해지면, 몸 내부의 온도를 더 쉽게 낮출 수 있어 잠에 빠지는데 도움이 된다. 따라서 손발을 차갑게 해서 잠에 들기보다는 따뜻하게 해서 체온을 조절하는 것이 더 좋은 수면을 유도하는 방법이다.

Q 3. 우리가 목성에서 생활한다면 생체시계는 어떻게 작동할까?

아직까지 목성에 살아본 인류는 없기에 확답을 하기는 어렵다. 하지만, 목성이라는 새로운 환경은 우리의 생체시계에 분명 영향을 미칠 것이다. 인간의 생체시계는 대략적으로 24시간의 주기를 가지고 있지만, 목성의 하루는 약 10시간으로 지구보다 훨씬 짧다. 외부환경의 명암 주기가 24시간을 조금 벗어나는 것은 우리의 생체시계가 환경에 적응하는 데는 별 문제가 없다. 그 이유는 다음 장에서 자세히 설명하겠지만, 빛이 우리의 생체시계를 동기화하는 역할을 지니기 때문이다. 여기서 빛의 동기화는 외부 명암시간에 맞추어 우리의 생체시계의 작동시간을 재설정하는 것과, 외부 명암주기에 맞춰, 우리의 생체시계 주기를 동일하게 튜닝하는 과정을 포함한다.

그러나 목성의 자전주기처럼, 외부 명암주기가 우리의 생체시계 주기인 24시간에서 크게 벗어난다면, 빛의 동기화 기능에 문제가 발생하게 된다. 따라서, 목성의 하루는 지구의 하루보다 훨씬 짧고 역치 범위를 넘어선다고 볼 수 있으므로 우리의 생체리듬은 교란될 가능성이 높다고 예상할 수 있다.

퀴즈풀이

문 1. 생체시계는 일주기리듬을 만들어낸다. 그렇다면 일주기리듬의 주기는 얼마인가?

① 6시간
② 12시간
③ 24시간
④ 48시간
⑤ 일주일 ⇒ 답 ③

문 2. 생체시계의 주기를 확인하기 위해 클라이트만이 동굴 실험을 진행하며 측정한 생리지표는 무엇인가?

① 체온
② 집중력
③ 심박동
④ 감정리듬
⑤ 스트레스 ⇒ 답 ①

문 3. 시계유전자의 활성으로 낮 동안 단백질이 축적되고, 이렇게 축적된 단백질은 밤에는 시계유전전자를 억제하여 단백질 합성을 차단하는 작용을 무엇이라고 하는가?

① 유전자 변이
② 양성 되새김
③ 양성 되먹임
④ 음성 되새김
⑤ 음성 되먹임 ⇒ 답 ⑤

9-2

생체시계의 기능

[핵심질문]	우리는 왜 24시간 속에서 생활을 하는 것일까?
[학습목표]	1. 빛과 생체리듬과의 관계를 말할 수 있다. 2. 생체시계 교란의 개념을 이해할 수 있다. 3. 생체시계 교란이 우리 몸에 미치는 문제점을 설명할 수 있다.
[3꼭지 궁금증]	1. 배꼽 시계가 정말로 존재한다고? 2. 빛이 생체시계의 등대 역할을 한다고? 3. 생체시계가 고장이 나면 암에 걸릴 수도 있다고?

빛과 생체리듬과의 관계

하루의 길이가 24시간으로 정해져 있듯이, 인간의 대부분의 활동 또한 이 시간을 기준으로 진행된다. 이러한 생활 패턴은 외부 환경, 마치 낮과 밤의 교대에 의해 주로 결정되는 것처럼 보이지만, 실제로는 인간의 생체시계가 빛의 존재 유무와 상관없이 스스로 약 24시간의 리듬(일주기리듬)을 만들어낸다. 즉, 빛이 없는 곳에서도 우리의 생체시계는 계속해서 작동하며, 이를 통해 우리는 정해진 시간에 잠들고, 깨어나 밥을 먹는 등의 일과를 수행할 수 있다.

그렇다면 빛이 우리 일주기리듬에 미치는 영향은 아무것도 없다는 말인가? 그것은 아니다. 빛은 우리의 생체리듬을 조절하는 중요한 요소이다.

빛의 가장 주요 역할은 일주기 리듬을 동기화하고 조절하는 것이다. "동기화"는 외부 시간과 내부 생체 시간을 일치시키는 과정을 의미한다. 빛은 시간 알림자로써의 역할을 가진다. 마치 선박의 항로를 안내하는 등대와 같은 역할을 하는 것이다. 만약 빛이 없다면, 우리의 생체시계는 등대없이 망망대해를 떠도는 선박처럼 방향을 잃게 될 것이다. 물론, 빛이 없어도 생체시계는 스스로 24시간 리듬을 생성할 수 있지만, 그 리듬이 언제 시작하고 언제 끝내야 할지에 대한 좌표를 상실하게 될 것이다. 다시 말해, 빛은 우리의 생체시계가 언제 활동을 시작하고 언제 쉬어야 하는지를 지시해주는 역할을 맡고 있다. 그 지시에 따라, 생체시계는 우리가 일상에서 잠자고 깨어나야 할 최적의 시간을 설정하게 된다. 때문에 우리의 생체시계가 만약 빛의 신호를 잘못 해석한다면, 엉뚱한 시간에 잠을 자고 깨는 오류가 발생하게 될 것이다. 이것이 바로 일주기리듬수면장애이다.

두 번째로 빛은 생체리듬 주기를 튜닝하는 역할을 가지고 있다. 실제, 인간의 내부 생체시계는 자연 상태에서 24시간이 아니라, 약 24.2 시간의 주기로 작동한다. 빛이 없다면, 우리의 리듬은 계속해서 지연될 것이다. 하지만 빛의 영향으로 우리 생체리듬은 24시간의 주기에 맞춰지게 되고, 그 결과 매일매일 일정한 패턴을 유지할 수 있게 되는 것이다.

세 번째로 빛은 우리의 수면 생리를 조절한다. 빛은 멜라토닌이라는 호르몬의 분비를 제어하는 역할을 하는데, 이 호르몬은 어둠 속에서, 즉 빛이 없을 때 분비되어 수면을 촉진한다. 반대로 빛이 감지되면 멜라토닌의 분비가 감소하여 우리가 잠에서 깨어나는 것을 돕게 된다.

생체시계의 기능과 중요성

생체시계는 생물체의 생리적 및 행동적 리듬을 일정하게 유지하는 내부 메커니즘이다. 이 시계는 우리 몸의 수면 패턴, 호르몬 분비, 체온 등을 규제하며, 외부 환경과 상호 작용하여 24시간 주기를 유지한다. 생체시계는 우리의 일상 생활, 특히 수면과 식사 패턴, 호르몬 분비 등을 조절하는 중요한 역할을 한다

생체시계 교란

생체시계의 교란은 인간의 일상적인 24시간 주기의 생리적 및 행동적 패턴이 방해받는 현상이다. 생체시계 교란은 불규칙한 생활패턴, 수면부족, 과도한 야간 빛 노출, 스트레스, 교대 근무, 시차 등 여러 요인으로 인해 발생할 수 있다. 이로 인해 수면, 식욕, 호르몬 대사 등에 부정적 영향을 미쳐, 대사질환, 심혈관질환, 우울증 등 다양한 신체적, 정신적 건강 문제를 유발할 수 있다.

생체시계교란과 수면

생체시계는 우리의 수면생리를 조절하는 역할을 한다. 때문에 생체시계는 수면주기와 밀접한 관련이 있다. 우리 몸의 생체시계인 SCN(Suprachiasmatic Nucleus)이 외부 환경의 빛에 반응하여, 우리 몸에 신호를 생성해서 내보내기 때문이다. 이러한 신호들은 우리의 수면-활동 주기를 결정하게 된다.

그렇기 때문에 생체시계가 교란되면, 수면 주기가 불규칙해져서 불면증을 포함한 여러 수면장애를 유발한다. 수면무호흡증도 생체시계교란으로 심화되거나 야기될 수 있다. 생체시계 교란이 비만 등 대사장애를 일으켜 수면무호흡증의 위험성을 높이기 때문이다.

한편, 불규칙한 수면-활동 주기는 생체리듬 교란의 주 요인일 수 있다. 따라서, 수면습관을 규칙적으로 유지하는 것은 생체시계 정상화를 위해 무엇보다 중요하다.

생체시계교란과 대사 질환

생체시계의 교란은 비만과 당뇨병 같은 대사 질환의 위험을 증가시키는 것으로 잘 알려져 있다. 생체시계가 교란될 때 스트레스 호르몬이 분비되는데, 이러한 스트레스 호르몬은 체내 에너지 소모를 감소시켜 비만을 유발하게 된다. 또한 대사를 매개하는 호르몬과 세포 내 인

자의 불균형을 초래하여, 지질 대사이상 및 당뇨병의 위험을 높이게 된다.

한편, 교대근무자는 일반 근로자에 비해 비만과 제2형 당뇨병의 발병 위험성은 상대적으로 높다. 그 이유는 불규칙한 근무시간과 수면-활동주기로 생체리듬이 교란되기 때문이다. 비만과 당뇨와 같은 대사질환의 예방과 관리에 있어서도, 생체리듬조절은 무척 중요한 요소라고 할 수 있다. 생체시계교란과 심혈관 질환 생체시계는 심장 박동, 혈압, 혈류 등 심혈관 시스템에도 영향을 미친다. 생체시계가 교란될 경우 심혈관 질환의 위험이 증가하게 된다. 생체시계교란과 심혈관계질환의 관계에서 흥미로운 사실은, 심장 발작이나 뇌졸중의 발생은 주로 아침 무렵에 일어난다는 특징이다. 관상동맥질환 환자에서 심장기능이상과 허혈증상 역시 오전 시간에 가장 심하게 나타나는 특징을 갖는다. 이러한 현상은 일주기리듬에 영향을 받는 심혈관 및 자율신경계의 생리학적 변화가 주된 원인인 것으로 추정된다.

심혈관질환의 예방과 관리에 있어 생체리듬의 관리가 중요한 역할을 하는 것은 명확하다. 다시 말해, 생체리듬을 규칙적으로 유지함으로써 심혈관 질환의 위험을 감소시킬 수 있으며, 전반적인 건강 상태를 향상시킬 수 있다.

생체시계교란과 면역력/암

일주기리듬 변화는 인간의 면역기능에도 중요한 영향을 미친다. 특히, 낮 시간 동안 규칙적이고 적절한 빛을 받는 것은 생체시계를 안정화시켜, 면역기능을 활성화에 도움을 주게 된다.

멜라토닌은 일주기 리듬과 깊은 연관이 있으며, 인체의 면역 기능에 중요한 역할을 한다. 이 호르몬은 야간 빛에 민감하게 반응하며, 과도한 빛에 노출될 경우 생성이 감소한다. 이는 인체의 면역 반응을 약화시키고, 여러 질병의 발병 위험을 증가시킬 수 있다. 또한, 멜라토닌은 강력한 항산화제로 작용하여 질병의 예방과 치료에 중요한 역할을 한다. 일부 식품과 약초는 멜라토닌을 함유하고 있어, 규칙적이고 적절한 섭취는 면역 기능을 강화하는 데 도움이 될 수 있다.

한편, 생체시계의 교란이 암의 발병과 진행에 영향을 미친다는 사실도 다양한 연구를 통해 입증되고 있다. 잘못된 시간에 과도한 빛을 받게 되면 멜라토닌 생성이 영향을 받이 암 위험이 증가될 수 있다고 한다. 쥐를 대상으로 한 실험연구에서 빛에 지속적으로 노출된 쥐는 멜라토닌 생성이 감소하고 종양성장인자가 촉진된다는 것이 관찰되었다.

정리하자면, 생체시계의 교란, 특히 잘못된 시간에 과도한 빛을 받는 것이 멜라토닌 생성을 억제하고 면역기능을 약화시키며 암 위험까지도 증가시킬 수 있다. 따라서 적절한 빛 노출은 일주기리듬을 안정화하고, 건강한 면역기능 및 신체건강을 유지하는 데 필수적이다.

3꼭지 토론학습

Q 1. '배꼽시계'도 생체시계와 관련되어 있을까?

그렇다. 잠잘 때와 끼니 때를 우리 몸이 알아서 기억하는 이유는 인간의 생체시계의 작동과 관련이 있다. 일반적으로 사람들은 어두운 밤이 되면 자고, 밝은 아침이 되면 잠에서 깨서 활동한다. 마치 우리 몸 속에 시계가 있어 밤낮을 구분하는 것처럼 말이다. 점심시간이 다가오면, 여지없이 배고픔을 알리는 배꼽 시계가 울리기도 한다. 그리고 매번 놀랍게도 12시쯤일 것이다. 이러한 현상은 사람의 몸속에는 생체시계가 작동하고 있기에 우리 몸 자체가 점심시간을 알고 있기 때문이다.

Q 2. 빛의 부족이나 과다가 일주기리듬에 미치는 영향은 무엇일까?

빛의 부족이나 과다 노출은 우리의 일주기리듬에 많은 영향을 미친다. 활동 시간에는 가능한 많은 빛에 노출되는 것이 건강에 이롭다. 주간에 충분한 빛에 노출되면 야간의 빛 예민성이 감소하여, 야간에 멜라토닌 분비를 촉진하는 효과를 가져올 수 있다. 그러나 빛이 부족한 환경에서는 멜라토닌 분비가 감소하며, 이로 인해 졸음과 피로가 증가될 수 있다.

반대로 잠을 잘 시간에는 빛의 자극에서 벗어나는 것이 중요하다. 빛의 과다 노출, 특히 스마트폰이나 컴퓨터 모니터의 밝은 빛은 일주기리듬을 지연시키고, 이로 인한 수면패턴의 변화, 수면 부족, 불면증 등을 유발할 수 있다. 야간 빛은 말 그대로 빛 공해가 될 수 있다.

Q 3. 어떻게 빛이 일주기리듬에 영향을 미칠까?

생체시계가 만들어내는 생체리듬주기는 하루와 같은 24시간이다. 빛은 우리의 생체시계의 작동시간을 하루라는 명암 시간에 알맞게 맞춰주는 동기화 기능을 갖는다. 그렇기 때문에 시차가 바뀌는 새로운 환경에 가더라도, 우리 몸은 곧 적응하게 되는 것이다.

빛은 우리의 생체시계가 만들어내는 24시간이라는 생체리듬주기를 바꾸지는 못하지만, 우리의 생체리듬주기를 조금 튜닝하는 것은 가능하다. 실제 생체시계가 만들어내는 생체리듬주기는 24시간보다 긴 24.2시간으로 알려져 있다. 따라서 하루라는 24시간의 명암주기에 우리의 24.2시간의 생체리듬주기는 맞추려면, 당연히 우리의 생체리듬주기를 하루 10여분정도 재단할 수밖에 없는 것이다. 그렇기 때문에 우리는 아무런 문제없이 하루라는 명암주기에 맞춰 지낼 수 있는 것이다.

퀴즈풀이

문 1. 생체시계가 내적 시간을 외부 시간과 일치시키는 과정에서 시간알림자로서 가장 강력한 역할을 갖는 외부환경 요인은?

① 빛
② 음식
③ 온도
④ 운동
⑤ 닭 울음 ⇒ 답 ①

문 2. 교대근무, 시차 등과 같이 외부환경이 변화되어, 24시간 주기의 생리적 및 행동적 패턴이 방해받는 현상은?

① 수면장애
② 생체리듬교란
③ 수면각성장애
④ 호르몬불균형
⑤ 주기성사지운동장애 ⇒ 답 ⑤

문 3. 생체시계의 기능은?

① 수면리듬 조절
② 각성리듬 조절
③ 체온리듬 조절
④ 호르몬분비리듬 조절
⑤ ALL ⇒ 답 ⑤

9-3

아침형 저녁형 인간

[핵심질문]	우리는 왜 24시간 속에서 생활을 하는 것일까?
[학습목표]	1. 일주기 유형의 정의를 말할 수 있다. 2. 아침형과 저녁형의 수면 및 생활습관의 특징을 설명할 수 있다. 3. 아침형과 저녁형을 평가하는 방법을 알고 직접 자신의 유형을 확인할 수 있다.
[3꼭지 궁금증]	1. 아침형, 저녁형은 타고 나는 거라고? 2. 저녁형 인간이 수면질이 저하되었다고 느끼는 경향이 있다고? 3. 나이가 들면 아침형으로 바뀐다고?

아침형/저녁형 인간

아침형/저녁형(Morningness-Eveningness, ME)이란, 일주기유형을 구분 짓는 선호도를 나타내는 용어로, 수면습관을 포함한 행동습관 전반에서 관찰되는 선호하는 활동 시간대의 개인차로 정의할 수 있다. 일주기유형은 개인의 수면-각성 선호도에 따라 아침형, 중간형, 저녁형으로 분류된다. 일반적으로 인구의 약 30%는 아침형, 20%는 저녁형이고, 나머지 50%는 아침형과 저녁형 어느 쪽에도 속하지 않는 중간형으로 알려져 있다.

아침형과 저녁형의 수면습관의 특징

인간의 여러 행동학적 현상들 중 수면 현상은 일주기유형의 특징이 가장 분명하게 표현되는 행동학적 양상이라 볼 수 있다. 아침형은 아침 활동을 선호하고, 일찍 기상하고 일찍 잠자리에 든다. 저녁형은 늦은 밤까지 깨어 있으며 늦게 잠들고 늦게 일어나는 것을 선호한다. 다음날 업무에 부담이 없는 휴일에는 수면-기상 습관의 이러한 지연현상은 보다 두드러진다. 아침형과 저녁형 사이에는 수면 습관의 차이 외에도 체온, 멜라토닌 분비 등 다양한 생리학적 리듬에서의 차이가 있다.

일반적으로 저녁형 인간은 아침형 인간에 비해 통상적으로 이른 시간에 시작되는 근무시간에 맞추어 일어나야 하기 때문에 수면부족에 시달릴 가능성이 있다. 저녁형 인간의 이러한 누적된 수면부족은 휴일동안 수면시간을 연장하려는 시도로 이어지게 된다. 저녁형 인간은 자신들의 수면질이 저하되었다고 느끼는 경향이 있고, 각성을 높이기 위해, 카페인 섭취와 같은 보상행동을 보이게 된다. 수면부족은 수면 욕구를 증가시킨다. 즉 더 많은 잠이 필요하다는 생각을 하게 만드는 것이다. 18세 이상의 성인을 대상으로 조사했던 연구에 따르면, 아침형 인간의 수면욕구는 8시간 11분, 저녁형 인간의 수면욕구는 8시간 42분로 저녁형 인간에서 30분이상 증가된 수면 욕구를 보였다.

아침형과 저녁형의 생활습관의 특징

아침형은 흔히 '종달새형'이라고 하고 저녁형은 '올빼미형'이라고 하는데, 일반적으로 아침형 인간은 저녁형 인간에 비해 일상 생활리듬에서 보다 더 규칙적인 생활패턴을 유지하는 경향이 있다. 한편, 아침형 인간은 대개 오후 9~10시쯤이면 잠이 들고 다음 날 이른 아침에 깨어나 활동을 한다. 따라서 아침형 인간이 늦게까지 일을 하거나 밤늦도록 활동하게 되면 그만큼 수행 능력을 잘 발휘하기 어렵다.

반면, 저녁형 인간은 늦게 잠자리에 들고 늦게 일어나는 것을 선호하기 때문에, 오히려 이른 아침에는 신체기능이 원활하게 잘 돌아가지 않는다. 비록 아침에 깨어 있다고 하더라도 뇌가 깨기 전이라, 각성 정도는 온전치 않은 상태로, 오전 시간대의 수행능력은 훨씬 떨어지게 된다. 하지만 오후 늦은 시간으로 갈수록 수행 능력은 향상된다.

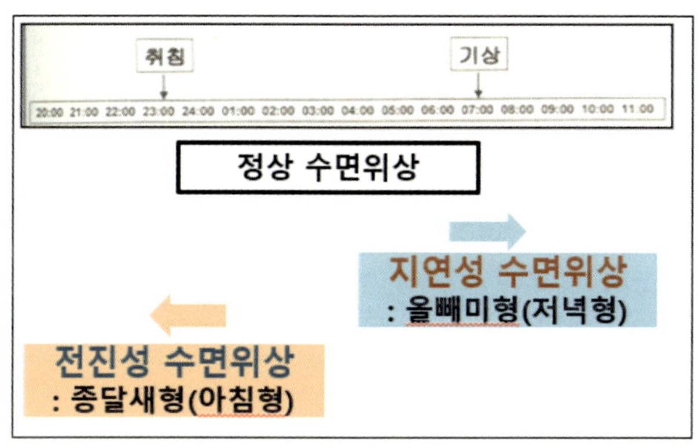

아침형과 저녁형의 삶의 만족도

아침형은 저녁형에 비해 일반적으로 생활 만족도가 높고, 우울증, 불안, 스트레스가 수준이 낮다고 보고된다. 이에 반해 저녁형은 불안이나 기분장애 등의 정서적 문제를 겪거나 물질사용장애, 성격장애 등의 위험성이 높을 수 있다. 저녁형은 늦게 잠들지만, 일과시간에 맞춰 자신의 선호시간보다 훨씬 일찍 기상해야 하기 때문에 수면 시간이 짧아지고 주간 졸음이 더 많이 나타나게 된다. 일과 중 졸음을 줄이고 각성 능력을 높이기 위해 카페인을 더 많이 섭취하는 경향이 있다.

그러나 저녁형 인간을 부정적으로 바라볼 필요는 전혀 없다. 아침형과 저녁형은 각자의 생리적, 심리적 특성에 따른 선호도를 반영하는 것이며, 이는 질병이나 문제점이 아니다. 자신의 일주기 유형을 정확히 인식하고 그에 맞춰 스케줄을 관리하거나 적합한 직업을 선택한다면, 개인의 생산성과 업무 능력을 높이는 데 도움이 될 것이다.

유전, 성별, 연령에 따른 일주기 유형의 변화

일부 연구 결과는 '아침형 또는 저녁형 인간'이 되는 것은 유전자에 기반한 본래의 성향이 있을 수 있음을 나타내고 있다. 한편 일주기 유형은 연령의 영향도 받는데, 연령이 증가함에 따라 일주기유형은 아침형으로 변화하는 경향이 있다. 일반적으로 20세 무렵까지는 저녁형 성향이 최대치에 달하고, 이후 연령이 증가하면서 저녁형 성향이 감소하여 40-50대 이르러 아침형 성향으로 변화하는 양상을 보여준다.

그 이유는 알려지지 않았지만, 여성은 남성보다 아침형 인간일 가능성 조금 더 높다. 그리고 50대 이후, 성별에 따른 일주기유형의 차이는 사라지게 된다. 50대는 폐경이 겹치는 시기로, 이러한 현상은 아마도 여성호르몬의 영향과 관련될 것으로 생각된다.

아침형과 저녁형 구분의 필요성

아침형, 저녁형의 차이는 일상생활, 학교, 직장 등 여러 영역에서의 적응과 성과에도 영향을 미치게 된다. 자신의 일주기 유형의 특성에 맞는 작업이나 학습시간을 배정한다면 훨씬 더 효율적으로 일을 수행할 수 있게 될 것이다. 예를 들어, 논리적 추론작업이나 인지 수행에서 아침형 인간은 일어난 직후 더 좋은 성과를 보였으며, 저녁형 인간은 오후 초기에 최상의 성과를 보인다고 한다. 따라서 아침형 인간은 아침에, 저녁형 인간은 저녁에 더 효과적으로 작업을 수행하게 될 것이다.

한국판 아침형/저녁형 설문 개발(MEQ-K)

개인에 따라 주간활동을 선호하거나 야간활동을 선호하는 경향을 보인다는 사실은 오랫동안 인식되어 왔다. 이러한 인식을 바탕으로 1939년에 수면학자인 클라이트만에 의해 소위 아침형, 저녁형 인간에 관한 연구가 시작되었다. 그 후, 1976년에 Horne & Östberg 등에 의해 아침형-저녁형 유형에 관한 표준화된 설문지가 개발되면서 인간의 일주기리듬에 관한 연구가 활성화되는 계기가 마련되었다. 저자는 2012년도에 "20-39세 성인에서의 Horne & Östberg 아침형-저녁형 설문(MEQ-K)의 표준화 연구"를 진행하여, 한국판 아침형-저녁형 설문을 개발하였다. MEQ-K 점수에 따라 70점 이상은 확실한 아침형, 59-69점은 보통 아침형, 42-58점은 중간형, 31-41점은 보통 저녁형, 30점 이하는 확실한 저녁형으로 분류된다.

3꼭지 토론학습

Q 1. 저녁형 인간에서 아침형 인간으로 바뀔 수 있을까?

자신이 가지는 일주기유형을 다른 유형으로 바꾸는 게 가능하거나 불가능하다고 단정짓기는 어렵다. 여러 요인의 고려가 필요하기 때문이다. 우선, 아침형과 저녁형은 유전적 요인에 의해 일부 결정되므로, 전환하려는 노력이 언제나 성공적이지는 않을 수 있다. 유전적 요인을 완전히 무시하고 전환하려는 시도는 오히려 건강에 해로울 수 있다.

한편, 일주기유형은 생활습관이나 환경요인 등에 의해 영향을 받는 경우가 많다. 2주 이상 꾸준하게 아침에 일찍 일어나서 눈을 통해 밝은 빛을 충분히 보면 내적 일주기 생체 리듬이 앞당겨져서 아침형으로 전환될 수도 있다.

Q 2. 생체리듬에 맞춘 약물치료는 효과가 있을까?

그렇다. 같은 약물이라도 언제, 어떻게 주느냐에 따라, 약물치료의 효과는 다양할 수 있다. 의학자들은 이미 생체리듬에 따라 약을 복용하면 약의 치료 효과를 높이고 부작용을 줄일 수 있다는 사실을 밝혀내어 질병치료에 이용하고 있다. 생체시계는 약물의 흡수, 분포 및 대사를 조절하므로, 생체리듬에 따라 약물의 치료 효능이 변동될 수 있다. 약물의 독성 또한 생체리듬의 의해 영향을 받는다. 따라서, 아침형/저녁형의 일주기리듬의 특성에 따라 약물 복용 시간을 조정하면 약물의 효과와 부작용에 차이를 가져오게 된다. 특히 암과 같은 위중한 질병을 앓고 있는 환자들이라면, 일주기리듬의 특성을 고려한 치료법은 효과를 극대화하고 부작용을 최소화한다는 점에서 많은 이점을 가질 수 있다.

Q 3. 저녁형이 아침형보다 나쁠까?

일주기유형은 개인 신체의 선호도 문제일 뿐, 질환과 같은 개념이 아니다. 물론, 불규칙한 생활습관, 약물 섭취, 우울증 등 저녁형 인간에 대한 일부 부정적 시각이 존재한다. 일부 연구결과에서, 저녁형 인간이 심뇌혈관 질환과 동맥경화의 위험이 더 높을 수 있다고 한다. 하지만, 이러한 부정적 시각을 일반화할 정도로 저녁형 유형이 큰 효과를 가지지는 않는다. 또한 이러한 결과는 개인의 생활 습관, 식사, 운동 등 여러 요소에 의해 영향을 받을 수 있으므로 저녁형이 무조건적으로 건강에 해롭다고 단정할 수도 없다.

아침형과 저녁형 유형에는 각각의 장단점이 분명 있다. 그러나 가장 중요한 점은 자신이 가지는 일주기유형의 특징을 파악해서 각자의 생체 리듬에 맞춘 건강한 생활 습관을 유지하는 것이다.

퀴즈풀이

문 1. 저녁형 유형의 특징은?

① 일찍 자는 경향이 있다.
② 일찍 일어나는 경향이 있다.
③ 저녁 활동을 선호한다.
④ 야간에 수면 욕구가 커진다.
⑤ 각성을 유지하기 위해 주로 야간에 커피를 마신다.

⇒ 답 ③

문 2. 나이가 들수록 일주기유형은 어떻게 변화하는가?

① 아침형
② 중간형
③ 저녁형
④ None
⑤ ALL

⇒ 답 ①

문 3. 일주기유형을 확인할 수 있는 가장 적합한 검사는?

① 수면다원검사
② 일주기유형척도평가
③ 운동습관분석
④ 유전자검사
⑤ 주간졸음척도평가

⇒ 답 ②

10장

일주기리듬수면장애

Sleep

10-1

생체시계가 외부환경을 잘못 인식하여 발생하는 일주기리듬수면장애

[핵심질문]	늦잠을 자는 것은 게을러서 그런 것일까?
[학습목표]	1. 일주기리듬수면장애의 개념을 이해할 수 있다. 2. 뒤쳐진 수면각성위상장애의 개념 및 증상, 치료과정을 설명할 수 있다. 3. 앞당겨진 수면각성위상장애의 개념 및 증상, 치료과정을 말할 수 있다.
[3꼭지 궁금증]	1. 아침에 일어나기 힘든 게 뒤쳐진 수면각성위상장애 때문이라고? 2. 수면각성위상장애를 가진 환자들은 빛에 대한 생체시계 반응성이 일반인과 다를 수 있다고? 3. 뒤쳐진 수면각성위상장애는 빛을 쪼여주는 것만으로도 쉽게 좋아진다고?

일주기리듬 수면장애

수면각성습관은 일주기리듬 특성이 가장 잘 드러나는 행동습관 중 하나이다. 일주기리듬 수면장애는 우리의 수면각성타이밍이 외적 환경시간대와 적절히 조화되지 못하고 어긋남으로써 여러 문제를 야기하고 상당한 고통이 초래되는 수면장애라고 말할 수 있다. 이러한 수면각성타이밍의 내적시간과 외적시간과의 불일치를 '일주기 불일치(misalignment)'라고 표현한다. 일주기 불일치는 불면증, 수면부족 뿐 아니라, 직장, 학교 및 사회 활동에서 커다란 기능상 문제를 일으키게 된다.

일주기리듬 수면장애의 원인

일주기리듬 수면장애는 단적으로 '수면각성타이밍에서 내적시간과 외적시간이 서로 다른 소리를 내고 있는 상태, 즉 불협화음이 지속되고 있는 상태'라 말할 수 있다. 기본적으로 우리의 생체시계는 외부환경을 인식하고, 그 신호를 받아 외부환경에 가장 적합하도록 우리의 수면각성타이밍을 결정하게 된다. 즉, 수면각성타이밍은 외부지시에 따라서 맞춰지는 것이 정상적이다. 그러나 생체시계가 외부지시를 잘못 해석한다면, 잘못된 수면각성타이밍을 지정하게 되고, 결과적으로 외부환경이 원하는 수면각성타이밍과 어긋나게 될 것이다. 이에 해당되는 질환이 바로 뒤쳐진 수면각성위상장애와 앞당겨진 수면각성위상장애이다.

우리의 생체시계가 외부지시를 도저히 따를 수 없는 경우에도 일주기리듬 수면장애가 발생할 수 있다. 외부지시가 수시로 바뀌거나 과하다면, 생체시계는 이에 적응하기 어려울 것이다. 외부근무일정이 수시로 바뀌는 교대근무나 갑자가 외부시간이 바뀌는 시차장애가 이 경우에 해당한다.

뒤쳐진 수면각성위상장애

뒤쳐진 수면각성위상장애(DSWPD)는 사회적으로 허용되는 시간보다 2시간이상 수면각성습관이 지연되어 있는 수면장애이다. 통상적으로 잠드는 시간이 지연되면 원하는 시간에 잠에서 깨어나기 어렵다. 예를 들어, 뒤쳐진 수면각성위상장애가 있는 청소년이라면 일반적인 학생들처럼 밤 10시에 잠들고 오전 6시 30분에 일어나는 것이 아니라, 자정이 훨씬 넘어서야 잠들었음에도 등교 시간에 맞춰 일어나야 하기에 기상 시 큰 어려움을 겪게 된다. 뒤쳐진 수면각성위상장애를 가진 대부분의 어린이와 청소년은 자신을 저녁이나 밤 시간이 되어야, 정신이 가장 명료해지고 활동을 잘할 수 있어, 스스로를 "밤 올빼미형"이라고 말하기도 한다.

뒤쳐진 수면각성위상장애의 특징

첫번째 특징은 원하는 시간에 잠들지 못한다는 것이다. 이는 보통 불면증 호소로 이어진다. 10대 청소년이 느끼는 사회적 압박감(숙제, 인터넷 또는 휴대폰 사용)으로 인해 불면증이 더 심해질 수 있다. 두번째는 원하는 시간에 일어나지 못하는 것이다. 환자들은 기상하더라도 비몽사몽한 그로기상태(일어났을 때 느껴지는 혼란스럽거나 졸린 느낌)에 한동안 놓이게 된다. 일반적으로 환자들은 기상 시 어려움을 야간 불면증보다 더 크고 불편하게 느끼게 된다. 세번째는 수면부족에 따른 낮에 과도하게 졸음이 쏟아지는 것이다. 잠드는 시간이 늦어지면서도 직장이나 학교에 필요한 시간에 일어나야 하기 때문에, 일을 해야 하는 주중에는 과도한 주간 졸음을 경험하는 경우가 많다. 이러한 주간 졸음은 주의력 감소를 초래하고, 학업 성취도나 작업 수행 능률을 저하시킬 수 있다. 어린이와 청소년의 경우, 주간졸음은 결석이나 지각의 원인이 되어 성실하지 않은 학생으로 인식될 가능성도 있다. 또한, 이러한 주간졸음이나 야간 불면을 해결하고자 하는 시도로 카페인, 진정제, 또는 알코올에 의존하는 경향이 높아질 수 있다.

한편, 만약 자신의 내적시계가 선호하는 수면패턴을 유지할 수 있다면, 수면문제는 발생하지 않는다. 특히 학생들은 방학 기간 동안 특정 시간에 깨야 한다는 부담이 없기 때문에 문제가 되지 않을 수 있다. 또한 정신이 명료해지는 시간대를 선택하여 업무(통상 야간업무)를 수행한다면, 역시 아무런 문제가 되질 않을 것이다. 그러나 내적시간과 외적시간의 불일치가 오랫동안 지속된다면, 만성수면부족으로 이어져 환자에게 극심한 심적 고통을 유발할 수 있다. 즉, 뒤쳐진 수면각성위상장애는 단순한 수면장애가 아니라, 심각한 정서적 문제로 발전할 수 있음을 의미한다. 실제로 뒤쳐진 수면각성위상장애를 가진 사람들은 우울장애, 불안장애, 약물의존 등 더 많은 정신과적 문제를 경험하고 있다. 잠들지 못하는 고통보다, 잠이 와도 잠을 잘 수 없다는 고통이 훨씬 더 심각할 수 있다는 점을 깊이 새길 필요가 있다.

뒤쳐진 수면각성위상장애의 원인

이 장애의 정확한 원인은 완전히 밝혀지지 않았다. 하지만 유병률이 전체 인구집단에서는 통상 1% 내외이나 청소년에서는 3%에서 16% 수준으로 상당히 높다는 점을 바탕으로, 과학자들은 사춘기 이후 변화된 생체시계의 반응성이 원인일 수 있다고 생각한다. 생체시계의 반응성이란, 생체시계가 외부신호자극을 받아 외부환경에 가장 적합하도록 반응하여, 적절한 수면각성타이밍을 만들어내는 과정이라고 이해할 수 있다. 만약 우리 생체시계가 이러한 외부신호를 잘못 인식한다면, 생체시계는 수면과 각성시간을 잘못 설정하는 오류를 만들게 된다. 예를 들어, 밤 시간을 인식 못하게 되면, 생체시계는 밤 시간대에 우리를 자도록 할 신호를 만들어내지 못하는 것이다.

그렇다면 그러한 오류가 생기는 이유는 무엇일까? 생체시계는 빛 자극이 사라짐에 따라 밤을 인식하게 된다. 빛의 자극이 사라졌다고 인식하면 멜라토닌(수면호르몬)을 분비하도록 하여, 우리가 잠을 자도록 만드는 것이다. 하지만 생체시계가 밤 시간에만 아주 예민하게 변화한다면, 빛에 대한 민감성이 증가할 수 있다. 그래서 밤이지만, 밤이라고 인식하지 못하고, 잠을 잘 준비를 하지 못하게 되는 것이다.

반대로 생체시계가 아침이나 낮을 밤이 아니라고 인식하는 이유는 빛의 자극이 있기 때문이다. 생체시계가 빛의 자극이 있다고 인식하게 되면, 멜라토닌 분비를 중지시켜, 우리가 각성상태를 유지하게 만든다. 그러나 생체시계가, 특히 아침에, 빛 자극을 감지하지 못한다면 멜라토닌 분비가 계속될 것이기에 잠에서 깨지 못하고 수면상태가 지속될 것이다.

즉, 뒤쳐진 수면각성위상장애 환자들은 밤에는 빛에 대한 생체 시계의 반응성이 예민하게 반응하고, 반대로 아침에는 둔감하게 반응하여 수면패턴의 지연이 발생하는 것이라고 설명된다. 실제로 일반인에 비해 뒤쳐진 수면각성위상장애를 가진 사람들은, 야간 빛에 의해 과도하게 멜라토닌이 줄어드는 결과를 보이고 있다. 반대로 아침 빛의 역할은 일반인에 비해 매우 줄어들었다고 한다.

더불어, 수면각성위상장애의 지연현상의 지속은 수면 항상성의 문제로 설명되기도 한다. 뒤쳐진 수면각성위상장애를 가진 사람들은 만성적 수면부족에 시달리기 쉽다. 수면항상성 원리에 따라 환자들은 잠을 자려는 압력, 즉 수면압이 높아질 수밖에 없다. 수면압의 증가는 일반적으로 수면각성 시간을 앞당기는 효과를 가져올 수 있다. 그러나 뒤쳐진 수면각성위상장애를 가진 사람들은 수면 항상성 조절시스템에 문제가 있어, 수면부족을 겪더라도, 수면압의 충분한 증가를 기대하기 어렵게 된다. 실제로도 환자들은 수면압의 증가가 정상인에 비해 훨씬 적게 나타나는 것으로 보고되고 있다.

뒤쳐진 수면각성위상장애의 진단

뒤쳐진 수면각성위상장애는 주로 병력청취를 통해, 환자의 수면각성습관이 일관되게 지연되어 있는 양상을 확인하여 진단한다. 이때, 수면일지와 액티그라피 평가는 실제 환자가 보고하는 수면각성습관 양상을 객관적으로 확인하는데 유용하다. 액티그래프라는 비침습적 손목시계형 장치를 사용하여 수면-각성의 일주기리듬을 확인할 일주일간의 착용이 필요하다.

액티그래프는 정확한 평가를 위해 적어도 아침형-저녁형 설문지도 뒤쳐진 수면각성위상장애 여부를 파악하는데 도움이 된다. 저녁형 선호도를 가진 사람들의 수면각성습관 역시 뒤쳐진 수면각성위상장애를 가진 사람들처럼, 늦게 자고 늦게 일어나는 수면각성습관의 특징을 보인다. 설문평가에서 저녁형 선호도가 높을수록 점수가 낮게 매겨지는데, 극단적 저녁형은 30점이하를 기준으로 한다. 만약 저녁형 선호도가 높다면 뒤쳐진 수면각성위상장애 가능성을 뒷받침한다고 볼 수 있다.

뒤쳐진 수면각성위상장애의 가장 정확한 진단을 위해서는 멜라토닌 또는 심부체온리듬 등 생리지표에 대한 실험실적 평가가 요구된다. 이러한 생리지표평가는 가장 신뢰성 있는 평가방법으로 고려되고 있으나, 임상보다는 연구목적으로 시행되는게 일반적이다. 다른 수면 장애가 있는지 확인하기 위해 수면다원검사를 진행할 수 있다.

감별진단

뒤쳐진 수면각성위상장애 외에도 심리적/정서적 요인은 수면각성습관을 지연시킬 수 있다. 특히 청소년기에는 학교생활에 부적응, 가족간 갈등, 우울, 불안 등의 정신과적 문제 등이 포함될 수 있다. 또한 이 시기는 저녁형 선호도 또한 가장 큰 시기이기에 저녁형 유형과의 감별도 필수적이다.

뒤쳐진 수면각성위상장애는 불면증과의 감별도 필요하다. 수면각성위상장애 환자는 그들이 선호하는 시간대에 잠을 잘 수 있다. 때문에 방학이나 공휴일에는 불면증상을 호소하지 않을 가능성이 높다. 하지만 불면증 환자들은 자신이 원하는 시간과 무관하게 불면문제를 호소한다는 점에서 차이가 있다.

뒤쳐진 수면각성위상장애의 치료

치료 전 동반된 신체적 질환이나 정신과적 장애를 평가하고 치료하는 것이 요구되며 수면위생 원칙들을 준수하고 관리하는 것이 필수적이다. 특히 수면위생수칙 중, 야간 빛에 노출되는 것을 최소화하기 위해 스마트폰, 게임, TV 시청 등의 야간활동들은 제한하는 것이 가장 중요하다. 지연된 수면패턴 자체가 야간 빛 노출위험성을 높이고, 빛 노출 시간의 증가는 수면패턴을 더욱 지연시켜 결국 만성화시키는 요인으로 작용하기 때문이다. 일주기리듬체계의 변동성을 줄이고 견고화하기 위해서는 수면각성습관을 규칙적으로 가져가는 것도 중요하다. 이를 위해서는 평일과 휴일 모두 같은 시간에 잠자리에 들고 일어나는 습관을 유지해야 한다.

생체리듬치료법으로 수면각성 타이밍을 재정렬하는 방법을 사용할 수도 있다. 이 방법으로 뒤쳐진 수면각성장애 환자에서 수면각성 타이밍을 앞당길 수 있다. 이 치료법은 광치료와 멜라토닌 요법을 포함한다. 이 치료법은 후에 더 자세하게 설명하도록 하겠다.

앞당겨진 수면각성위상장애

앞당겨진 수면각성위상장애는 사회적으로 요구되는 수면과 기상시간 대비해서, 2시간 이상 수면각성습관이 앞당겨져 있는 수면장애이다. 간단하게는, 뒤쳐진 수면각성위상장애의 반대개념이라고 이해할 수 있다. 앞당겨진 수면각성위장장애를 가진 사람들은 초저녁잠이 많고, 새벽잠이 없는 특징을 보인다. 통상적으로 초저녁(오후 6시~9시)에 잠들고 새벽(오전 2시~5시)에 일찍 깨게 된다. 전형적으로 늦은 오후나 이른 저녁에 버티기 힘든 수면욕구를 느낀다. 그래서 일찍 잠에 들지만, 새벽에 깨고 다시 잠들기 어렵다.

뒤쳐진 수면각성위상장애와는 달리, 앞당겨진 수면각성위상장애는 중년과 노인층에서 흔하다. 아동기에도 나타날 수는 있지만 중년기에 호발하고 평생 지속되는 것으로 알려져 있다. 중년에서 유병률은 대략 1% 내외로 추정되고 있다.

앞당겨진 수면각성위상장애의 원인

앞당겨진 수면각성위상장애는 가족력이 있는 경우가 많은데, 이는 특정 유전자의 영향 때문으로 알려져 있다. 특히 젊은 연령에서 발병하는 경우, 유전적 소인을 의심할 수 있다. 유전적 요인 외에도 몸의 생체리듬이 하루 24시간보다 짧게 설정된 경우 아침에 밝은 빛을 받는 시간이 길어져, 수면패턴이 앞당겨질 수 있다는 주장이 제기되기도 한다.

앞당겨진 수면각성위상장애의 진단

뒤쳐진 수면각성위상장애와 마찬가지로 병력청취를 통해 우선적으로 수면각성습관이 앞당겨져 있는지를 확인해야 한다. 수면각성습관이 앞당겨져 있다면, 그것으로 말미암아 초래되는 불면증이 있는지, 그리고 사회적, 직업적 또는 기타 영역에서의 기능 손상이 있는지, 있다면 어느 정도인지를 평가해야 한다.

수면일지와 액티그라피를 일주일이상 평가하여, 실제 환자가 보고하는 수면각성습관을 객관적으로 확인하는 것도 중요하다. 일찍 자고 일찍 일어나는 수면각성습관의 특징을 가지는 아침형은 앞당겨진 수면각성위상장애 환자와 유사할 가능성이 있다. 일주기유형 평가를 위한 아침형-저녁형 설문지에서 아침형 선호도가 높다면 앞당겨진 수면각성위상장애 가능성을 뒷받침한다고 볼 수 있다.

아침형 선호도가 높아질 수록, 설문점수도 높아지게 되며 극단적 아침형은 70점이상을 기준으로 한다. 뒤쳐진 수면각성위상장애와 마찬가지로 앞당겨진 수면각성위상장애의 가장 신뢰성 있는 평가방법은 멜라토닌 리듬 또는 심부체온 리듬을 측정하는 것이다. 다른 수면장애의 가능성을 확인하기 위해 수면다원검사를 권장할 수 있다.

앞당겨진 수면각성위상장애의 치료

치료목표는 너무 앞당겨진 수면각성 타이밍을 뒤로 미루어 외부시간에 맞게 설정하는 것이다. 자세한 치료방법에 대해서는 후술하도록 하겠다.

3꼭지 토론학습

Q1. 아침에 일어나기 힘든 게 뒤쳐진 수면각성 위상장애 때문이라고?

뒤쳐진 수면각성위상장애는 아침에 일어나기 힘들게 만드는 원인 중 하나이다. 뒤쳐진 수면각성위상장애는 자신이 원하는 시간에 잠들지 못하기 때문에, 덩달아 자신이 원하는 시간에 일어나지 못하게 된다. 일어나게 되더라도 그로기 상태에 한동안 놓이게 되어 기상 시 어려움을 호소하게 된다. 뒤쳐진 수명각성위상장애는 일어나는 것을 어렵게 할 뿐만 아니라, 주간 졸음을 가져온다. 이러한 주간졸음이나 야간 불면을 해결하기 위해서 카페인, 진정제, 알코올 등에 의존하는 경향성이 높아져 2차적인 문제를 경험하게 될 수 있으므로 뒤쳐진 수면각성위상장애를 예방에 신경 써야한다.

Q2. 수면각성위상장애를 가진 환자들은 빛에 대한 생체시계 반응성이 일반인과 다를 수 있다고?

생체시계는 빛의 자극으로 시간을 인식하게 된다. 빛 자극이 있는 상황에서는 낮이라고 인식하며, 빛 자극이 사라지면 밤이라고 인식하게 된다. 빛 자극이 사라져 밤이라고 인식하게 되면 인체는 멜라토닌을 분비하도록 하여 우리를 잠들게 한다. 뒤쳐진 수면각성위상장애 환자들은 밤에는 빛에 대한 생체시계의 반응성이 예민하게 반응하고, 반대로 아침에는 둔감하게 반응하여 수면패턴의 지연이 발생한 것으로, 앞당겨진 수면각성위상장애 환자들은 하루 24시간보다 생체시계가 짧게 설정된 경우로 아침에 밝은 빛을 받는 시간이 길어져 수면패턴이 앞당겨진 것으로 볼 수 있다.

Q 3. 뒤쳐진 수면각성위상장애는 빛을 쪼여주는 것만으로도 쉽게 좋아진다고?

뒤쳐진 수면각성위상장애는 야간 빛에 노출되는 것을 최소화하고 아침 시간에 짧은 시간 동안 광치료를 하는 것으로만으로도 큰 호전을 보일 수 있다. 지연된 수면패턴 자체가 야간 빛 노출위험성을 높이고, 빛 노출 시간의 증가는 수면패턴을 더욱 지연시켜 결국 만성화시키는 요인으로 작용하기 때문에 이를 최소화할 필요가 있다. 또한, 아침 시간에 광치료를 통해 수면각성 타이밍을 재정렬하여 지연된 수면패턴을 원상태로 복구시키고 규칙적인 수면각성습관을 가지는 것이 중요하다.

퀴즈풀이

문 1. 수면각성습관이 지연되어, 정상적 시간대에 잠들기 어렵고, 다음날 기상하는 것도 어려운 수면장애는?

① 시차장애
② 수면무호흡증
③ 하지불안증후군
④ 뒤쳐진 수면각성위상장애
⑤ 앞당겨진 수면각성위상장애 ⇒ 답 ④

문 2. 생체시계가 외부신호자극을 받아, 외부환경에 적합한 수면각성타이밍을 만들어내는 과정을 나타내는 말은?

① 수면 항상성
② 수면 가변성
③ 생체시계 타이밍
④ 생체시계 적합성
⑤ 생체시계 반응성 ⇒ 답 ⑤

문 3. 뒤쳐진 수면각성위상장애 환자에서 손목에 착용하는 시계 장치를 통해, 평가할 수 있는 사항은?

① 우울 평가
② 광치료 평가
③ 멜라토닌 평가
④ 수면무호흡 평가
⑤ 수면-활동리듬 평가 ⇒ 답 ⑤

10-2

생체시계가 외부 지시를 따를 수 없어 발생하는 일주기리듬수면장애

[핵심질문]	교대근무 수면장애의 치료를 위한 직장에서의 작업루틴과 집에서의 수면루틴은?
[학습목표]	1. 생체시계가 외부 지시를 따를 수 없어 발생하는 일주기리듬수면장애를 설명할 수 있다. 2. 교대근무수면장애를 증상을 설명할 수 있다. 3. 시차장애를 이해하고 경감방안을 말할 수 있다.
[3꼭지 궁금증]	1. 시차장애는 생체시계가 외부 지시를 따르지 않아서 생기는 것이라고? 2. 교대근무 수면장애는 근무시간의 잦은 변화 때문이라고? 3. 시차장애를 극복할 수 있는 예방법이 있다고?

교대근무 수면장애

교대근무는 오전 9시부터 오후 5시까지 '정규' 근무시간 외에 근무하는 것을 포괄하며, 여기에는 야간, 심야 또는 회전근무가 모두 포함될 수 있다. 교대근무 수면장애란 교대근무자가 교대근무로 인해 겪는 수면장애이다. 특히 야간근무나 주기적으로 근무시간이 바뀌는 근무패턴을 가진 근로자들에게 있어, 규칙적인 수면리듬을 방해하는 요인이 되어 더욱 문제가 될 수 있다.

교대근무 수면장애의 증상

수면장애의 핵심은 불면증이다. 장기화된 수면장애는 만성화될 수 있으며, 다양한 건강문제로 이어질 수 있다. 불면증은 일반적으로 근무시간에 따라 교대근무 수면장애 환자에게 다른 양상으로 영향을 미친다. 예를 들어, 오전 4시에서 오전 7시 사이에 근무하는 교대근무 수면장애 환자는 입면 어려움을 겪는 반면, 저녁에 근무하는 사람은 수면을 유지하는 데 문제가 있는 경향이 있다.

교대근무 수면장애의 두번째 핵심은 과다수면증이다. 과다수면증은 원치 않는 시간에 과도하게 졸리는 증상이다. 주로 야간 또는 이른 아침 시간에 일할 때 발생한다. 과다수면증이 있는 상태로 근무에 투입된다면, 사고위험성이 높아질 수 있으며 업무 수행에 지장을 줄 수도 있다. 교대근무자들은 이러한 과다수면증 해소나 각성을 촉진하기 위해 약물에 의존하기도 한다.

뿐만 아니라, 교대근무자의 수면장애는 우울증 발생과도 연관이 있을 수 있다. 수면장애 이외, 집중력 저하, 두통, 기력저하, 주의력저하, 짜증, 우울감을 호소하기도 한다.

교대근무 수면장애의 발생 기전

교대근무 수면장애는 수면각성타이밍에 있어 '내부시계와 외부시계의 불일치'로 인해 발생한다고 볼 수 있다. 여기서 외부시계는 근무시간이 되며, 외부시간변화에 적응하기 위해서는 시간 리셋(재설정)과정이 필요하다. 하지만 교대근무를 한 후 리셋에는 수일에서 수주가 필요하기에 내부시계를 외부시간에 곧 바로 맞출 수 없게 된다. 설령 외부시간에 맞춰 재조정했다고 하더라도 근무 스케줄이 바뀐다면, 변화된 근무시간에 맞추어, 또 다시 리셋 과정이 요구되게 되기에 결과적으로 내부시계는 외부시계에 맞추어 적응하기 어려워진다.

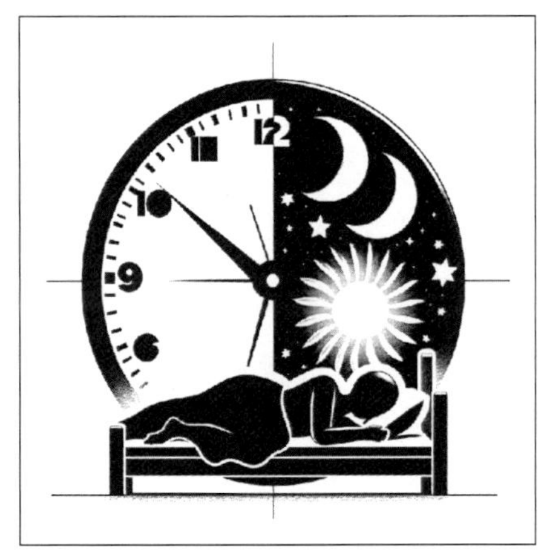

(출처: ChatGPT)

교대근무 수면장애의 진단

수면장애 진단의 핵심은 수면일기를 최소 2주동안 작성하는 것이다. 수면일기에는 잠들고 깨는 시간, 수면 중 깨는 횟수, 휴식 시간, 카페인 사용, 소음 장애 등 수면이나 수면습관 영향을 줄 수 있는 요인들을 꼼꼼히 기록하는 것이 무엇보다 중요하다. 최소 3개월 이상 증상이 지속되는 경우 교대근무 수면장애로 진단한다. 교대근무 수면장애가 의심된다고 하더라도, 수면무호흡증이나 약물부작용과 같은 다른 요인에 의한 가능성은 없는지 확인하는 과정도 필수적이다.

교대근무 수면장애의 치료

교대근무 수면장애는 수면증상 개선을 목표로 한다. 교대근무 일정의 조정, 예를 들면 저녁 근무나 자율 스케줄링은 수면증상을 완화하는데 도움을 줄 수 있다. 그러나 대부분의 경우는 근무 스케줄의 큰 조정이 어려우므로, 약물 및 행동 중재가 필요하다. 교대근무 수면장애의 치료의 한 측면은 직장에서의 작업 루틴과 가정에서 수면 루틴을 변경하는 것이다. 이에 대한 일반적인 팁은 다음과 같다.

〈직장에서 작업 루틴 변경〉

1. 낮에 잠을 자야 한다면 아침에 햇빛 노출을 피하라. 집으로 들어가거나 외출해야 할 때는 선글라스를 착용하라.

2. 가능하다면 연속으로 하는 야간 근무 횟수를 줄여라. 야간 근무하는 근로자는 야간 근무를 연속 5번 이하로 제한하고, 그 사이에 휴식을 취해야 한다. 12시간 근무하는 근로자는 연속으로 4번의 근무를 제한해야 한다.
3. 연속된 야간 근무 후 가능하다면 48시간 이상 휴식을 취하라.
4. 연장 근무와 지나친 초과근무를 피하라.
5. 가능하다면 출퇴근 시간이 긴 일자리는 피하라.
6. 잦은 회전교대근무를 피하라. 회전식 교대근무는 고정식 교대근무보다 버티기 어렵다.
7. 가능하면 야간 근무 전이나 근무 중 낮잠을 계획하라. 낮잠은 야간 근무자의 주의력을 향상시킬 수 있다.
8. 커피 등 적당량의 카페인을 섭취하면 근무 중 주의력을 유지하는 데 도움이 된다. 교대근무 후반부에는 카페인 섭취를 중단하여 취침 시간에 수면을 방해하지 않도록 하라.
9. 졸음운전을 피하라. 교대 근무를 마치고 집으로 운전할 수 없을 정도로 피곤한 경우, 낮잠을 자거나 다른 교통수단을 이용하라.

〈집에서 수면 루틴 변경〉

1. 작업 일과 주말에도 잠자리 습관을 따르고 규칙적인 수면 스케줄을 유지하라.
2. 집에서는 잠자는 동안 조용하고 어두운 환경을 유지하라.
3. 가족 구성원에게 당신이 잠을 자는 동안 음악을 듣거나 텔레비전을 사용할 경우에는, 헤드폰을 착용하도록 요청하라.
4. 가정의 다른 사람들에게 당신이 잠을 자는 동안 청소기 사용, 설거지 및 기타 시끄러운 활동을 피하도록 권장하라.
5. 배달원과 친구들이 문을 두드리거나 초인종을 울리지 않도록 현관문에 "방해 금지" 표시를 붙여라.
6. 휴일에는 충분한 수면을 취하라. 수면 스케줄을 계획하고 배열하며 카페인, 알코올 및 니코틴을 피함으로써 수면위생 개선을 실천하라.

시차(Jet lag)장애

시차 장애는 외적시간의 급격한 변화로 발생하는 일주기리듬 수면장애이다. 시차장애는 시간대의 급격한 변화가 원인이 되며 24시간 주기의 내부시계가 현지시간(외적시간)과 일치되지 않아, 일주기리듬의 교란이 초래된 상태이다.

시차장애는 두 개 이상의 시간대를 여행한 후 발생할 수 있는 흔하지만 단기간에 끝나는 수면문제를 발생시킨다. 시차 장애를 겪는 환자는 다양한 증상을 경험하게 된다. 시차로 인해 신체 내부 시계나 일주기 수면 리듬에 갑작스러운 변화가 생기면 컨디션이 나빠질 수 있다. 잠들기 어려움(불면증)을 포함해 두통, 극심한 피곤함(피로), 낮 동안 졸음, 집중력 저하 또는 부족, 그리고 짜증과 같은 기분 변화 등도 경험할 수 있다. 일반적으로 일주기리듬이 현지 시간대에 적응하게 되면서, 증상도 사라지게 된다.

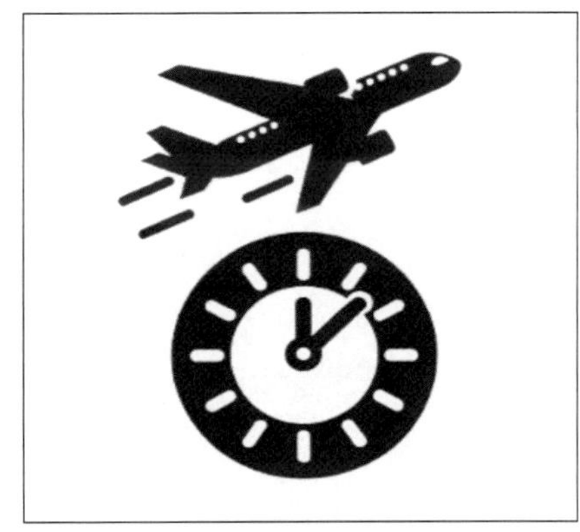

(출처: ChatGPT)

시차장애의 이해

시차는 신체가 목적지의 낮과 밤의 일정에 맞춰져 있지 않은 상태를 의미한다. 시차는 사람마다 다르게 영향을 미치나, 전적으로 장거리 비행을 할수록 더 심하게 나타날 수 있다. 거리가 멀어질수록 신체가 더 큰 적응을 해야 하기 때문에, 두 개 이상의 시간대를 비행했다면, 생체리듬이 깨질 수 있다.

여행목적지의 시간리듬에 맞춰, 우리 몸은 적응하겠지만 생체시계 재설정에는 시간이 필요하다. 즉, 시차장애는 몸이 새로운 환경에 익숙해지는 동안 겪는 "성장통" 정도로 생각할 수 있다.

시차장애의 치료

시차장애를 경험하는 대부분의 사람들은 경미한 증상을 겪는다. 증상은 치료 없이도 보통 며칠 내에 저절로 사라진다. 시차장애를 더 빨리 완화하는 데 도움이 되는 사항들을 이해하고 실천에 옮기는 것도 도움이 될 수 있다. 도움이 되는 몇 가지 정보들을 설명하도록 하겠다.

1. 햇볕을 쬐어라. 빛은 신체가 깨어 있을 시간임을 인식하는 데 도움이 된다. 밖에 나갈 수 없다면, 광치료기를 사용하여 비슷한 효과를 얻을 수 있다.
2. 수면-각성 일정을 조정하라. 목적지의 수면-각성 스케줄을 빨리 맞추면 시차 적응에 도움이 될 수 있다.
3. 양질의 수면을 취하는 데 집중하라. 멜라토닌과 같은 대체약의 장단점에 대해 의사에게 문의하고 싶을 수 있다. 처방 강도의 수면제는 시차 증후군 치료에 있어 더 많은 단점을 가질 수 있으므로 의사와 상의하라. 또한, 기내에서 수면을 취하면 새로운 시간대에 몸이 더 빨리 적응하는 데 도움이 될 수 있다.
4. 새로운 음식을 피하라. 시차로 인한 소화기 증상을 완화하기 위해 하루, 이틀 정도는 소화가 쉬운 음식을 선택하라.
5. 물을 많이 마셔라. 물을 충분히 마시면 장거리 비행 후 탈수 증상을 완화할 수 있다.
6. 카페인과 알코올은 탈수 증상을 더 심하게 만들 수 있으므로 피하라.

3꼭지 토론학습

Q 1. 시차장애는 생체시계가 외부 지시를 따르지 않아서 생기는 것이라고?

그렇다. 시차장애는 외적 시간의 급격한 변화로 내부의 생체시계가 현지시간과 일치되지 않아 생기는 수면문제이다. 시차장애를 경험하는 환자는 자신이 원하는 시간에 잠들기 어려운 불면증을 경험하며, 두통, 극심한 피로, 낮 동안 졸음, 집중력 저하 또는 부족, 짜증과 같은 기분의 변화 등도 같이 경험하게 된다. 목적지의 거리가 멀어질수록 신체가 더 큰 적응을 해야하며, 두 개 이상의 시간대를 경유했다면, 생채시계가 망가지기 십상이다. 목적지의 시간 리듬에 맞춰, 우리 몸은 적응하겠지만 생체시계 재설정에는 시간이 필요하다.

Q 2. 교대근무 수면장애는 근무시간의 잦은 변화 때문이라고?

교대 근무는 규칙적인 수면리듬을 방해하는 요인으로 특히, 야간 근무나 주기적으로 근무시간이 바뀌는 경우 수면리듬은 쉽게 망가지게 된다. 교대근무 수면장애는 수면 각성 타이밍에 내부의 생체시계와 외부의 근무시간의 불일치로 발생한다. 외부 근무시간에 내부 생체시계를 적응시키기 위해서는 리셋과정이 필요한데, 이는 곧바로 맞출 수 없으며, 맞추더라도 근무시간이 새롭게 변화하게 되면 또다시 리셋과정을 거쳐야 하기 때문에 근무시간의 잦은 변화는 교대근무 수면장애를 유발하고 악화시킨다.

Q 3. 시차장애를 극복할 수 있는 예방법이 있다고?

시차를 완전히 예방하는 확실한 방법은 없지만, 시차의 영향을 최소화하고 빠르게 적응하기 위한 여러 가지 방법이 있다. 먼저, 여행 전에 목적지의 시간대에 맞춰 생활 패턴을 조금씩 변경하는 것이다. 예를 들어, 목적지가 서쪽에 있다면 출발 전 며칠 동안 매일 몇 시간씩 늦게 잠자리에 들고, 동쪽에 있다면 조금씩 일찍 일어나 보자. 또, 동쪽으로 여행하기 전에는 아침에 햇볕을 쬐고, 서쪽으로 가기 전에는 저녁에 빛에 노출되는 것이 좋다. 비행 중에는 충분한 물을 섭취하고 알코올은 피하는 것도 피로회복과 시차 적응에 도움이 된다. 그 외에도, 현지시간에 맞춰 잠들기 전에 멜라토닌을 복용하는 방법을 고려해 볼 수 있다.

퀴즈풀이

문 1. 앞당겨진 수면각성장애의 유병률이 가장 높을 것으로 예상되는 연령층은?

① 영유아기
② 청소년기
③ 청년기
④ 성인기
⑤ 노년기

⇒ 답 ⑤

문 2. 직장에서 작업루틴 변경을 통해 호전될 수 있는 수면장애는?

① 시차장애
② 과다수면장애
③ 렘수면행동장애
④ 교대근무 수면장애
⑤ 앞당겨진 수면각성장애

⇒ 답 ④

문 3. 시차장애에 도움이 되는 행동요법은?

① 햇빛 쬐기
② 수면제 복용
③ 현지 음식 먹기
④ 카페인 섭취하기
⑤ 일부러 깨어 있기

⇒ 답 ①

10-3

생체리듬치료법

[핵심질문]	늦잠을 자는 것은 게을러서 그런 것일까?
[학습목표]	1. 생체리듬치료법의 원리를 이해할 수 있다. 2. 뒤쳐진 수면-각성위상장애 환자에서 생체리듬치료법을 적용할 있다. 3. 생체리듬치료가 도움이 될 수 있는 일주기리듬수면장애들을 말할 수 있다.
[3꼭지 궁금증]	1. 빛의 자극을 받게 되면 우리 생체시계는 이러한 빛 자극을 깨라는 신호로 인식한다고? 2. 아침에 밝은 빛에 노출되면 수면-각성 패턴을 앞당기는데 도움이 될 수 있다고? 3. 일주기리듬수면장애는 생체리듬치료로 좋아진다고?

생체리듬치료법

크로노테라피는 우리말로 생체리듬치료로 번역될 수 있다. 크로노테라피는 수면/각성 주기와 빛 노출 패턴을 조절함으로써 신체의 일주기 리듬을 교정하는 치료 방법이다. '크로노'는 그리스어로 '시간'을 뜻하며, 이 치료법의 핵심은 일주기리듬이 어긋나 있는 개인의 수면/각성 패턴을 정상화하는 데 있다.

가장 중요한 것은 개인의 수면/각성 패턴을 조절하여 외부 시간과 일치시키는 것이다. 개인의 일주기 리듬 특성을 정밀하게 분석하고, 이를 기반으로 수면/각성 패턴을 최적화하는 맞춤 치료 계획을 수립하는 것은 생체 리듬 치료의 효과를 극대화하는 데 필수적이다.

생체리듬치료의 장점

생체리듬치료의 장점 중 하나는 약물치료를 필요로 하지 않는다는 것이다. 일주기 리듬 장애는 불면증과 함께 발생하는 경우가 많지만, 이러한 장애에 대한 약물치료는 그다지 효과적이지 않을 뿐만 아니라 부작용이나 의존성의 위험도 있다. 또 다른 이점은 환자의 고유한 생체리듬에 중점을 둔 접근 방식을 제공한다는 점이다. 각 환자의 특성, 필요성, 그리고 상태를 고려하여 맞춤형 치료 계획을 수립함으로써 더 높은 치료 효과를 기대할 수 있다. 이러한 접근 방식은 환자 중심의 치료를 제공하며, 개인의 생활 패턴과 생체 리듬을 교정하여 전반적인 건강과 생활 질을 향상시키는 데 기여할 수 있다.

생체리듬치료의 원리

빛의 자극을 받게 되면 우리 생체시계는 이러한 빛 자극을 깨라는 신호로 인식한다. 빛 치료는 이러한 원리를 이용하여, 일주기리듬을 전진시키거나 지연시키는 것이다. 일주기리듬은 빛 자극을 받는 시점에 따라, 수면위상변화의 양상은 전혀 달라지게 된다. 일반적으로 아침에 빛을 받으면, 각성자극이 강해지기에 수면위상은 앞으로 밀쳐지게 된다. 반대로, 저녁 빛에 노출되면, 각성자극이 야간에 강해지면서 수면위상은 뒤로 밀쳐지게 된다.

멜라토닌 역시, 우리의 일주기리듬을 조절함에 활용될 수 있다. 멜라토닌은 어둠에서 분비가 증가하며 밤의 호르몬으로 불리기도 한다. 우리의 생체시계가 빛 자극을 각성 신호로 받아들이는 것과 반대로, 멜라토닌 분비는 수면 신호로 인식한다. 따라서, 빛은 수면위상을 밀쳐내고, 멜라토닌은 수면위상을 당기게 된다.

예를 들어, 저녁에 멜라토닌을 복용한다면, 수면위상은 멜라토닌 복용시점으로 당겨져 일찍 잠들도록 도와주고, 일반적으로 권장되지 않지만 아침에 복용하면, 수면 위상이 뒤로 밀려 늦게 잠들게 된다. 이러한 원리를 적용하여, 일주기리듬장애의 치료나 교대근무, 시차적응에 활용될 수 있다.

뒤쳐진 수면각성위상장애에서의 생체리듬 치료

일반적인 수면/각성 패턴이 지연됨으로써 발생한다. 이 환자들은 통상적으로 새벽 2시에 잠들기 때문에, 수면/각성 패턴을 밤 11-12시 사이로 앞당겨 주는 것이 치료의 핵심이다. 수면/각성 패턴을 재조정하기 위한 가장 효과적인 치료법은 아침-밝은 빛 치료이다. 아침에 밝은 빛에 노출되면 지연된 수면/각성 패턴을 앞당기는데 도움이 될 수 있다. 빛의 강도는 2,000~9,500 lux으로 1~2시간 지속해야 한다. 또한 빛 치료 기간 동안 생체리듬이 지연되는 것을 방지하기 위해, 저녁과 밤 동안 실내 조명을 줄이고 밝은 TV와 컴퓨터 화면을 피해 빛에 노출을 최소화해야 하며 선글라스 착용이 도움이 될 수 있다. 밝은 빛 치료에 잘 반응하지 않는 경우, 초저녁에 멜라토닌을 복용을 전략적으로 고려해 볼 수 있다. 하지만 복용량과 복용시기가 적절하지 않다면 오히려 수면/각성 패턴의 변화 효과가 상쇄될 수 있다는 점을 주의해야 한다.

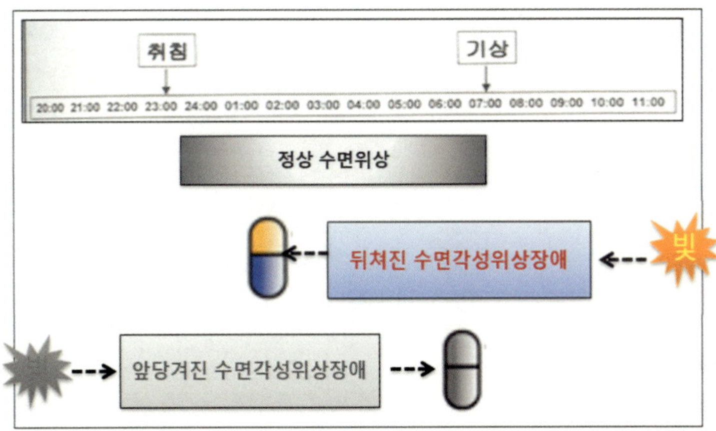

수면/각성 시간을 점진적으로 더 지연시켜, 생체시계를 조정하는 치료도 있다. 이는 수면각성지연법이라 불리며 밝은 빛 치료와 멜라토닌 요법을 적용하여도 생체리듬이 정상적으로 돌아가지 않는 환자에게 특히 유용하다. 2일마다 약 3시간씩 수면/각성 시간을 의도적으로 지연시켜 생체 시계를 재설정하는 방법으로, 환자의 수면 패턴을 서서히 변경하여 일반적인 수면/각성 주기로 이동시키는 데 도움이 된다.

뒤쳐진 수면각성위상장애 증례 및 치료

환자인 16세 남자아이는 오랫동안 지속된 기분조절장애와 수면문제로 치료를 받아왔다. 지난 2년 동안 증상이 악화되어, 기능장애가 뚜렷해졌고 학교를 다니지 못하게 되었다. 그는 과민성과 충동성이 증가되었고, 주의산만과 집중력저하 등과 함께 말이 많아지는 증상을 보였다. 증상은 일과 중에는 더 심해졌고 주말과 공휴일에는 나타나지 않았다. 그는 양극성장애와 ADHD 진단을 받았으며 각성제, 기분 안정제, 신경 이완제 등으로 여러 차례 치료를 받았지만 증상이 호전되지 않았다.

침실은 편안하고 조용한 환경에도 불구하고, 11시에 잠자리에 들면, 잠드는데 꼬박 2-3시간이 걸리는 등 수면에 문제가 있었다. 환자는 자신을 "올빼미형"이라고 생각했다. 등교시간에 맞춰 일어나기 어려웠고 수업 중에도 졸곤 했다. 주말에는 오후에 스스로 일어나서 휴식을 취했다.

환자의 병력을 검토한 결과, 조증 에피소드, 정신병, 자해행동, 불안장애 또는 주요우울증은 없었다. 카페인 섭취, 흡연, 불법 약물 사용도 없었다. 그의 아버지도 십대 때 비슷한 문제를 겪었다.

정신상태검사 결과에서 환자는 짜증을 냈지만 협조적이었다. 인지 능력은 정상 범위 내에 있었다. 망상이나 자살에 대한 생각은 없었으며 사고는 체계적이었다. 그는 자신의 수면 일정과 기분 조절 장애가 가족 갈등과 학교 문제를 일으켰다는 사실을 인정했다. 일반적인 신체적, 신경학적 검사에서는 특이사항이 없었다. 기본적인 혈액검사, 수면검사, 뇌파검사, 수면다원검사 결과도 정상 범위 내에 있었다.

해당 증례처럼, 청소년기 뒤쳐진 수면각성위상장애 증상은 복합적이며, 다른 질환으로 오인되기 쉽기 때문에 적절한 치료를 제때 받지 못하고 문제를 키우게 되는 경우가 많다. 증례에서 아이의 수면패턴이 "올빼미형"이며 이러한 패턴이 그의 일상과 학업에 부정적 영향을 미치고 있다는 점과 수면증상은 일과 중에만 악화되고, 주말과 공휴일에는 나아진다는 점에 주목할 필요가 있다. 또한 아버지가 십대 때 비슷한 문제를 겪었다는 점도 진단에 중요한 단서가 될 수 있다.

환자로 하여금 자신의 수면위생을 체계적으로 관리하고 계획된 수면각성시간을 규칙적으로 유지하도록 하였다. 기상 직전, 30~90분 동안 10,000룩스를 밝은 빛 치료를 시작했다. 2주간의 빛 치료 후, 환자의 증상은 호전되었고 유지 약물 없이 퇴원할 수 있었다. 퇴원 후에도 수면위생관리를 지속하였고, 가족 간의 상호작용을 강화한 결과, 이전의 기분조절장애와 수면문제, 그리고 학교생활에서의 문제는 재발하지 않았다.

앞당겨진 수면각성위상장애 치료

일반적인 수면/각성 패턴이 전진됨로써 발생하는 앞당겨진 수면각성위상장애는 수면/각성 패턴을 밤 10이후로 밀쳐주는 것이 치료의 핵심이다. 뒤쳐진 수면각성위상장애와 마찬가지로 가장 효과적인 치료법은 밝은 빛 치료이다.

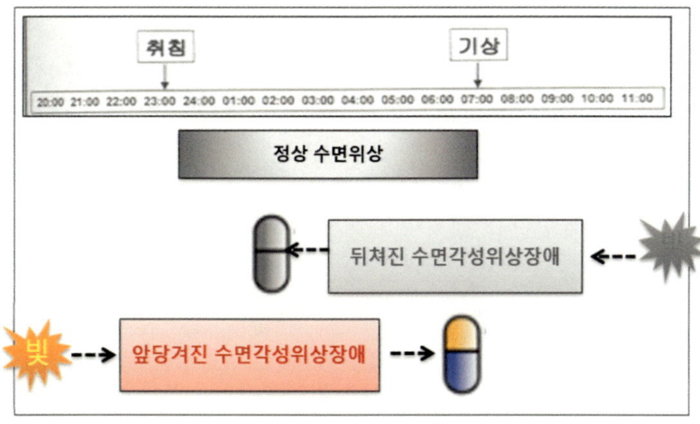

하지만 아침이 아니라, 수면/각성 패턴의 지연효과를 발휘하기 위해, 오후 7-9 시 사이의 초저녁에 적용한다는 점에 유념할 필요가 있다. 한편 이른 아침에 멜라토닌을 투여하는 것은 이론적으로 일주기리듬을 지연시키는 효과를 가져오나, 이에 대한 임상적 효과와 안전성은 입증된 바가 없다.

교대근무 수면장애 치료

교대근무 수면장애(Shift Work Sleep Disorder)의 치료 목표는 과도한 졸음을 줄이고 수면을 개선하는 것이다. 교대근무 특성상, 근무스케줄을 유연하게 조정할 수 없다는 어려움이 있다. 치료를 위해서는 각 개인별 근무 스케줄에 따른 엄격한 개인 맞춤형 치료가 제공되어져야 한다. 치료 시기를 잘못 맞추면 장애가 오히려 악화될 수 있으므로 주의가 필요하다. 따라서 적절한 시간에 빛을 제공하고 차단하려는 노력이 치료의 성패를 좌우할 수 있다.

주간근무

주간근무 시에는 평소 수면/각성 습관을 유지해도 되지만, 주간근무가 끝나고, 다음 번 턴에서 야간근무가 예정되어 있다면, 야간근무 스케줄에 적응하기 위한 예비 조치가 필요하다. 주간근무 종료 2일전부터, 생체리듬치료를 시작하는 게 바람직하다. 적절한 시간에 밝은 빛에 1시간씩 노출되면 일반적으로 30분 정도의 생체리듬 변화를 유도할 수 있다. 교대근무 스케줄이 8시간 이상 차이가 난다고 하면, 우리의 생체리듬은 2주가 지나서야 변화된 근무스케줄에 적응하는 것이다.

때문에 변화된 교대근무 스케줄에 좀 더 빨리 적응하기 위해서, 밝은 빛 치료와 멜라토닌 요법을 병행할 필요가 있다. 취침 2시간 전 멜라토닌 복용과 기상 직후 빛 치료를 적용하고 휴일을 포함해서 최소 5일 동안 지속을 하게 되면, 4시간 이상의 수면/각성 시간을 앞당겨지는 효과를 기대할 수 있다. 주의할 점은 주간근무 후 퇴근 시간대에 반드시 선글라스를 착용하는 것을 잊지 말아야 한다는 점이다.

야간근무

야간근무 후 다음 번 턴에서 주간근무가 예정되어 있는 경우에는 주간에 유지하고 있었던 수면/각성 패턴을 원래의 야간으로 되돌리는 게 치료의 핵심이다. 마찬가지로 야간근무 종료 2일전부터, 생체리듬치료를 시작하도록 한다. 야간 근무 종료 후, 밝은 빛 치료를 적용할 수 있으며, 우리의 생체리듬은 지연성향을 가지고 있기에, 주간에서 야간으로 수면/각성 패턴을 이동시키는 것은 좀 더 수월할 수 있다.

시차장애 치료

새로운 시간대로 일주기체계를 조정하는 데는 며칠이 걸리는 경우가 많다. 완전한 일주기 적응에는 시간대가 한시간 바뀔 때마다 하루 이상이 소요되는 것으로 추정된다. 예를 들어, 시차가 3시간이라면, 새로운 시간대에 적응하기 위해서는 통상 3일이상의 시간이 필요하다는 의미이다.

명암 자극이 적절한 타이밍에 제공되면 내부 일주기시계가 새로운 시간대에 빠르게 적응할 수 있다. 외인성 멜라토닌도 여행 중에 일주기 시계를 바꾸는 데 도움이 될 수 있다. 멜라토닌을 투여하여 위상 변화를 유도하는 타이밍은 빛과 반대이다. 예를 들어, 위상지연이 필요한 경우(서쪽으로 이동), 아침에 어두운 빛과 멜라토닌에 노출된 후 밤에 밝은 빛에 노출되면 지연이 촉진될 수 있다. 여행 중과 여행 직후에 빛과 암 자극의 타이밍이 부적절하면 일주기 시계가 잘못된 방향으로 이동하여 시차적응 증상이 며칠에서 일주일 이상 지속될 수 있다.

서쪽으로 여행: 전진리듬 → 지연리듬	동쪽으로 여행: 지연리듬 → 전진리듬

3꼭지 토론학습

Q1. 뒤쳐진 수면각성위상장애 환자에서 광 치료는 언제까지 필요할까?

지연성 수면위상장애 환자에서 광치료의 기간은 개인의 상태와 반응에 따라 달라질 수 있다. 환자의 수면 패턴과 일주기 리듬이 안정화되고, 꾸준히 개선된 상태가 유지되면 광치료를 점진적으로 줄이거나 종료할 수 있다. 치료 중단 후, 재발을 막기 위해서는 수면기상습관을 규칙적으로 유지하는 노력이 무척이나 중요하다. 하지만 이러한 결정은 전문가와 함께 상의하여 이루어져야 하며, 주기적인 모니터링과 관리가 필요할 수 있다.

Q2. 시차적응을 위해 멜라토닌을 복용하는 방법은 무엇일까?

멜라토닌은 수면을 유도하고 수면 품질을 향상시키는 데 도움이 되므로, 시차적응에 효과적이다. 멜라토닌을 현지 시각에 맞춰 잠자리에 들기 2시간 전 즈음 복용하면, 대부분의 경우 좋은 효과를 볼 수 있다. 또한, 멜라토닌을 현지 시각에 맞춰 잠잘 시간 전에 복용하고 현지에 도착해서도 며칠간 잠자기 1시간 전쯤 한 알씩 복용하면 수면장애가 훨씬 줄고 시차문제를 빠르게 극복할 수 있다는 연구결과도 있다.

Q3. 일주기리듬장애 이외에도 광치료를 적용할 수 있는 질환이 있을까?

대표적으로 계절성 우울증에 광치료를 적용할 수 있다. 광치료는 환자의 기분을 안정화하고 우울증 증상을 감소시키는 데 도움이 된다. 이 치료법은 특히 가을철이나 겨울철에 발생하는 기분장애의 증상을 관리하는 데 유용하다. 따라서, 계절성 기분장애에서 광치료는 안전하고 효과적인 방법으로 간주된다. 또한 치료 시작한 후 2주 이내에 효과를 보이기에 약물치료보다 빠른 효과를 가진다는 장점도 있다. 광치료는 다른 약물치료의 부작용을 고민할 필요가 없으며, 그로 인해 환자가 치료를 좀 더 쉽게 받아들일 수 있게 되기도 한다.

그 외에도 만성피로증후군의 피로 완화나 치매환자에서 수면 및 행동문제 치료를 위해 적용될 수 있다.

퀴즈풀이

문 1. 개인의 일주기리듬 특성을 분석하여, 외부환경과 어긋나 있는 개인의 수면-각성 패턴을 정상화시키는 치료법은?

① 탈감작치료
② 인지행동치료
③ 생체리듬치료
④ 전기경련치료
⑤ 정신분석치료 ⇒ 답 ③

문 2. 뒤쳐진 수면각성위상장애 환자에게 적용할 수 있는 생체리듬치료법은?

① 기상 후 밝은 빛 치료
② 초저녁 멜라토닌 요법
③ 야간 썬글라스 착용
④ 수면각성지연법
⑤ ALL ⇒ 답 ⑤

문 3. 앞당겨진 수면각성위상장애 환자의 치료를 위해 생체리듬치료법을 수행하고자 한다. 위 환자에게 밝은 빛 치료를 적용하고자 하는데, 위 치료를 어느 시간대에 적용하는 것이 효과적인가?

① 오후 1시 ~ 오후 3시
② 오후 4시 ~ 오후 6시
③ 오후 7시 ~ 오후 9시
④ 오후 10시 ~ 오전 12시
⑤ 오전 1시 ~ 오전 3시 ⇒ 답 ③

11장

수면과 정신건강

Sleep

11-1

수면과 치매

[핵심질문]	수면부족이 치매를 일으키는가?
[학습목표]	1. 노화에 따른 수면 변화의 특징을 말할 수 있다. 2. 수면부족이 어떻게 치매위험성을 높일 수 있는지 설명할 수 있다. 3. 수면시간과 인지기능 감퇴와의 연관성을 이해할 수 있다.
[3꼭지 궁금증]	1. 수면장애가 치매를 유발할 수 있다고? 2. 수면부족이 뇌의 독성단백질을 증가시킨다고? 3. 잠을 많이 자도 인지기능에 문제가 발생할 수 있다고?

노화에 따른 수면 변화

수면 중 자주 깨고, 수면시간이 줄어드는 것은 노년기 흔히 볼 수 있는 수면 변화의 특징이다. 노화가 진행되면서 수면구조에 변화가 생겨, 수면질의 저하를 가져오기 때문이다. 노년층에서는 낮잠이 흔히 관찰할 수 있고, 일주기리듬변화로 일찍 잠에 들고, 일찍 깨는 특징을 보이게 된다. 이러한 수면변화의 특징들은 모두 노년기 인지기능저하, 그리고 치매위험성과 관련될 수 있다.

치매

인지기능을 상실하면서 일상생활에 장애가 발생하는 경우를 치매라고 말한다. 치매는 다양한 원인으로 발생할 수 있는데, 수면장애도 그 중 하나이다. 우리나라는 고령화 사회로 접어들면서 치매 환자의 수가 지속적으로 증가하고 있다. 이러한 상황에서 치매를 예방하고 뇌 건강을 유지하는 데 있어 가장 중요한 요소 중 하나는 건강한 수면이라고 할 수 있다. 좋은 수면 습관은 뇌 기능을 최적화하고 기억력을 향상시키는 데 기여하며, 결국 치매 발병 위험을 줄일 수 있도록 한다.

노인의 수면 변화와 치매

우선 많은 연구에서 이 같은 연구결과를 일관되게 보고하고 있듯, 수면질이 저하되면 인지기능에 나쁜 영향을 미치게 된다. 특히, 수면질을 판가름하는 척도인 수면 중 각성이 증가하거나 수면 효율이 감소하는 경우, 치매위험성을 높이게 된다. 700여명의 노인을 대상으로 한 대규모 추적 관찰연구에서 야간 수면 분절, 즉 조각잠이 심했던 사람은 그렇지 않은 사람에 비해 치매로 진행될 위험성이 50% 이상 증가하였다는 연구결과도 있다.

수면부족과 치매

치매 수면부족도 치매위험성을 높일 수 있다. 그 첫번째 이유는 수면이 부족하면 기억강화작용이 줄어든다는 사실이다. 잠을 충분히 잤을 때 기억을 담당하는 뇌 부위인 해마가 활성화되어, 배웠던 내용을 다시 한번 학습하는 효과를 가질 수 있다. 수면 중에 기억이 강화되는 이러한 현상을 기억강화작용이라고 말한다. 동물연구에서도 실험 쥐의 수면을 박탈하게 되면, 수면 재활성화가 방해받는 것을 관찰할 있다. 또한 나이를 들수록 기억강화작용은 줄어드는데, 80~90대에 이르러서는 이러한 기억강화작용이 아예 나타나지 않을 수 있다고 한다.

수면부족이 치매위험성을 높이는 또 다른 이유는, 수면부족이 알츠하이머병의 원인이 되는 독성물질을 증가시키기 때문이다. 인간을 대상으로 한 연구뿐 아니라 동물연구의 결과에서도, 수면부족은 β-아밀로이드를 증가시키고 β-아밀로이드 플라크 형성을 촉진하는 것을 알려준다. β-아밀로이드는 알츠하이머병의 주요 원인이 되는 독성 단백질 중 하나이다. 이는 우리 뇌에서 발견되는 노폐물의 일종인데, 이 단백질이 과도하게 쌓이면 우리 뇌에 독성작용을 일으키게 된다. 정상적으로 일상 활동을 열심히 하면, 우리 뇌에 노폐물이 쌓이는 것은 무척이나 자연스러운 현상이다. 하지만 문제는 이러한 노폐물이 배출되지 못하여 발생한다. 이 경우, 노폐물이 쌓이게 되어 뒤엉키면서 단단한 플라크를 만들어, 알츠하이머병을 유발하게 되는 것이다.

우리 뇌는 글림파틱 시스템이라고 부르는 노폐물을 청소하는 시스템이 있는데, 수면은 이러한 시스템을 가동시켜 우리 뇌의 노폐물을 제거하는 유일한 과정이다. 이 시스템은 잠을 자는 동안에 활성화되어, 뇌척수액이 흐를 수 있는 통로를 제공한다. 따라서 수면이 부족하다면 이러한 시스템은 가동되지 않고 결과적으로 독성 단백질이 뇌에 쌓여 알츠하이머병 치매를 유발하게 되는 것이다. 고광도 현미경으로 살아있는 실험 쥐의 뇌 조직을 실시간으로 관찰하면, 각성 시 쌓였던 노폐물이 수면 상태에서 제거되는 과정을 확인할 수 있다. 이 과정이 바로 글림파틱 시스템이다.

그렇다면 잠자는 시간을 늘리기만 하면 되는 것일까? 그렇지만은 않다. 수면질이 저하되면 보상적으로 사람들이 더 많이 누워 있거나 더 오래 자려는 경향이 있다. 하지만 실제로 노년층에서는 짧은 수면보다 긴 수면 시간이 인지기능 저하와 더 밀접한 연관성을 보이곤 한다. 이러한 현상은 수면 중 빈번한 각성과 수면 효율의 저하 때문일 수 있다. 즉, 수면시간의 길이 자체보다 그것이 발생하는 기저 원인인 수면질의 저하가 인지 기능 감퇴를 초래하는 것으로 해석될 수 있다.

분명 지나치게 수면이 부족하다면 문제가 될 수 있다. 하지만 실제로 많은 연구 결과들은 노인의 경우 적정 수면시간을 벗어난 과도한 수면시간이 오히려 인지기능, 심혈관계질환, 그리고 사망률에 더 큰 부정적 영향을 미치고 있다고 지적하고 있다. 노인에서 과도한 수면이 뇌졸중의 위험성을 증가시켰고, 뇌졸중에 따른 사망위험도 높였다는 연구결과가 있다. 이러한 결과는 노인에서 과도한 수면이 수면의 질이 저하되고 있음을 나타낼 수 있으며, 이는 치매 예방을 위해 주의가 필요한 수면 증상으로 해석될 수 있다.

다시 말해, 뇌 건강과 인지기능을 유지하는 데 적절한 수면시간을 확보하는 것도 반드시 필요하나 노인의 수면의 질을 향상시키는 노력이 훨씬 더 중요하다. 또한 수면의 질이 높아지면 자연스레 수면시간을 충분하게 확보하는 데도 도움을 가져다 줄 것이다.

낮잠과 인지기능

중년층에게 낮잠은 인지능력 향상의 이점을 가져올 수 있다고 자주 보고된다. 하지만, 노년층에서 낮잠은 그 특성에 따라 인지기능에 부정적 영향을 가져올 수 있다. 65세 이상 노인을 대상으로 한 연구에서는 참가자의 25%가 낮잠을 취하고 있음이 확인되었을 정도로 노년층에서 낮잠을 취하는 비율은 상당히 높다. 나이가 증가함에 따라 낮잠을 취하는 비율은 더 높아지는데, 65-74세 노인 중 39%, 75-84세 노인 중에서는 46%가 낮잠을 취하는 것으로 조사되었다. 이처럼 노년층에서 낮잠의 비율이 높은 것은 사실이지만, 노년층에서 인지기능에 미치는 낮잠의 유익성을 한마디로 결론을 내리기는 쉽지 않다.

일부 연구에서는 낮잠을 적절히 취한다면 노년층의 인지기능을 향상시킬 수 있다고 제안되고 있다. 한편, 다른 연구에서는 낮잠의 길이와 빈도가 노년층의 인지 기능과 치매 위험에 부정적인 영향을 미칠 수 있음을 시사하고 있다. 예를 들어, 노인이 긴 낮잠을 자는 것은 알츠하이머병 치매를 알리는 신호로 볼 수 있다는 것이다.

따라서, 낮잠의 이점과 위험성을 판단하기 위해서는 낮잠의 특성, 특히 그 빈도를 반드시 고려해야 한다. 최근의 연구결과에 따르면, 일주일에 1~2회 낮잠을 취하는 사람들은 심혈관 질환의 위험을 줄일 수 있지만, 낮잠을 너무 자주 혹은 오래 자면 그 이점은 사라진다고 보고되고 있다. 또한, 낮잠과 전반적인 수면 시간과의 관계도 중요하다. 예를 들어, 노년층에서 짧은 야간수면시간을 가진 경우, 낮잠이 사망률을 낮추는 효과를 가져오지만, 야간수면시간이 9시간을 넘어선 경우는 낮잠이 사망위험성을 증가시킬 수 있다고 알려져 있다. 때문에, 낮잠의 유익성을 판단할 때는 반드시 낮잠의 빈도와 야간수면시간을 함께 고려하는 것이 필요하다.

수면무호흡증과 치매

수면무호흡증은 치매 발병을 촉진할 수 있는 수면장애 중 하나이다. 수면무호흡증은 수면 중에 반복적으로 숨이 멈추는 현상으로, 이로 인해 뇌에 산소가 제대로 공급되지 않게 된다. 이 상태가 장기간 지속되면 인지 기능 손상을 초래하며, 알츠하이머병 및 혈관성 치매의 위험성을 증가시킬 수 있다. 산소 부족은 뇌 세포 손상과 뇌 부피 감소와 관련되어 있으며, 이는 시간이 흐름에 따라 인지 능력 손상과 같은 문제를 유발할 수 있다. 따라서 수면무호흡증의 적절한 관리와 치료 역시 치매 예방에 중요한 요소라고 할 수 있다.

3꼭지 토론학습

Q 1. 치매 환자들은 수면장애를 겪을 확률이 일반인보다 높을까?

그렇다. 치매는 뇌의 신경퇴행성 변화와 연관되어 있어, 수면을 담당하는 뇌 부위에도 영향을 준다. 이로 인해 치매 환자들은 일반인보다 수면 장애의 위험이 높아질 수 있다. 특히 치매 환자는 낮에 활동량이 줄어들고, 밤에는 깨어 있는 경우가 많다. 이는 생체시계의 이상으로 인한 수면 패턴 변화로 볼 수 있다.

Q 2. 수면장애도 치매 발병의 원인이 될 수 있을까?

수면장애는 치매 발병과 관련된 위험요인 중 하나로 간주될 수 있다. 우리가 잠을 잘 때, 뇌는 베타-아밀로이드와 같은 노폐물을 제거한다. 충분한 수면을 취하지 못하면, 이러한 노폐물이 쌓여 알츠하이머병과 같은 치매를 일으키는 주요 요인이 될 수 있다. 그러나 수면장애가 치매의 직접적인 원인이라고 단정지을 수는 없다. 치매라는 질환이 다양한 요인이 복합적으로 영향을 미치기 때문이다.

Q 3. 치매 환자들의 수면 패턴은 어떻게 변화할까?

치매 환자들은 밤낮이 바뀌어, 밤에 잠들기 어렵고 밤중에 배회하기도 한다. 낮에는 오히려 활동량이 줄어 낮잠을 취하게 된다. 일부 치매 환자들은 꿈을 행동화하는 렘수면 행동장애를 보이기도 한다. 수면 패턴을 개선하기 위해서는 규칙적인 수면패턴 유지가 중요하다. 즉 매일 같은 시간에 일어나고 잠들도록 노력해야 한다. 또한 낮잠을 너무 길게 혹은 늦게 자지 않도록 주의해야 한다. 환자의 안전을 위해 안전한 수면 환경유지도 중요하다. 밤에 화장실을 사용할 때에는 불을 켜거나 낙상 방지용 카펫을 사용하는 것이 좋다.

퀴즈풀이

문 1. 노화에 따른 수면 변화의 특징은?

① 덜 깸
② 늦게 잠
③ 숙면 증가
④ 낮잠 증가
⑤ 수면 질 향상

⇒ 답 ④

문 2. 수면부족이 치매위험성을 높이는 이유는?

① 숙면 증가
② 수면질 향상
③ 스트레스 완화
④ 도파민 증가
⑤ 독성단백질(β-아밀로이드) 증가

⇒ 답 ⑤

문 3. 수면 중 숨 멈춤에 따른 산소부족으로 인지 능력 손상을 유발할 수 있는 수면장애는?

① 불면증
② 기면증
③ 수면다리경련
④ 수면무호흡증
⑤ 렘수면행동장애

⇒ 답 ④

11-2

수면과 우울증

[핵심질문]	수면부족이 치매를 일으키는가?
[학습목표]	1. 수면과 감정조절과의 관계를 이해할 수 있다. 2. 수면과 관련하여 우울증이 발생하는 원인과 증상을 알 수 있다. 3. 수면의 조절을 통한 우울증 치료 방법을 이해할 수 있다.
[3꼭지 궁금증]	1. 수면장애가 감정을 악화시킨다고? 2. 렘수면이 억제되지 않으면 우울증이 생긴다고? 3. 수면부족으로 우울증을 치료한다고?

수면과 정신건강

수면과 정신건강은 서로 밀접한 관계를 갖고 있다. 충분하고 질 좋은 수면은 정신건강을 증진시키는 데 도움이 되며, 반대로 정신건강 문제는 수면의 질을 저하시킬 수 있다. 수면장애는 우울증, 불안 장애 등 다양한 정신건강 문제와 관련될 수 있으며, 수면의 질을 개선하는 것은 이러한 정신건강문제를 관리하고 치료하는 데 중요한 요소가 될 수 있다.

수면과 감정

수면과 정신건강의 관계는 주로 감정을 통해 연결된다. 건강한 수면의 양과 질은 개인의 정서에 안정감을 제공한다. 수면의 질과 양이 불충분할 경우 일시적으로 감정변화, 무기력감, 그리고 불안증상이 악화될 수 있다. 또, 장기적으로 이러한 양상이 지속된다면 정신건강에 부정적인 영향을 미치게 된다. 따라서, 수면과 감정의 관계를 이해하는 것은 개인의 정신건강과 웰빙을 개선하고 유지하는 데 중요한 역할을 한다.

수면과 감정의 공통점

수면과 감정은 무수히 많은 방식으로 연결되어 있다. 하지만 감정은 주로 깨어 있는 상태에서 경험되기 때문에 감정과 수면은 동시에 재현될 수 없다. 그렇다면 어떻게 수면과 감정은 상호영향을 주고받으며 우리의 일상생활과 정서적 상태를 결정짓는 것일까? “수면-활동의 24시간 속 관계”에 그 비밀이 숨어 있다. 수면과 감정은 마치 시소를 타는 것과 같다. 즉, 낮 시간 동안의 감정과 행동은 그날 잠에 영향을 미치게 되고, 수면의 질과 양 등은 다음 날 우리의 기분과 활동에 영향을 미친다는 의미이다.

정서적 악화요인으로서의 수면장애

수면장애는 우리의 감정 상태를 키울 수 있다. 예를 들어, 충분한 수면을 취하지 못하면 부정적인 감정이 더욱 커질 수 있고 감정의 기복에 변화가 생겨 화를 내거나 우울해질 수 있다는 뜻이다. 수면장애는 감정을 다루는 과정(감정처리과정)에도 영향을 준다. 이는 수면이 제한되거나 박탈되었을 경우, 감정의 안정성을 해치고, 일상적스트레스 상황에서조차 감정을 처리하는 능력이 약화될 수 있다는 것을 의미한다. 따라서 잠을 제대로 못 자게 된다면 우리는 더 쉽게 감정적 반응을 나타내게 되고, 감정을 효과적으로 다스리거나 조절하는

데 어려움을 겪게 될 것이다. 요약하면 수면장애는 감정을 악화시키고, 감정처리과정에 영향을 미쳐, 감정조절과 적응상 어려움을 유발시킨다고 정리할 수 있다.

렘수면과 감정조절

수면단계 중 렘수면은 감정 기억과 밀접한 관련이 있다. 그러나 렘수면이 감정에 미치는 정확한 영향은 아직 완벽하게 파악되지 않았다. 몇몇 연구들은 렘수면이 감정기억에 대한 정서반응을 줄이는 역할을 한다고 추측하게끔 하였다. 다시 말해, 감정적으로 강한 기억을 상대적으로 덜 느껴지도록 처리하는 과정이 렘수면 중에 발생한다는 것이다. 따라서, 감정기억을 건강하게 처리하고 관리하는 데 렘수면이 중요하다고 정리할 수 있다.

렘수면과 우울증

렘수면 억제가설은 렘수면이 억제되지 않는 현상이 주요 우울증의 생물학적 마커로 작용한다는 이론이다. 아세틸콜린은 렘수면을 활성화하는 주요 신경전달물질이라고 언급한 바 있다. 급성 우울증 환자들의 경우, 이러한 콜린성 물질로 렘수면을 유도했을 때 렘수면이 더욱 활발하게 나타난다고 한다. 아세틸콜린이 렘수면을 활성화하는 역할을 하긴 하나, 이것에 의해 직접적으로 우울증이 심화되었다는 결론을 내릴 충분한 근거는 아니라는 점을 기억하자.

기분장애와 수면

기분장애는 기분과 에너지의 현저한 변화를 특징으로 한다. 이는 우울증과 조증, 두 가지 주요 형태로 나타난다. 우울증은 기분저하, 에너지부족, 정신운동지체 및 불면증 등의 상태를 말한다. 조증은 기분상승, 과민성, 정신운동증가 및 수면 욕구 감소 등의 상태를 이른다. 그러나 기분저하나 기분상승이 있다고 하여, 기분장애로 진단하는 것은 아니다. 기분장애에서의 기분 상태는 개인의 정상적인 기분과 분명 차이가 나며, 해당상황에 적절한 반응이 아닌 경우에만 기분장애로 진단될 수 있다.

우울증과 조증은 수면시간의 변화를 겪으나 서로 대조되는 증상을 보인다. 우울증환자는 주로 수면 연속성이 끊기며 낮에 피로감을 호소한다. 불면증이 주요 증상이지만, 드물게 과다수면증을 겪는 환자도 있다. 반면 조증 환자는 수면시간이 줄어들지만 에너지가 넘쳐, 피로감을 느끼지 않는다. 적은 시간의 수면으로도 충분히 쉬었다고 느끼고 수면욕구의 감소가 흔하다.

멜랑콜리아의 핵심증상, 불면증

'멜랑콜라아'에 대해 들어본 적이 있는가? 멜랑콜리아는 고대 그리스에서 처음으로 기술하였다. 현대의 질환명과 비교하자면, 멜랑콜리아는 우울증으로 볼 수 있다. 당시에는 이러한 멜랑콜리아를 슬픔, 과민성, 초조함 및 불면증 등 4가지 기질 중 하나로 분류하였다. 놀라운 것은 기원전 4세기 고대 그리스 의사였던 히포크라테스가 불면증을 멜랑콜리아의 핵심증상으로 다루었다는 점이다.

수면양상을 통한 우울증 구별

19세기 독일의 저명한 정신과 의사, 에밀 크래펠린은 특정 패턴의 수면 장애가 특정 정신장애와 연관되어 있을 것이라는 가설을 세웠다. 크래펠린은 수면이 우울증을 나타내는 '뇌의 창'이라 여겨, 우울증을 내인성과 반응성이라는 두 가지 유형으로 구분하였다. 내인성 우울증은 생물학적 원인으로 인해 발생하는 것으로 가정했으며, 환자들은 주로 이른 아침에 갑자기 깨는 수면패턴이 특징이라고 하였다. 반면, 반응성 우울증은 심리사회적 스트레스가 주원인으로 이 경우 환자들은 잠들기 어려운 것이 일반적인 것으로 간주되었다. 그러나 현재의 관점으로 정신장애를 구분하기는 어렵다.

수면부족과 우울증 치료

볼 때, 수면패턴과 정신장애 사이의 관계는 무척이나 복잡하기에, 수면의 특정패턴만으로 우울증 환자에서는 잠을 자지 않고 밤을 지새웠더니, 50~60%가 증상이 좋아졌다고 한다. 반대로, 낮잠을 자고 나자 처음에 수면 부족에 반응했던 대부분의 환자에서 우울 증상이 재발했다고 한다. 언뜻 보기에 이해가 잘 되지 않을 것이다. 뇌 과학 연구에서 중요한 이론 중 하나가 신경 가소성이다. 신경 가소성은 뇌가 새로운 환경에 적응하도록, 그것의 구조와 기능을 변경하는 능력을 말한다. 연구자들은 상기의 수면부족이 신경 가소성을 향상시켜 우울증을 완화한 것이라고 생각한다.

스트레스는 이러한 가소성을 감소시키고, 항우울제와 정신치료는 이러한 가소성을 향상시킨다고 한다. 수면부족이 우울증 증상을 일시적으로 완화할 수 있는 것은 분명하지만, 임상에서 널리 사용되지는 않는다. 이는 수면부족의 효과가 일시적이며, 장기적인 수면박탈은 불가능하기 때문이다. 그럼에도 불구하고, 수면 부족의 반응을 통해 우울증이 개선될 수 있음을 알 수 있으며, 이는 환자가 절망감을 극복하는 데 도움이 될 수 있다. 특히 렘수면이 짧고, 아침에 증상이 악화되며, 식욕과 성욕이 감소하는 우울증 환자들에게서 수면부족으로 인한 우울증 개선효과를 더 많이 기대해볼 수 있다.

일주기리듬 변화와 우울증 치료

기분 장애의 다른 증상들은 계절적 영향과 급격한 주기적 기분 전환 장애와 같은 일주기 체계의 관여를 더 명확하게 나타낸다. 수면, 심부체온, 코르티솔과 같은 정서 장애 환자의 내부 일주기 마커가 외부 신호와 동기화되지 않는다는 강력한 증거가 제시되고 있다. 총 수면 시간을 변경하지 않고 수면 단계를 6시간 앞당기면 수면 부족과 비슷한 단기 항우울 효과가 있다.

이 효과의 메커니즘은 조절되지 않은 일주기 시스템의 재설정일 것이라고 추측되나 현재까지 수면 부족과 수면 단계 전진의 영향에 대한 정확한 메커니즘은 밝혀지지 않았다. 수면부족, 수면 단계 전진, 밝은 빛 요법을 함께 사용하면 효과가 상당히 오랜 기간 지속될 수 있으며, 이는 여러 메커니즘이 함께 작용할 수 있음을 나타낸다. 임상 연구 결과에 따르면, 계절성 우울증 환자들에게 생체리듬치료가 상당한 효과를 보여주고 있다. 이 치료는 이른 아침에는 밝은 빛에 노출시키고 저녁에는 빛의 강도를 줄이는 것, 규칙적인 식사와 신체 활동, 그리고 멜라토닌을 정확한 타이밍에 투여하는 것을 포함한다.

3꼭지 토론학습

Q1. 계절성 우울증 환자들에게 생체리듬치료 효과가 있는 이유는 무엇일까?

계절성 우울증은 특정 계절에 발생하는 우울증 형태로, 대개 겨울철에 가장 심해지며, 봄이나 여름에 완화된다. 이러한 우울증은 해가 짧은 시기에 발생하는 데, 그 이유 중 하나로 인체의 생체리듬과 관련된 요인들이 크게 작용한다. 생체리듬치료, 특히 빛치료는 계절성 우울증 환자들에게 효과적인 치료 방법 중 하나이다. 생체리듬치료는 환자의 생체 시계를 재조정함으로써, 낮과 밤의 리듬을 균형 있게 맞추어 준다. 이로 인해 멜라토닌과 세로토닌 같은 신경 전달 물질의 분비가 조절되어 우울증의 증상이 완화되는 것이다. 빛 치료 외에도, 수면 패턴 조절, 생활 습관의 변화 등 다양한 생체리듬치료가 계절성 우울증 치료에 활용되고 있다.

Q2. 수면장애의 양상으로 특정 정신장애를 예측할 수 있을까?

수면 장애는 다양한 원인, 예를 들면 환경적 요인, 생체 리듬의 변화, 물리적 건강 문제, 약물 반응 등으로 인해 발생할 수 있다. 이러한 다양한 원인들 때문에 단순한 수면 패턴만을 보고 정신 장애로 판단하는 것은 부정확할 수 있다. 또한 사람마다 수면에 대한 필요성과 질, 그리고 패턴이 다를 수 있다. 만약 수면 패턴만을 바탕으로 잘못된 진단을 내린다면, 환자는 부적절한 치료를 받게 될 수 있다. 그러므로 수면 패턴만을 토대로 판단하기 보다는 다양한 요인을 함께 고려해 평가하는 것이 중요하다.

Q3. 렘수면이 많아지면 우울증이 심화될 수 있는 것일까?

그렇지는 않다. 우울증 환자에서 렘수면이 더욱 활발하게 나타나는 것은, 렘수면과 우울증 사이에 어떤 연관성이 있을 수 있음을 나타내는 것일 뿐, 이것이 우울증의 심화를 의미하는 것은 아니다. 실제로, 렘수면과 우울증이나 다른 정신적 건강 문제의 연관성에 대한 구체적이고 명확한 메커니즘은 아직 완벽하게 밝혀지지 않았다. 따라서 렘수면의 활성화가 직접적으로 우울증이 심화하는 요인이 되었다는 결론을 내릴 수는 없다.

퀴즈풀이

문 1. 감정기억과 밀접한 관련되는 수면단계는?

① 렘수면 단계
② 비렘수면 1단계
③ 비렘수면 2단계
④ 비렘수면 3단계
⑤ 비렘수면 4단계 ⇒ 답 ①

문 2. 고대 그리스의 히포크라테스가 슬픔, 과민성, 초조함과 함께 멜랑콜리아(우울증)의 증상으로 다룬, 우울증의 주요 증상은?

① 불면증
② 자존감 상승
③ 활동량 증가
④ 사고속도 증가
⑤ 수면욕구 저하 ⇒ 답 ①

문 3. 계절성 우울증 환자들에게 이른 아침 밝은 빛에 노출시켜 수면주기를 앞당겨 항우울효과를 가지는 치료법은?

① 낮잠
② 심리치료
③ 수면부족
④ 렘수면 억제
⑤ 생체리듬치료 ⇒ 답 ⑤

11-3

수면과 불안

[핵심질문]	수면부족이 치매를 일으키는가?
[학습목표]	1. 불안장애와 수면장애와의 관련성을 이해할 수 있다. 2. 수면 중 공황발장의 특징을 말할 수 있다. 3. 외상 후 스트레스장애환자의 수면장애의 특징을 말할 수 있다.
[3꼭지 궁금증]	1. 수면 중 공황발작이 나타날 수 있다고? 2. 단독형 수면마비가 공황장애 증상이라고? 3. PTSD 환자들은 수면파편화를 경험한다고?

인구의 20% 정도는 불안과 트라우마 관련 장애를 앓는다는 결과가 있을 만큼 많은 사람들이 불안 장애를 경험한다. 불안장애는 범불안장애, 외상 후 스트레스 장애, 공황장애 등 다양하다. 불안장애는 수면 문제와 밀접한 연관이 있으며, 특히 불안장애가 있는 사람들은 불면증을 겪는 경우가 많다. 불안장애의 발병과 동시에 이러한 수면문제가 나타나기도 하고 또는 그 이후에 나타나기도 한다. 불안 장애를 가진 사람들은 과도한 불안, 긴장감 등의 증상을 겪으며, 이러한 증상은 수면에 영향을 미친다. 따라서, 불안장애와 수면문제 사이의 관계를 이해하고 적절한 치료를 받는다면 보다 효과적으로 불안장애를 개선할 수 있을 것이다.

공황장애

공황장애는 예기치 않은 공황발작이 반복되어 발생하는 정신건강 문제이다. 공황발작 시 환자들은 급격한 불안, 흉통, 빈맥, 호흡곤란, 감각이상 등을 경험하며, 이러한 발작은 몇 초에서 몇 분 동안 지속된다. 공황발작은 예기치 않은 상황이나 장소에서 발생할 수 있으며, 때로는 수면 중에도 발생할 수 있다. 일부 환자는 발작 후 특정 장소나 상황을 피하려는 경향이 있으며, 이러한 반응은 광장공포증과 관련될 수 있다.

공황장애와 수면장애

공황장애 환자에게 수면장애는 흔한 증상이다. 공황장애 환자의 최소 3분의 2이상이 수면 개시 및 유지의 어려움, 비회복수면, 야행성 공황발작 등 수면장애를 경험하는 것으로 보고된다. 한편, 이러한 수면장애는 공황발작을 포함한 불안증상의 악화로 이어질 수 있다.

수면 중 공황발작(Sleep panic attack)

수면 중 공황발작은 공황장애의 흔한 특징으로 보고된다. 이는 수면 중 호흡곤란 등의 신체 증상을 동반하면서 갑자기 깨어나는 것으로 종종 설명된다. 공황장애 환자의 약 절반이 질병이 진행되는 어느 시점에서 수면 공황 발작을 경험한다.

야행성 공황발작(nocturnal panic attack)

일부 연구에 따르면 최대 1/3의 환자가 야간에 반복적으로 공황 발작을 경험한다고 한다. 야행성 공황발작은 공황장애 환자의 자살률 증가와 관련이 있을 수 있다. 또한 야행성 공황을 겪는 환자들은 그렇지 않은 환자들에 비해 주간에 더 자주 공황 발작을 경험하며, 발작 시의 신체 증상도 더욱 심하게 나타날 가능성이 높다. 따라서 야행성 공황발작은 더욱 심각한 공황장애의 신호로 해석될 수 있다.

단독형 수면마비(isolated sleep paralysis)

뇌는 렘수면 중에 근육을 이완시켜 움직임을 제한한다. 이 현상을 렘근긴장소실(REM atonia)이라 한다. 이것은 꿈 속에서의 활동이 현실에서 실행하지 않기 위한 것이다. 수면마비는 잠들거나 깨어날 때 가끔 몸을 움직일 수 없는 상황을 경험하는 것을 말한다. 이는 렘근긴장소실과 연관된다.

수면마비는 기면증과 같은 수면장애에서 특징적이지만, 관련 수면장애와 무관한 경우에도 나타날 수 있는데, 이를 단독형 수면마비라고 부른다. 단독형 수면마비는 공황 장애에서 나타나는 특정한 수면장애 유형 중 하나이다. 단독형 수면마비는 공황장애뿐만 아니라 외상 후 스트레스 장애나 범불안장애와 같은 불안 장애와 연관되어 나타날 수 있다. 단독형 수면마비를 경험하는 일부 환자들은 불안 또는 흉부 압박감과 같은 공황증상을 느낄 수 있다.

공황장애의 치료

공황장애 치료에는 약리학적 개입과 심리적 개입이 모두 사용되며, 두 가지를 함께 사용하는 경우가 많다. 공황발작 빈도, 예기불안, 공포 회피와 같은 공황장애 증상에 효과가 있는 여러 종류의 약물 중 선택적 세로토닌 재흡수 억제제(SSRI)와 세로토닌 노르에피네프린 재흡수 억제제(SNRI)가 공황장애의 일차 치료제로 간주된다.

인지행동치료는 효과뿐 아니라, 그 효과가 오래 지속된다는 장점이 있다. 인지행동치료는 공황증상과 그 결과에 대한 비합리적인 생각을 환자가 직면하게끔 한다. 이는 회피 행동을 줄이고 두려워하거나 불안해하는 내부 감각과 광장공포증 상황에 점진적으로 노출시키는 과정을 포함한다.

한편, 공황 불안을 경험하는 사람은 그렇지 않은 사람에 비해 뇌척수액에서 하이포크레틴-오렉신 수치가 높은 것으로 밝혀졌다. 하이포크레틴은 각성을 촉진하는 펩타이드로, 공황장애와 관련된 수면장애가 이러한 시스템에 의해 매개될 수 있다는 주장의 근거를 뒷받침한다. 따라서 최근 미국에서 시판되고 있는 하이포크레틴-오렉신 수용체를 차단하는 약제(예:

수보렉산트)는 공황장애와 관련된 수면 장애에 특히 유용할 수 있다.

외상 후 스트레스장애(PTSD)

외상 후 스트레스장애는 심리적 외상을 겪은 후 발생하는 정신장애로서 정서, 인지 및 행동학적 영역에서 다양한 증상을 나타낸다. 이 장애는 반복적인 외상의 재경험이 특징이다. 외상은 대부분의 사람들에게 큰 혼란을 주는 사건으로, 폭력, 성폭행, 심각한 교통사고와 같이 생명을 위협하는 사건 또는 가족의 예기치 못한 죽음과 같은 갑작스러운 삶의 변화를 포함한다. 외상 후 스트레스 장애의 주요한 증상 중 하나는 꿈을 통해 외상을 재경험하는 것이다. 자율신경계 과각성 역시 주요한 특징으로 불면이나 감정 통제의 어려움 등을 느끼게 된다.

외상 후 스트레스 장애와 수면장애

수면장애는 외상 후 스트레스장애 환자에게 거의 보편적으로 나타난다. 환자들은 때때로 수십 년 동안 숙면을 취하지 못했다고 보고하며, 이러한 보고는 실제 동침 파트너에 의해 확인된 사실이기도 하다. 보고에 따르면 잠에서 깰 때 생생한 기억을 동반하는 악몽은 극심한 운동 활동과 마찬가지로 흔한 일이다. 수면을 돕기 위한 수많은 일반의약품과 처방약도 이러한 환자들에게는 보통 효과가 크지 않다. 또한 많은 환자들이 알코올 남용 문제를 가지고 있어 임상 양상을 복잡하게 만들고, 수면 장애의 본질을 파악하는 것을 더욱 어렵게 만들 수 있다.

외상 후 스트레스 장애(PTSD) 환자의 수면장애 특징

불안과 트라우마로 인한 수면 장애는 흔하게 발생한다. 흔히 수면증상에는 잠들기 어려움, 수면을 유지하는 데 어려움, 일찍 깨어나는 현상, 그리고 악몽이 포함된다. 환자들은 꿈에서 자주 공격적이고 부정적인 감정, 불안을 느낀다. 전쟁에 참여한 군인이나 홀로코스트 생존자의 꿈은 종종 분노와 외상의 관계를 반영한다. 폭력에 노출된 아이들 또는 외상을 경험한 다른 사람들 역시 꿈에서 부정적인 감정과 공격적인 행동을 보여준다. 외상 후의 악몽은 종종 강렬한 감각적 경험을 동반한다. 이러한 부정적인 감정, 불안, 위협, 그리고 공격성이 꿈에 나타나는 것은 그 꿈 자체가 외상의 원인이 될 수 있다는 것을 암시한다.

수면의 파편화를 만드는 노르에피네프린

외상 후 스트레스 장애를 가진 사람들은 노르에피네프린 시스템이 과도하게 활성화되어 있어, 깨어 있는 시간뿐만 아니라 잠을 자는 동안에도 고통을 느낀다. 높은 노르에피네프린 수준은 수면의 파편화와 악몽을 유발하는데, 이는 외상 후 스트레스 장애 환자들에게서 자주 관찰되는 증상이다. 특정 연구에서는 편도체의 변화가 외상 후 스트레스 장애의 과각성, 과잉 경계성, 그리고 수면 장애와 관련이 있는 핵심 메커니즘으로 작용하는 것으로 나타났다.

대부분의 항우울제는 세로토닌 수준을 높이는데, 이는 세로토닌이 노르에피네프린 뉴런을 억제하며 편도체의 활동을 줄인다고 알려져 있기 때문이다. 또한, 과각성을 줄이는 효과가 있는 약물 중 하나인 프라조신(알파 아드레날린 길항제)은 이러한 문제를 해결하는 데 도움을 줄 수 있다.

외상 후 스트레스 장애와 관련된 악몽

외상 후 스트레스 장애와 관련된 악몽은 일반적으로 자발적으로 해결되지 않으며, 1차적인 치료에 부적절하게 반응한다. 악몽은 PTSD 증상의 심각성과 추이에 부정적인 영향을 미치며, 심리적 고통을 악화시키고 자살적 사고와 행동에 기여한다. 프라조신이 악몽관리에 효과가 있다고 보고된 연구가 있지만, 확실하게 추전되는 치료 방법은 아니다.

Imagery Rehearsal Therapy (IRT)

이미지 연상치료와 같은 심리치료는 악몽관리에 효과적일 수 있다. Imagery Rehearsal Therapy (IRT)는 주로 악몽 장애를 겪는 외상 후 스트레스 장애 환자들에게 사용되는 치료법이다. 이 치료는 환자들이 자신의 악몽을 기억하고, 그것을 긍정적이거나 중립적인 꿈으로 바꾸는 기술을 학습함을 중심으로 한다. 적용 방법의 실례는 다음과 같다.

환자에게 최근의 악몽을 상세하게 기록하도록 요청한다(악몽 기록). 환자와 함께 악몽의 내용을 분석하고, 그것을 덜 위협적이거나 더 긍정적인 방향으로 바꾸는 방법을 함께 고민한다(악몽 재구성). 예를 들면, 공격적인 동물을 순한 동물로 바꾸는 것 등의 단순한 변경을 고려할 수 있다. 환자에게 바뀐 내용으로 이전에 꿨던 꿈을 재해석하여 상상하도록 안내하며, 이를 반복적으로 연습하게 한다(상상 연습). 환자가 새롭게 구성한 꿈을 더 편안하게 느끼도록 긍정적인 피드백을 제공한다(긍정적인 반응 강화). IRT는 몇 번의 세션 동안 이루어질 수 있으며, 개인의 상황에 따라 조절될 수 있다.

3꼭지 토론학습

Q 1. 악몽 후 불안감과 호흡 곤란을 느끼는 것도 수면공황발작일까?

물론 악몽 후에도 불안감과 호흡 곤란을 느낄 수 있으며, 수면 중에 갑작스럽게 발생하는 수면공황발작과 유사하게 비춰질 수 있다. 그러나 우리는 수면 공황발작이 주로 N2에서 N3로 전환하는 수면단계에서 발생한다는 사실을 고려해야 한다. 즉, 악몽과 연관된 렘수면이 아니라, 비렘수면 중에 발생하므로, 수면공황발작과 악몽은 관련성이 떨어진다고 볼 수 있다.

Q 2. 야행성 공황 발작이 일어나는 이유는 무엇일까?

연구자들은 야행성 공황발작이 우리 몸의 생리적인 반응과 관련이 있을 것이라고 추측한다. 이는 혈액내 이산화탄소 농도변화, 수면 중 호흡변화, 자율신경계이상 그리고 특정 뇌 부위인 청반의 활동 변화와 관련이 있을 수 있다. 한편, 야행성 공황발작은 깨어 있을 때보다, 잠들 때, 또는 휴식을 취할 때 더 잘 발생하는 경향을 보인다. 공황은 위협에 대해 대처하기 위한 우리 몸의 생존반응으로도 볼 수 있기 때문에, 경계 감각이 줄어드는 시기에 더욱 강하게 나타난다고 볼 수 있다.

한편, 공황 장애를 가진 사람들은 수면 도중에 다른 사람들보다 더 자주 움직이는 것으로 나타났다. 더욱이, 수면 시간 중 많이 움직이는 사람들은 야행성 공황 발작의 발생 빈도가 줄어든 것으로 관찰되었다. 이러한 연구 결과로, 수면 중의 활발한 움직임이 공황 발작을 잠시 억제하는 역할을 할 수 있을 것이라는 가설이 제기되기도 하였다

Q 3. 이미지 연상치료(IRT)가 외상 후 스트레스 장애 증상을 악화시킬 수 있지 않을까?

IRT의 핵심 원리는 환자가 자신의 악몽을 기억하고, 그 악몽의 내용을 덜 불쾌하거나 중립적인 내용으로 바꾼 다음, 바뀐 내용으로 악몽을 여러 번 상상하도록 하는 기법이다. 다시 말해, 악몽을 재 경험하는 것이 아니라, 악몽을 내용을 바꾸어 공포스러운 악몽에서 벗어나오게 하는 심리치료인 것이다. 따라서 환자들은 이 치료법을 통해, 환자는 악몽의 빈도나 강도가 줄어드는 효과를 경험할 수 있다.

퀴즈풀이

문 1. 수면 중 호흡곤란 등의 신체 증상을 동반하면서 갑자기 깨어나는 공황장애의 특징은?

① 악몽
② 과각성
③ 입면곤란
④ 단독형 수면마비
⑤ 수면 중 공황발작

⇒ 답 ⑤

문 2. 외상 후 스트레스장애 환자에서 악몽이나 수면파편화를 일으키는 신경전달물질은?

① 도파민
② 세로토닌
③ 멜라토닌
④ 옥시토신
⑤ 노르에피네프린

⇒ 답 ⑤

문 3. 자신의 악몽을 긍정적이거나 중립적인 꿈으로 바꾸는 기술을 학습하는 외상 후 스트레스장애 환자의 치료법은?

① 빛치료
② 그림치료
③ 전기경련요법
④ 프라조신 투여
⑤ 이미지 연상치료

⇒ 답 ⑤

12장

최면치료와 디지털 수면의학

Sleep

12-1

최면치료

[핵심질문]	최면으로 수면장애를 치료할 수 있다고?
[학습목표]	1. 최면이 무엇인지 알고 이에 대한 오해와 진실을 이해할 수 있다. 2. 최면을 사용하여 치료할 수 있는 질환들을 설명할 수 있다. 3. 최면의 4가지 단계와 각 단계의 특징을 설명할 수 있다.
[3꼭지 궁금증]	1. 최면이 정말 안전하다고? 2. 스스로 최면을 걸 수 있다고? 3. 최면이 불면증뿐 아니라, 다양한 의학적 질환의 완화에 도움이 된다고?

최면요법

최면요법이라고도 하는 최면은 깊은 이완과 집중력을 발휘하는 상태이다. 최면은 일종의 심신 의학이라고 할 수 있다. 훈련되고 인증된 최면술사 또는 최면 치료사는 언어적 단서, 반복, 이미지를 통해 환자를 깊은 집중과 이완의 상태로 안내한다. 최면에 걸리면 집중력과 집중력이 높아져 일상적인 방해 요소를 무시하고 건강을 개선하기 위한 변화 가이드의 제안에 더 개방적으로 반응할 수 있다.

최면의 작동

최면이 어떻게 작동하는지는 완전히 밝혀지지 않았다. 하지만 일반적으로 최면을 통해 깊은 집중과 이완 상태에 도달할 수 있다고 믿어진다. 최면에 걸리면 환자는 의식이 고요해진다. 이를 통해 생각, 신념, 지각, 감각, 감정, 기억, 행동의 기원이 되는 뇌 부위를 활용할 수 있게 된다. 이 상태에서 환자는 최면 치료사의 부드러운 안내를 통해 현재 행동을 유발하는 무의식적인 생각을 수정하거나 대체할 수 있다.

최면에 대한 잘못된 상식

최면을 거짓이라고 생각하는 사람들이 더러 있다. 그러나 이는 사실이 아니다. 최면은 무대 위 연기나 마술이 아닌 일종의 엔터테인먼트이다. 임상 최면은 전통적인 의학적 접근법을 포함하는 치료 계획의 일부로, 자주 사용되는 의료 요법의 한 유형이다.

또 다른 오해로는 최면에 걸리면 의식을 잃거나 기억상실증에 걸린다는 것이 있다. 대부분의 사람들은 최면 중에 일어나는 모든 일을 기억한다.

자신이 누구인지, 어디에 있는지 계속 인식하고 최면 세션 중에 일어난 일을 기억한다. 최면에 걸리면 최면 치료사의 통제 하에 있다는 것도 오해이다. 최면사나 최면 치료사는 최면을 유도하지만 최면은 스스로 하는 것이다. 자신의 의지에 반하는 행동을 하도록 강요할 수 없다. 행동에 대한 통제력을 잃지 않기에 비밀로 하고 싶었던 정보를 공개하는 등의 일은 발생하지 않는다. 최면은 암시를 더 쉽게 경험할 수 있게 해주지만 특정 경험을 하도록 강요하지 않는다.

간혹 최면이 깊은 잠과 마찬가지라고 생각하는 사람도 있다. 놀랍게도, 최면은 잠이 아니다. 최면의 종류에 따라 몸이 매우 고요하고 조용하며 잠든 것처럼 보일 수 있는 더 깊은 형태의 최면도 있지만, 실제로는 잠든 것이 아니다.

최면의 활용

최면 요법은 심리적 요인이 신체 증상에 영향을 미치는 여러 가지 의학적 질환을 치료하는 데 도움이 될 수 있다. 일반적인 정신 건강 분야에서는 시술 전의 스트레스와 불안, 공황 발작, 외상 후 스트레스 장애(PTSD), 공포증, 금연, 체중 감량, 야뇨증(야뇨증) 등 행동 조절 문제 등에 도움을 줄 수 있다. 또, 불면증, 천식, 폐경기 중 안면 홍조, 과민성 대장 증후군(IBS)을 포함한 위장 장애, 수술 후, 출산 후, 암, 섬유근육통, 화상 및 두통(편두통 및 긴장)을 포함한 통증 조절, 사마귀 및 건선을 포함한 피부 상태, 메스꺼움과 구토를 포함한 암 화학 요법 또는 방사선 치료의 부작용 등의 의학적 상황에서도 유용하게 활용된다. 최면은 이러한 질환 및 기타 여러 질환에 사용하기 위해 계속 연구되고 있다.

최면 경험

사람들은 최면을 다양한 방식으로 묘사한다. 최면 상태에는 주변의 방해 요소를 차단할 수 있을 정도로 집중력이 높아지기에 '몰입'하거나 무아지경에 빠진 것처럼 느껴질 수 있다. TV 프로그램에 너무 집중하거나 좋은 책에 푹 빠져서, 주변에서 이야기하는 소리를 듣지 못한 적이 있는가? 이러한 경험은 최면 상태에서 느낄 수 있는 느낌과 다소 유사하다. 많은 사람이 집중력이 높아졌음에도 불구하고 차분하고 편안함을 느낀다고 말하며 대부분 즐거운 경험이라고 설명한다.

절차 세부 정보

최면 세션에는 일반적으로 유도, 심화, 암시 및 출현의 네 가지 단계가 있다.

유도(induction)

이 단계에서는 긴장을 풀고 주의를 집중하며 방해 요소를 무시하기 시작한다. 최면 치료사는 호흡 조절(7을 세면서 숨을 들이마신 다음 11을 세면서 숨을 내쉬기), 점진적 근육 이완(숨을 들이마실 때 근육을 긴장시키고 숨을 내쉴 때 근육을 이완시킨 다음 몸 전체의 근육 그룹을 특정 순서로 반복) 또는 시각 이미지에 집중하는 등의 기술을 통해 이 단계를 안내한다.

더 깊게

이 단계는 첫 번째 단계에 이어서 이완과 집중력을 더 깊은 수준으로 끌어올리는 단계이다. 치료사는 카운트 다운, 계단을 내려가기, 침대에 천천히 깊숙이 들어가기와 같은 하강 이미지를 사용하는 경우가 많다. 유도와 더 깊게 단계는 제안에 대한 개방성을 높이는 목적을 가진다.

암시

이 단계는 경험, 행동, 지각에 실제 변화를 일으키기 위한 것이다. 최면 치료사는 신중하게 선택한 이미지와 언어를 사용해 제안을 전달하며, 이는 증상을 해결하기 위한 접근(증상 중심)이나 증상의 시작과 관련된 경험을 탐색하기 위한 접근(탐색적)일 수 있다. 변화는 주로 지각, 감각, 감정, 기억, 사고 또는 행동과 관련된다.

예를 들어, 한 흡연자가 금연을 위해 최면 치료를 받는 경우를 생각해 보자. 금연을 위해 우선 흡연 욕구를 일으키는 원인을 파악하고, 긍정적인 변화를 위한 방법을 배운다. 그다음, 금연에 도움이 되는 자원을 이해하고 흡연 습관을 깨거나 더 건강한 선택을 하는 법을 익히는 과정이 이어진다. 마지막 단계에서는 환자가 뒷거울 속 '검은 폐를 가진 과거의 나'와 앞거울 속 '깨끗한 폐를 가진 새로운 나'를 보며, 건강한 자신을 선택하고 그 방향으로 나아가도록 안내할 수 있다.

출현

출현 단계에서는 최면 상태에서 깨어나는 과정이 이루어진다. 최면술사는 계단을 올라가거나 숫자를 세는 이미지를 제시하는 등, 역심화 기법을 사용하여 점차적으로 깨어나도록 유도할 수 있다.

최면과 치료

최면은 일반적으로 전체 치료 계획의 일부로 다른 요법 및 치료와 함께 사용된다. 임상 환경에서 최면 요법을 단독 치료로 사용할지, 심리 치료 또는 전통 의학의 추가 치료로 사용할지는 최면 요법의 사용과 한계에 대해 교육을 받은 자격을 갖춘 전문가와 상의하여 결정하게 된다. 최면요법의 치료기간은 일반적으로 정해져 있지 않다. 치료기간은 문제의 종류와 심각성에 따라 달라진다. 경우에 따라 최면 요법은 여러 세션이 필요할 수도 있다.

최면 치료의 효과와 한계

18세기 이후로 널리 사용되어 왔지만, 최면요법에 대해 의학계는 여전히 신중한 입장을 유지하고 있다. 그러나 통증, 과민성 대장 증후군(IBS, Irritable Bowel Syndrome) 및 외상 후 스트레스 장애(PTSD, Post-Traumatic Stress Disorder) 증상 치료에서 최면요법의 효과를 입증하는 연구 결과들이 점차 증가하고 있다. 대부분의 의학 협회와 기관들은 최면요법의 효과에 대해 확실한 결론을 내리기 위해 더 많은 연구가 필요하다고 밝히고 있다.

사람마다 최면에 걸릴 수 있는 능력은 다르다. 최면에 대한 공포나 걱정은 이러한 능력을 방해할 수 있다. 그렇다면 최면을 가장 효과적으로 활용할 수 있는 사람은 누구일까? 바로 특정 문제를 극복하려는 강한 동기를 가진 사람이다. 다른 치료법과 마찬가지로, 최면은 특정 상황이나 사람에게 효과적일 수 있지만 모든 경우에 도움이 되지는 않는다. 특히 환각이나 망상과 같은 심각한 정신 건강 문제가 있는 사람에게는 최면이 적합하지 않을 수 있으며, 약물이나 알코올을 사용하는 사람에게도 권장되지 않는다. 또한,

최면을 통한 기억 회상은 연구적으로 충분한 근거가 부족하다. 초기 생활의 스트레스 요인 관리에 최면을 사용하는 경우에도 주의가 필요하다. 이런 상황에서 최면이 의도하지 않은 제안을 제공할 경우, 허위 기억이 형성되어 오히려 더 큰 고통과 불안을 초래할 수 있다.

3꼭지 토론학습

Q1. 최면요법은 위험할까?

최면요법이 위험하다는 우려는 잘못된 인식이다. 전문적으로 훈련된 치료사에 의해 수행될 경우, 최면요법은 다른 치료법과 마찬가지로 안전하다. 최면 상태에서도 개인의 의식은 여전히 활성화되어 있으며, 치료사는 환자를 조종하거나 부당한 행위를 강요할 수 없다. 최면요법은 개인의 내적 능력을 활용하여 긍정적인 변화를 이끌어내는 데 목적을 두고 있다는 점을 명심하자.

Q2. 자기 최면을 실제로 연습할 수 있을까?

자기 최면은 실제로 배우고 연습할 수 있는 기술이다. 깊은 호흡, 상상력을 활용한 시각화, 점진적인 근육 이완, 명상과 같은 기법들은 전문가가 주도하는 최면과 유사한 효과를 낼 수 있다. 이러한 방법들은 항암화학요법의 부작용이나 두통 같은 반복적인 건강 문제를 관리하는 데 특히 도움이 될 수 있다.

Q3. 수면 최면이란 무엇일까?

수면 최면은 불면증이나 수면 관련 불안 장애 환자 등의 수면 문제를 개선하기 위한 최면 치료법이다. 이 방법은 수면을 유도하는 데 직접적으로 사용되지 않지만, 수면의 질을 해치는 근본적인 심리적 문제를 해결하는 데에 도움을 줄 수 있다. 또한, 인지행동 치료(CBT)와 같은 다른 치료법과 병행하여 효과적으로 수행될 수 있다.

퀴즈풀이

문 1. 일종의 심신 의학으로 깊은 이완과 집중력을 발휘하는 상태를 무엇이라 하는가?

① 최면
② 몰입
③ 상담
④ 명상
⑤ 이완

⇒ 답 ①

문 2. 최면의 단계 중 경험, 행동 또는 지각의 실제 변화를 위한 단계는?

① 유도
② 심화
③ 암시
④ 출현
⑤ 수면

⇒ 답 ③

문 3. 최면 요법이 부적절할 수 있는 사람은?

① 야뇨증 환자
② 환각과 망상 환자
③ 과민성 대장 증후군 환자
④ 수술 후 통증을 겪는 환자
⑤ 외상 후 스트레스장애 환자

⇒ 답 ②

13-2

디지털 수면의학 1

[핵심질문]	디지털 수면의학이란 무엇인가?
[학습목표]	1. 디지털 수면의학이 무엇인지 말할 수 있다. 2. 디지털 수면의학의 특징과 장점을 이해할 수 있다. 3. 실제 출시된 디지털 수면의학 기기와 앱의 활용성을 설명할 수 있다.
[3꼭지 궁금증]	1. 수면장애의 진단, 치료, 모니터링에 디지털기술을 활용하는 것을 디지털 수면의학이라고? 2. 스마트폰을 통해, 수면상태를 모니터링 할 수 있다고? 3. 집에서도 수면장애를 검사 받을 수 있다고?

디지털 수면의학

다양한 디지털 기술들이 활용되면서 수면을 연구하고 관리하는 데 큰 진전이 이뤄지고 있다. 디지털 수면의학은 수면 관련 장애의 진단, 치료, 모니터링에 디지털기술을 활용하는 것을 의미한다. 이 기술을 활용하면 수면 문제를 더 잘 이해하고 진단할 수 있다. 디지털 도구와 플랫폼을 활용해서 수면 문제를 가진 사람들에게 보다 편리하고 효과적인 치료법을 제공할 수도 있다.

디지털 수면의학에서는 수면상태를 분석, 모니터링, 관리하는 것뿐 아니라, 수면장애를 진단하고 치료하는 것도 가능하다. 몇 가지 특성을 살펴보자.

1. **원격소통**: 원격소통이란 디지털 플랫폼을 통해서 서로 대화하거나 정보를 주고받는 방식을 의미한다. 디지털 수면의학에서는 모든 게 원격소통으로 이루어지고, 때문에 따로 시간을 내서 병원을 가지 않아도 된다는 장점이 생긴다. 인터넷이나 스마트폰 어플리케이션을 통해 의사 등의 전문가와 상담을 하는 것도 원격 소통의 일종이라고 말할 수 있다.
2. **데이터 기반**: 환자의 수면상태는 모두 데이터화 되어 분석된다. 즉, 데이터를 기반으로 환자의 수면을 분석하고, 치료 계획을 세우게 된다.
3. **실시간 모니터링**: 실시간 모니터링을 위해서는 웨어러블 기기들이 활용될 수 있다. 이를 통해 언제 어디서나 손쉽게 자신의 수면 상태를 확인할 수 있다는 가능하게 될 것이다.
4. **디지털 플랫폼**: 디지털 플랫폼을 통해 수면질환과 관련된 정보들을 제공받고 수면질환 관리도 받을 수 있게 된다.
5. **치료**: 전문가상담치료, 수면인지행동요법 등도 디지털 형태로 제공될 수 있다는 특징이 있다.

요약하면, 디지털 수면 의학은 기술을 활용하여 수면 관련 질환의 진단, 치료, 모니터링의 접근성과 효과성을 향상시켜 환자의 수면 건강을 개선한다.

실시간 모니터링을 위한 웨어러블 기기에는 벨론 링이 있다. 사용자는 Belun® 링을 검지에 착용한 후 Belun® COR를 가슴에 붙이고 remoHub를 침대 옆에 놓기만 하면 된다.

이 장치는 실시간으로 생체 신호를 모니터링하고 사용자의 생리적 상태에 대한 적시 경고를 제공한다. 장치를 켜면 자동으로 환자들의 주요 생리학적 매개변수를 기록한다. 이 시스템은 모바일 기기를 포함한 모든 연결된 기기를 지원하므로, 보호자나 의료인은 언제 어디서나 사용자의 건강 상태를 원격으로 확인할 수 있게 된다.

다음으로, leep Score Labs라는 스마트폰 어플이다. 이 어플은 스마트폰을 통해 수면상태를 진단, 모니터링, 관리, 치료하는 역할을 수행한다. 침대에 반듯하게 누운 후, 스마트폰을 가슴 높이에 두면, 우리가 몸을 움직여 해당 높이 이상이 되는 시점을 센서가 감지할 수 있게 된다. 이러한 원리로 수면시간을 계산하게 되며 이를 통해 얼마나 규칙적으로 자고 일어나는지 알 수 있다.

이 어플에는 몇 가지 재미있는 기능들이 더 있다. 어플에 나와있는 문구처럼 "구름 속 평화로운 열대우림"을 한번 상상해보자. 잠이 오는 것 같지 않은가? 이처럼 해당 어플은 꿈의 풍경을 상상하도록 하여 원활한 수면을 돕는 기능이 있다. 또한 수면에 도움이 되는 소리도 제공하고 있다. 이는 호흡을 서서히 느린 속도로 유도하여 긴장을 풀고 쉽게 잠들 수 있도록 도와준다.

가정용 스마트 진단기기

지금까지 수면검사를 위해서는 병원에 와서 하룻밤을 자며 수면다원검사를 받아야 하는 번거로움이 있었다. 현재 개발되고 있는 수면검사장비들은 집에서 손쉽게 검사가 가능하도록 개발되고 있다. 가정용 수면검사는 익숙한 수면환경에서 검사가 이뤄지기 때문에 보다 자연스러운 수면상태를 파악할 수 있다는 장점을 가진다. 또한 무선기술을 이용하기 때문에 간편할 수 있다. 제시된 사진은 어드밴스드 브레인 모니터링이라는 장비이다. 이 장비는 가정에서 수면검사를 진행하고, 환자의 검사정보를 무선전송을 통해 의료진에게 전송하여 진단할 수 있게끔 한다.

제시된 기기는 BresoDX® 개인용 가정용 수면 검사장비이다. 앞서 제시된 어드밴스드 브레인과는 달리, 수면무호흡증을 진단하기 위해 개발된 장비이다. BresoDX®는 마이크 및 가속도계를 이용하여 수면무호흡의 유무를 가려내게 된다.

3꼭지 토론학습

Q1. 디지털 수면의학 기기나 앱을 사용할 때 주의해야 할 사항은 무엇일까?

디지털 수면의학 기기나 앱은 프라이버시 침해위험성이 있기 때문에 프라이버시 정책을 주의 깊게 읽고, 자신이 이용하는 기기나 앱의 수면 데이터 수집 과정과 저장 기간 등에 유의해야 한다. 또한 정보의 정확성에도 무조건적인 신뢰를 보여서는 안된다. 모든 디지털 기기나 앱이 정확한 정보를 제공하는 것은 아니다. 따라서 기기들의 데이터에 의심스러운 점이 있다면 전문가를 찾아, 반드시 문의해야 한다. 마지막으로 기기나 앱은 단지 도구일 뿐, 규칙적인 수면 스케줄, 적절한 수면 환경 설정과 같은 건강한 수면 습관을 스스로 유지하려는 노력이 필요하다.

Q2. 디지털 수면의학이 가지는 장점과 단점은 무엇일까?

디지털 수면의학은 수면 문제를 관리하고 개선하기 위해 디지털 기술을 사용하는 수면의학 분야이다. 여기에는 모바일 앱, 웨어러블 기기, 온라인 프로그램 등이 포함된다. 사용자는 시간과 장소에 구애받지 않고 디지털 도구를 사용하여 수면 문제를 관리할 수 있는 이점이 있다. 또한 사용자의 수면 데이터를 기반으로 맞춤형 피드백과 개인별 치료 계획을 제공하며 비용 절감이 가능하다는 장점도 있다.

그러나 이러한 이점에도 불구하고, 수면 데이터와 같은 개인 정보가 적절하게 보호되지 않을 위험이 있다. 어쩌면 기술에 지나치게 의존하여 자신의 수면 패턴을 스스로 조절하는 능력을 소홀히 할 수도 있다. 앱이나 기기의 기술적 결함이 있을 경우, 수면 모니터링과 관리에 방해가 될 수 있으며 사용자가 받는 많은 양의 데이터와 정보로 인해 오히려 불안감이 증가할 수 있다.

따라서 디지털 수면의학은 의료 전문가와의 상의 하에 개인에게 적합한 디지털 수면의학 도구와 전략을 선택하는 것이 중요하다.

Q3. 개인정보와 데이터 보안의 잠재적 위험을 줄이기 위한 조치는 무엇일까?

디지털 기술이 활용되기 때문에 프라이버시와 데이터 보안의 잠재적 위험은 항시 존재한다고 볼 수 있다. 수면과 관련된 개인 데이터는 매우 민감한 정보이며, 이를 해킹이나 무단 액세스로부터 보호하는 것이 중요하다. 이를 위해, 애플리케이션과 기기 제조사들은 강력한 암호화 기술을 사용하여 데이터를 보호하고, 사용자 인증 절차를 강화해야 한다. 또한 사용자는 자신의 데이터가 어떻게 처리되고 있는지 명확히 이해하고, 필요한 경우 이에 대해 통제할 권한을 가져야 한다. 의료 기관과 사용자 모두에게 데이터 보안의 중요성에 대해 지속적으로 교육하고 인식을 높이는 것이 필수적이다.

퀴즈풀이

문 1. 수면 관련 장애의 진단, 치료, 모니터링에 디지털기술을 활용하는 것은?

① 인지행동치료
② 수면다원검사
③ 전기경련요법
④ 일주기리듬변화
⑤ 디지털 수면의학

⇒ 답 ⑤

문 2. 디지털 수면의학 기기나 앱 사용 시 올바른 태도는?

① 무조건적인 기술 의존
② 프라이버시 정책 정독
③ 제공된 모든 정보 수용
④ 의료 전문가의 조언 무시
⑤ 기기나 앱에 대한 강한 신뢰

⇒ 답 ②

문 3. 수면상태를 진단하고 치료하는 기능을 갖는 어플 형태의 디지털 기기는?

① 벨론 링
② 스마트폰
③ 엠씨스퀘어
④ BresoDX
⑤ Sleep Score Labs

⇒ 답 ⑤

13-2

디지털 수면의학 2

[핵심질문]	디지털 수면의학이란 무엇인가?
[학습목표]	1. 디지털 치료제와 전자약의 차이점을 설명할 수 있다. 2. 디지털 치료제의 활용범위와 불면증 치료제로 허가된 디지털치료제의 작용기전을 설명할 수 있다. 3. 전자약의 개념과 작용기전을 설명할 수 있다.
[3꼭지 궁금증]	1. 소프트웨어가 바로 디지털 치료제라고? 2. 불면증 디지털 치료제들은 주로 모바일 앱을 통해 디지털 인지행동치료(CBT-I)의 형태로 제공되고 있다고? 3. 전자약은 먹는 게 아니라고?

디지털 치료제와 전자약

디지털 치료제(Digital therapeutics)와 전자약(electroceutical)은 최근 빅데이터와 인공지능 등 정보통신기술의 발달로 주목을 받고 있는 치료제다. 비대면 치료가 가능하며 독성과 부작용이 없어 미래 질병치료의 대안으로 떠오르고 있다.

디지털 치료제(Digital therapeutics)

디지털 치료제는 질병 예방, 관리, 치료를 목표로 하는 소프트웨어이다. 이들은 알약이나 주사와 같은 전통적인 의약품 대신 가상현실이나 모바일 애플리케이션 형태로 환자에게 치료적 중재를 제공한다. 디지털 치료제 역시 기존 의약품과 마찬가지로 임상시험을 통해 그 효과가 검증되어야 하며, 정부기관의 허가 및 의사의 처방을 통해 사용되게 된다.

디지털 치료제의 활용범위

디지털 치료제는 정신건강 분야에서 폭넓게 사용되고 있다. 대표적으로 수면장애를 포함하여 주의력결핍 및 행동장애, 알코올 및 약물중독, 불안 및 우울증 등 치료에 디지털 치료제가 활용되고 있다.

많은 사람들이 수면장애로 인해 고통받고 있다. 2022년 기준 국내 약 72만 명의 성인이 수면장애를 경험하고 있다고 한다. 디지털 치료제는 불면증 환자들이 수면제에 덜 의존하면서도 효과적으로 고통을 덜 수 있도록 도와줄 수 있다. 이 때문에 수면장애의 관리와 개선을 위한 디지털 치료제의 활용이 급속히 증가하고 있는 추세이다.

디지털 치료제는 수면 건강 관리에 필수적인 맞춤형 인지행동치료와 생활습관 개선을 제공한다. 환자는 잘못된 인지 및 수면 습관을 교정하여 건강한 수면 패턴을 확립하는 데 도움을 받을 수 있다.

디지털 치료제의 수면장애 치료효과는 여러 임상연구를 통해 확인되고 있다. 디지털 치료제들은 주로 모바일 앱을 통해 디지털 인지행동 치료(CBT-I)의 형태로 제공되고 있다. 불면증 치료를 위해 임상현장에서 실제 사용되고 있는 국내외 몇 가지 디지털 치료제들을 알아보자.

첫 번째, 영국의 스타트업인 Big Health에서 개발한 불면증 디지털치료제, Sleepio이다.

Sleepio는 스마트폰 앱을 활용한 인지행동 디지털 치료제이다. 불면증 환자는 우선 수면과 관련된 주제, 즉 수면에 대한 인식과 목표에 대한 설문을 시작하고, 이를 기반으로 가상 코치가 맞춤형 6주 수면치료 프로그램을 안내한다. 주 6회 세션을 통해 수면 습관을 학습한 후, 수면 일지를 작성하게 되고 개선부분을 확인할 수 있다. 각 세션은 20분가량 진행되고 사용자의 진행 상황과 목적에 맞게 조정될 수 있다.

다음은 미국에서 2014년에 설립된 스타트업 Embr Labs에서 개발한, 시계 형태의 디지털 치료 기기인 Embr Wave이다. Embr Wave는 외부 온도 변화를 통해 스트레스 해소와 심리적 안정을 돕는 기기이다. 인간의 뇌는 신체 일부의 온도 변화만으로도 전체 체온이 바뀐 것으로 인식할 수 있다. 예를 들어, 더운 날 발을 차가운 물에 담그면 온몸이 시원해지고, 추운 날 따뜻한 코코아를 손에 쥐면 온몸이 따뜻해지는 것을 느낄 수 있다. Embr Wave는 이런 원리를 적용하여 미세한 온도 변화를 통해 사용자의 기분을 개선하도록 설계되었다. 손발이 따뜻해지면 말초혈관이 확장되어 심부체온이 낮아지고, 이는 숙면을 촉진하는 효과가 있다는 점을 활용한 것이다. Embr Wave는 전용 앱과 연동하여 사용자에게 적합한 온도를 찾아주고 유지함으로써 숙면을 유도하는 효과를 가지고 있다.

마지막으로, 국내 디지털 치료제 1호인 불면증 치료제, 솜즈(Somzz)이다. 솜즈는 실제 임상현장에서 적용되고 있는 불면증 인지행동치료를 모바일 앱에서 그대로 구현한 치료제라고 할 수 있다. 불면증 환자는 6~9주간 모바일 앱을 사용하면서 피드백, 행동 중재 및 교육훈련을 실시간으로 제공받으며 맞춤형 불면증 치료를 받게 된다.

전자약(electroceutical)

전자약은 약물 치료 대신에 전기신호를 이용해 주로 뇌신경계를 조절함으로써 질병을 치료하는 전자장치이다. 보통 '약'이라고 한다면, 먹는 알약 형태를 떠올릴 것이다. 그러나 전자약은 알약과는 완전히 다른 치료 수단이다. 전자약은 전기, 자기장, 열과 같은 물리적 자극을 만들어내는 하드웨어를 신체에 부착하거나 내부에 이식하여 사용하게 된다. 예를 들어, 심박 조율기나 심부 뇌 자극기(deep brain stimulators) 같은 의료 기기가 전자약에 속한다. 이들은 신경 전달경로에 직접적으로 전기적 자극을 주어 심장 박동을 조절하거나 신경정신 장애의 증상을 완화하는 역할을 한다. 현재 전자약 분야는 상대적으로 새롭고 실험적인 단계에 있다. 그러므로, 디지털 치료제에 비해 임상적으로 상용화 범위가 제한적일 수 있다.

"노력하는 학생과 함께 합니다. 성적의 차이는 집중력의 차이."이 광고 문구를 들어본 적이 있는가? 우리나라 최초의 전자약은 1990년에 개발된 엠씨스퀘어라고 말할 수 있다. 엠씨스퀘어는 뇌파동조화 기술을 통해 집중력을 높이고, 숙면을 도우며, 휴식을 증진시키는 역할을 하는 것으로 알려져 있다.

리솔은 수면 유도 뇌파 동조를 활용한 tACS(경두개 교류전기자극) 전자약이다. 이 제품은 수면 머리띠 형태로, 머리를 통해 전달되는 전기 자극을 이용하여 사용자의 뇌파 주파수를 조정한다. 이렇게 조정된 뇌파는 자극이 주어질 때 발생하는 주파수와 일치하기에, 수면 장애를 호전시키거나 치료하는 데 도움을 줄 수 있다.

힐링핏은 귀에 걸쳐 착용하는 제품이다. 이 기기는 미세 전기자극과 음향 파동에너지로 뇌를 자극하여 세타파와 서파를 활성화시키는 방식으로, 깊은 숙면을 돕는다.

Wearable and implantable electroceuticals(WIEs): 웨어러블 이식형 전자약

웨어러블 이식형 전자약은 앞서 제시한 전자약보다 한 단계 진보된 형태의 전자약이라고 볼 수 있다. 신체 내에 이식하여 사용하는 이 기기들은 전기 자극을 이용해 세포나 조직에 직접적으로 영향을 주기에 일반 전자약보다 더욱 정밀한 치료를 가능하게 한다. 이 기기들은 신경계, 심혈관계 등 다양한 신체 시스템의 조절과 치료에 활용될 수 있다.

웨어러블 이식형 전자약은 전자기기이기 때문에 신체 내에 이식할 경우, 배터리 수명과 관리가 중요한 고려사항이 된다. 최근 개발되고 있는 웨어러블 이식형 전자약은 자가발전 기능 등을 부착하여 외부 전원 없이도 동작할 수 있는 가능성을 탐구하고 있다.

치료적 전기 자극을 위한, 착용가능하고 신체에 이식할 수 있는 전자약(Wearable and Implantable Electroceuticals, WIEs)은 현대 의료 분야에서 필수적인 의료기기가 되었다. 이들 기기는 전기 자극을 공급하는 전원 장치와 특정한 치료 목적을 달성하기 위해 세포나 조직에 전기적 자극을 가하는 전극들로 구성된다. 이 기기들의 임상 활용을 위해서는 크기를 줄이고 유연성을 높이며 생체적합성과 생분해성을 확보하는 것이 주요한 과제이다.

3꼭지 토론학습

Q1. 소프트웨어인 디지털 치료제가 어떻게 치료적 도움을 줄 수 있을까?

디지털 치료제는 소프트웨어 기반의 치료 방식으로, 전통적인 약물이나 수술적 처치와는 전혀 다른 새로운 접근법을 제공한다. 디지털 치료제는 특정 질병을 치료하거나 관리하기 위한 목적으로 개발된 소프트웨어 프로그램이다. 이 프로그램들을 통해 사용자의 문제행동을 개선하고, 건강 관련 교육을 제공하며, 건강 데이터를 모니터링하여 개인에게 맞춤화된 피드백을 제공함으로써 치료 효과를 나타내게 된다. 디지털 치료제는 그 특성상 의료전문가와의 실시간 상담을 제공하여, 전통적인 대면 진료가 가지는 시간적, 공간적 제약을 뛰어넘는 장점을 제공한다. 현재 디지털 치료제는 주로 기존 치료법을 보조하는 역할을 하지만, 미래에는 이러한 방법들을 대체하고 활용 범위를 더욱 확대할 것으로 기대된다.

Q2. 전자약도 알약처럼 복용하는 것일까?

전자약은 흔히 복용하는 알약과 무관한 형태의 치료 수단이다. 전자약은 실제 먹는 것이 아니라 전기 신호를 사용하여 치료 효과를 발휘하는 전자 기기이다. 전자약은 계속해서 사용할 수 있지만 알약은 한 번 복용하면 끝난다는 차이도 있다. 전통적인 약물은 화학 반응으로 치료 효과를 나타내지만, 이로 인한 부작용의 위험이 있다. 전자약은 약물 복용이 어려운 경우나 약물 치료가 적합하지 않은 상황에서 대안으로 고려될 수 있다. 그러나 전자약은 아직 초기 개발 단계에 있어, 전통 약물에 비해 사용 범위가 좁고 제한적이다.

Q 3. 신체에 이식해서 사용하는 전자약의 필요 전력은 어떻게 공급될까?

신체에 이식된 전자약이 인체 내에서 작동하려면 지속적인 전력 공급이 필수적이다. 전력 공급 이슈는 전자약과 관련된 기술의 한계를 극복하는 데 중요한 과제이다. 현재 여러 기술들이 고려되고 적용되어 가고 있다.

먼저 체내 전력 공급을 위해 무선 에너지 전송 기술이 적용될 수 있다. 이 기술을 이용하면 이식된 상태로 외부에서 무선으로 충전될 수 있다. 다음으로 인체에서 발생하는 에너지를 이용하는 기술이다. 즉, 체온, 심장 박동, 혈류 또는 근육 움직임에서 에너지를 추출하여 전기 에너지로 변환하는 방법이다. 또 다른 방법은 생체 적합 배터리 기술이다. 이 배터리들은 종종 생분해성 물질로 만들어져 장기적으로 인체에 해가 없도록 설계된다. 아직 상용화 단계는 아니지만, 인체 내부에서는 포도당과 같은 자연적인 물질을 사용해 에너지를 만드는 초소형 연료전지도 고려될 수 있는 기술이다.

이러한 전력 공급 방법들은 이식된 전자약의 목적 및 필요성에 따라 다르게 적용될 수 있으며, 장치의 안전성, 편리성을 고려하여 선택된다.

퀴즈풀이

문 1. 질병 예방, 관리, 치료를 목표로 하며, 수면장애 분야의 경우 맞춤형 인지행동치료와 생활습관 개선할 수 있도록 돕는 소프트웨어는?

① SSRI

② 졸피뎀

③ 전자약

④ 벤조디아제핀

⑤ 디지털 치료제 ⇒ 답 ⑤

문 2. 인간의 뇌는 신체 일부의 온도 변화만으로도 전체 체온이 바뀐 것으로 인식할 수 있는데, 예를 들어, 더운 날 발을 차가운 물에 담그면 온몸이 시원해지고, 추운 날 따뜻한 코코아를 손에 쥐면 온몸이 따뜻해지는 것을 느낄 수 있다. 이러한 원리를 이용한 디지털 치료제는?

① 솜즈

② sleepio

③ 엠씨스퀘어

④ Embr Wave

⑤ Sleep Score Labs ⇒ 답 ④

문 3. 디지털 치료제와 비교하였을 때, 전자약이 가지는 단점은?

① 무한한 에너지

② 의료인의 완전한 대체

③ 제한적인 상용화 범위

④ 극적인 약물 의존성 감소

⑤ 안전성 문제 제기 가능성 부재 ⇒ 답 ③

참고문헌

Agarwal, P., & Griffith, A. (2008). Restless legs syndrome: a unique case and essentials of diagnosis and treatment. The Medscape Journal of Medicine, 10(12), 296.

Shen, Z., Shuai, Y., Mou, S., Shen, Y., Shen, X., & Yang, S. (2022). Case report: Cases of narcolepsy misdiagnosed as other psychiatric disorders. Frontiers in Psychiatry, 13, 942839.

“Restless Legs Syndrome”, National Institutes of Neurological Disorders and Stroke, last modified 7, 19, 2024, accessed 11, 7, 2024, https://www.ninds.nih.gov/health-information/disorders/restless-legs-syndrome.

색 인

1차 선택제 / 127
2017 노벨생리의학상 / 13
3p모형 / 96
3당 4락 / 18
β-아밀로이드 / 305

(B)

Belun® / 338
Belun® COR / 338
BresoDX® / 339
BZRA / 124

(C)

Circadin / 127

(D)

DSM-5 / 89

(E)

Embr Wave / 345

(G)

GABA / 124
GABA 수용체 / 124
GABA(Gamma-Aminobutyric Acid) / 36

(H)

HLA-DQB1*0602 / 221

(I)

ICSD-3 / 89
Imagery Rehearsal Therapy (IRT) / 323

(K)

K-complex / 41
K-복합파 / 38

(L)

L-테아닌 / 129
LDT / 37
leep Score Labs / 339

(M)

Mallampati 점수 / 145

(P)

PER 단백질 / 249
PER1 / 249
PER2 / 249
PER3 / 249

(R)

remoHub / 338

(S)

Sleep terrors / 204
sleeping on a problem / 48
Sleepio / 344

(T)

tACS(경두개 교류전기자극) / 346
TMN / 36

(U)

URGES / 164

(V)

VLPO / 36

(W)

Wearable and implantable electroceuticals(WIEs) / 346

(Z)

Z-약물 / 125

(ㄱ)

가바펜틴 / 128
가상현실 / 344
가성 RBD / 198
가습 챔버 / 155
가위 / 223
가정용 수면검사기기 / 21
가정용 스마트 진단기기 / 339
가족력 / 179
각성 / 35
각성 스위치 / 36
각성자극 / 292
간독성 / 129
간질 / 176
갈라닌(Galanin) / 36
감각처리이상 / 98
감기약 / 36
감정의 조절 / 29
감정처리 / 48
강렬한 감정반응상태 / 220
강한 긍정적 감정 / 220
강화현상 / 165
개인 정보 / 340
거대 혀 / 145
건강보험 / 156
걷기 / 184
게으름 / 236
결과론적 해석 / 76
경련 / 182
계절성 기분장애 / 298
계절성 우울장애 / 113
계절성 우울증 / 316
고광도 현미경 / 305
고통의 수반 / 89
공기흐름 / 136
공복 / 62
공포감 / 203
공황장애 / 320
과다수면증 / 284
과식 / 62
광 치료 / 298
광치료 / 112
교감신경계의 활성 / 39
교뇌 / 36
교뇌(pons) / 196
교대근무 수면장애 / 284
구강내 구조 / 145
구강내 장치 / 154
국제수면장애분류(ICSD) / 89
그로기상태 / 275
그리포니아 / 129
극단적 아침형 / 279
극단적 저녁형 / 277
근긴장도 감소 / 137
근육강직 / 183
근육통 / 182
근전도 / 149
글리신 / 128
글림파틱 시스템 / 30
금단 효과 / 118
긍정적인 반응 강화 / 324
기간 / 90
기능손상 / 89
기능장애 / 235
기면병 / 217
기면증 / 220
기면증 개(canine narcolepsy) / 220
기분장애 / 313
기상 시간 / 63
기억강화작용 / 304
기억과정의 증폭 / 99
기억상실증 / 124
기억응고화 / 29
기억이나 집중력의 문제 (memory or concentration issue) / 144
긴장성 상승 / 186
깨어있는 이갈이 / 188
꿈 / 46
꿈 내용 (dream contents) / 47
꿈 반동 / 55
꿈 해석 / 51
꿈의 역할 / 49

(ㄴ)

나이트쉐이드 / 129
나타니엘 클라이트만 / 11
낮 졸림 / 137
낮잠 / 306
내성 / 62
내인성 우울증 / 314

냉찜질 / 184
노르에피네프린 / 37
노인 불면증 / 127
노출기법 / 76
노폐물 / 30
노화 / 20
뇌간(brainstem) / 36
뇌사 / 36
뇌신경세포 / 10
뇌실 / 32
뇌실질 / 32
뇌의 공간 / 29
뇌전도 기법 / 11
뇌졸중 / 30
뇌줄기 / 36
뇌척수액 / 221
뇌파 / 10
뇌하수체 / 36

(ㄷ)

다리 경련 / 182
다리 근전도 모니터링 / 145
다리도렉산트 / 125
단독형 수면마비 / 321
단독형 수면마비(isolated sleep paralysis) / 321
단일 성분 / 128
대뇌각교뇌피개핵
(Pedunculopontine Tegmental Nucleus, PPT) / 37
대뇌피질각성 / 98
대사 질환 / 257
대사율 / 29
더 깊게 / 332
데이터 기반 / 338
데이터 보안 / 341
델타파 / 14
도파민 부족 / 163
도파민 분비 이상 / 172
도파민 회로 / 166
도파민 효험제 / 165
도파민성약물 / 165
독성 단백질 / 305
독세핀 / 116
독실아민 / 116
동맥혈 / 32
동면 / 33
동반률 / 172
두뇌 활동성 / 39
두뇌게임 / 166
뒤쳐진 수면각성위상장애 / 274
디지털 수면의학 / 338
디지털 인지행동 치료(CBT-I) / 344
디지털 치료제(Digital therapeutics) / 344
디지털 플랫폼 / 338
디펜히드라민 / 116
딜티아젬 / 184

(ㄹ)

라멜테온 / 126
라벤더 / 129
렘근긴장소실(REM atonia) / 321
렘보렉산트 / 125
렘수면 스위치 / 37
렘수면(REM sleep) / 12
렘수면기 / 37
렘수면행동장애(RBD) / 194
로널드 코노프카(Ronald Konopka) / 248
로라제팜 / 128
로버트 맥니쉬 / 19
리솔 / 346
리차드슨 / 11
리쳐드 캐튼 / 10

(ㅁ)

마그네슘 / 129
마사지 / 183
마이클 로스배시 / 13
마이클 영 / 13
만성불면증 / 100
만성피로증후군 / 298
만성화 / 90
말초시계 / 247
말초신경병증 / 166
맘모스 동굴 / 11
망활성계(Reticular Activating System, RAS) / 36
맞춤형 교정장치 / 186
멜라토닌 / 31
멜라토닌 수용체 작용제 / 116
멜라토닌 제재 / 116
멜라토닌작용 / 116
멜랑콜리아 / 314

면역 시스템 / 29
면역력 / 258
명암 자극 / 297
명암주기 / 252
모니터링 / 21
모다피닐(100mg qd) / 235
모바일 애플리케이션 형태 / 344
목 둘레 / 144
목 둘레(neck circumference) / 144
목적 지향적 기준 / 77
목젖 / 136
목젖-구개-인두-성형술
(Uvulopalatopharyngoplasty, UPPP) / 154
몰입 / 331
몽유병(somnambulism) / 203
무늬만 인과론 / 77
무아지경 / 331
무어 교수팀 / 13
미네랄 / 128
민감성 / 10

(ㅂ)

반감기 / 120
반동현상 / 119
반응성 우울증 / 314
발레리안 / 128
밤 올빼미형 / 275
방추파 / 41
배꼽시계 / 260
백색소음 / 100
백일몽 (day dreaming) / 50
버크민스터 / 21
베타파 / 14
벤조디아제핀 수면제 / 116
벤조디아제핀 수용체 / 116
벤조디아제핀 수용체 작용제 / 124
벨론 링 / 338
보상행동 / 264
보조 스위치 / 36
보톡스 / 186
보톡스 치료 / 187
보툴리눔독소 / 187
보험적용 / 156
복식호흡법 / 79
복압 / 144
복측 앞 시각 영역
(Ventral Lateral Preoptic Area, VLPO) / 36
복합 수면관련 행동
(Complex sleep-related behaviors) / 117
부프로피온 / 238
불면장애 / 89
불면증 / 85
불면증 치료약물 / 116
불면증 특징 / 88
불면증심각성척도 / 90
불면증치료를 위해 승인된 처방의약품 / 116
불수의적 사지움직임 / 172
불안 장애 / 312
불안감 / 29
불안정한 기분(mood irritability or disturbance) / 144
불충분한 수면증후군 / 226
비갑개 비대 / 145
비강내 용종 / 145
비대 / 145
비렘수면 / 29
비렘수면 수면장애 / 211
비렘수면 주기 / 38
비렘수면기 / 37
비만 / 4
비벤조디아제핀 수면제 / 116
비약물요법 / 165
비중격 측만 / 145
비침습적 / 19
비타민 D / 164
빈도 / 90
빛 공해 / 61
빠른 안구 운동(Rapid Eye Movement) / 12

(ㅅ)

사건수면(Parasomnia) / 202
사지운동 / 172
산소 포화도 / 145
삼환계 항우울제 / 126
상기도 / 136
상기도 폐색 / 152
상상 연습 / 323
상상유도요법(guided imagery therapy) / 206
생리지표평가 / 277
생리학적 리듬 / 264
생물학적 욕동 연구 / 70

생체 적합 배터리 기술 / 348
생체리듬 / 11
생체리듬치료법 / 291
생체시계 / 243
생체시계 교란 / 257
생체시계의 매커니즘 / 15
생체시계의 반응성 / 276
생활 만족도 / 265
선택적 세로토닌 재흡수억제제(SSRI) / 213
섭식장애 / 209
섭취 조절 / 152
성욕의 감소(decreased libido) / 144
성장호르몬 / 29
세로토닌 / 37
세로토닌 노르에피네프린 재흡수 억제제(SNRI) / 321
세르트랄린 / 237
세토토닌 농도 / 37
소아 / 164
소아 수면무호흡증 / 154
소음 / 60
소인 / 96
소프트웨어 / 344
솔기핵(raphe nucleus) / 36
솜즈(Somzz) / 345
수면 뇌파 / 10
수면 단계 / 10
수면 보조제 / 116
수면 부족 / 28
수면 불만족감 / 89
수면 스위치 / 36
수면 시간 / 125
수면 욕구 / 71
수면 일주기성 / 30
수면 중 공황발작(Sleep panic attack) / 320
수면 최면 / 334
수면 항상성 / 30
수면 후반부 / 38
수면-기상 습관 / 264
수면-기상 시각 설정법 / 67
수면각성습관 / 274
수면각성지연법 / 294
수면개시의 어려움 / 92
수면경험 / 69
수면골격 / 63
수면기회 / 70
수면노화 / 39
수면다리경련(Sleep-Related Leg Cramps) / 182
수면다원검사 / 145
수면다원검사기기 / 19
수면마비 / 223
수면무호흡증 / 136
수면반응 / 69
수면방추 / 10
수면방추파 / 10
수면보조식품 / 128
수면보행증(Sleep walking) / 203
수면분절상태 / 198
수면상태오지각(sleep state mispeception) / 99
수면생리 / 25
수면생리(Sleep Physiology) / 28
수면섭식장애(Sleep-Related Eating Disorder, SRED) / 210
수면습관 / 61
수면습관 요인 / 63
수면시간 설정법 / 68
수면압 / 31
수면위상변화 / 292
수면위생 / 60
수면유지의 어려움 / 92
수면의 분절화 / 144
수면의 질 / 30
수면의 파편화 / 323
수면의학 / 1
수면의학의 미래 / 21
수면의학의 아버지 / 11
수면이갈이(Sleep-Related Bruxism) / 185
수면일기 / 90
수면잠복기반복검사(MSLT) / 227
수면장애로의 불면증 / 92
수면전반부 / 203
수면제한법(Sleep Restriction Therapy) / 70
수면증상 / 144
수면질 저하 / 30
수면테크 / 23
수면효율 / 39
수보렉산트 / 125
수술적 처치 / 154
수술적 치료 / 154
수잔 레이건 / 220
수행 능력 / 265
순응도 / 153
숨 헐떡거림(gasping) / 144

스마트폰 어플 / 339
스컬캡 / 129
스크린 케이지 / 10
스트라모늄 / 129
스트레스 호르몬 / 22
스트레칭 / 183
스필만(Arthur Spielman) / 96
슬립테크(Sleeptech) / 23
시간 당 수면무호흡지수(Apnea-hypopnea Index, AHI) / 145
시계세포 / 246
시계유전자 / 248
시계유전자(Clock genes) / 249
시교차상핵 / 13
시모어 벤저(Seymour Benzer) / 248
시상 / 36
시상하부 / 36
시상하부(hypothalamus) / 36
시상하부교차상핵(SCN) / 246
시차(Jet lag)장애 / 287
식물 추출물 / 116
신경 가소성 / 314
신경성 폭식증 / 215
신경세포(뉴런) / 37
신경인지모형 / 98
신경전달물질 / 22
신경퇴행성 변화 / 308
신경퇴행성 질환 / 194
신경퇴행성장애 / 196
신경펩티드 / 125
신부전 / 173
신체 위치(body position) / 145
신체각성 / 98
신체검진 / 144
신체기능 / 68
신체긴장감 / 76
신체이완 / 76
신체적·심리적 항상성 / 29
신칸센 열차 졸음사고 / 137
실시간 모니터링 / 338
심리치료 / 206
심박 조율기 / 345
심박수 / 12
심부 뇌 자극기(deep brain stimulators) / 345
심부체온 / 61
심신 의학 / 330
심장 질환 / 30
심혈관 질환 / 30
쎄타파 / 38

(ㅇ)

아데노신 / 32
아동 / 29
아래턱전향장치(Mandibular advancing device,MAD) / 154
아리피프라졸 / 237
아메드 바함맘 교수 / 239
아밀로이드 / 30
아세트아미노펜 / 184
아세틸콜린 / 37
아침 기상 시 두통(morning headache) / 144
아침-밝은 빛 치료 / 293
아침형 / 263
아침형-저녁형 설문지 / 277
아침형/저녁형(Morningness-Eveningness, ME) / 264
악몽 기록 / 323
악몽 재구성 / 323
악몽(Nightmare) / 202
알츠하이머 / 30
알츠하이머병 / 30
알코올 / 60
알파파 / 10
알프라졸람 / 128
알프레드 리 루미스 / 10
암 / 258
암시 / 332
앞당겨진 수면각성위상장애 / 278
액티그라피 평가 / 277
액티그래프 / 277
액티워치 / 90
액티워치 검사 / 112
야간 수면 분절 / 304
야간배뇨(nocturia) / 144
야간수면분절 / 30
야뇨증(bedwetting) / 144
야생 대추씨 / 116
야식증후군(NES) / 214
야행성 공황발작(nocturnal panic attack) / 320
약물 복용량 / 118
약물 복용시점 / 118
약물학적 치료 / 165
양극성 장애 / 128

양압 / 153
양압기 / 20
어드밴스드 브레인 모니터링 / 339
억제성 메커니즘 / 249
억제성 신경전달물질 / 36
에너지 보존 / 29
에너지 소비 / 29
에밀 크래펠린 / 314
에스조피크론 / 125
에스타졸람 / 124
에조피클론 / 117
엑봄(Karl Ekbom) / 162
엠씨스퀘어 / 346
엡워스 졸림 척도(Epworth Sleepiness Scale, ESS) / 156
여성호르몬 / 266
역설 / 78
역설법 (Paradoxical Intention) / 76
역설적 인지오류 / 96
역설적 지침 / 76
연구개 / 136
연수 / 36
영속인자 / 97
옆등면피개핵(Laterodorsal Tegmental Nucleus, LDT) / 37
옆머리두통(측두두통) / 185
예민성 / 64
예지몽 (Precognitive dreams) / 50
오렉신 / 37
오렉신 A / 125
오렉신 B / 125
오렉신 뉴런 / 37
오렉신 수용체 길항제 / 116
오렉신 시스템 / 125
오프라벨(Off-label) / 116
온욕 / 184
올란자핀 / 237
올빼미형 / 264
완치 / 157
왜곡된 신념 / 76
외상 후 스트레스장애(PTSD) / 322
외상의 재경험 / 322
외인성 멜라토닌 / 297
용량 의존적 / 124
우슬초 / 129
우울증 / 311
운동 / 39
운동실조 / 117
원격소통 / 338
원격의료 / 21
원발성 수면섭식장애 / 211
원인인자 / 97
웨어러블 기기 / 20
웨어러블 이식형 전자약 / 346
위상성 상승 / 186
윌리스(Thomas Willis) / 162
윌리스-엑봄병(Willis-Ekbom disease) / 162
유도(induction) / 331
유두융기핵(tuberomammillary nucleus) / 36
유발인자 / 97
유전성 하지불안증후군 / 164
유진 아세린스키 / 12
음압 상태 / 152
이뇨제 / 183
이른 아침각성에 따른 재입면의 어려움 / 92
이미지 연상치료 / 323
이부프로펜 / 184
이식 / 345
이완요법(Relaxation Therapy) / 78
이완훈련(relaxation training) / 206
이차성 렘수면장애 / 196
이차성 불면증 / 96
인두(목구멍) / 136
인슐린 저항성 증가 / 22
인지각성 / 98
인지기능 / 306
인지능력 / 306
인지오류 / 83
인지치료 / 80
인지행동치료(Cognitive Behavioral Therapy) / 76
일반의약품(OTC) / 116
일주기 불일치(misalignment) / 274
일주기 유형의 변화 / 266
일주기리듬 / 246
일주기리듬 수면장애 / 274
일차성 불면증 / 96
임신 / 51
입 / 136

(ㅈ)

자가면역질환 / 221
자각몽 (Lucid dreaming) / 50

자극가치 / 69
자극조절법(Stimulus Control Therapy) / 69
자동행동 / 223
자살위험성 / 120
자세요법 / 152
자유철 / 165
자율신경계 과각성 / 322
자폐증 / 206
작은 턱 / 145
잔류부작용 / 124
잔류효과 / 124
잔류효과 부작용 / 125
잘레플론 / 116
잠 / 28
잠에 대한 인식 / 18
잠의 기능 / 29
잠자는 숲속의 공주(Sleeping Beauty) / 220
저녁형 / 263
저용량 독세핀(3mg 및 6mg) / 126
전두엽 / 29
전자약(electroceutical) / 345
점진적 근육이완법 / 78
정맥혈 / 32
정보의 정확성 / 340
정서적 안정 / 29
정신건강문제 / 22
정신장애진단 및 통계편람(DSM) / 89
제프리 홀 / 13
조각잠 / 30
조건반응 / 98
조건화 / 90
조건화 각성 / 98
조건화 반응 / 98
조절망상 / 78
조증 / 313
조피클론 / 116
조현병 / 128
졸도발작 / 220
졸피뎀 / 116
종달새형 / 264
주간증상 / 144
주기 / 172
주기사지운동장애 / 172
주기성사지운동장애 / 172
주변 온도 / 61
주요 우울 장애 / 235
주의력결핍과잉행동장애(ADHD) / 164
중간형 / 264
중뇌 / 36
중추 신경계 / 36
중추신경계 억제 / 117
중추신경자극제 / 228
쥐 / 182
지속적 양압기 치료 / 153
지속적 양압술 / 153
직장 체온 / 248
진정제 / 118
진통제 / 169
질환의 이질성 / 88

(ㅊ)

차별 / 239
척추질환 / 173
천연 성분 / 116
철분 / 163
철분제 / 165
청각예민성 / 98
청반(locus ceruleus) / 37
체액 저류 / 152
체온 / 29
체온 변화 / 39
체중 감량 / 152
체중감소 / 152
체중조절 / 152
체질량지수 / 144
초파리 유전자 / 13
최대 권장량 / 118
최면 / 330
최면요법 / 330
출현 / 332
취침 시간 / 63
치과용 마우스가드 / 186
치매 / 304
치매 약물 / 41
치아결손 / 189
치아나 턱관절통증 / 185
치아마모 / 185
치아파절 / 185

(ㅋ)

카모마일 / 116

카바 / 129
카페인 / 62
코골이 / 136
코르티솔 / 22
콜린성 뉴런 / 37
콜린성 물질 / 313
쿠에타핀 / 128
퀘제팜 / 124
퀴닌 / 183
크네히트와 미틀러 / 220
크로노테라피 / 292
클라인-레빈 증후군(Kleine-Levin syndrome) / 226
클로나제팜 / 128

(ㅌ)

타우단백질 / 30
탈력발작 / 222
탈력증 / 222
태몽 / 51
테마제팜 / 124
템플스테이 / 61
토마스 에디슨 / 18
튜닝 / 252
트라조돈 / 127
트리아졸람 / 117
트립토판 / 129
특발성 렘수면장애 / 196
특발성 수면과다증(Idiopathic hypersomnia) / 226

(ㅍ)

파킨슨병 / 173
파편화 / 52
패션플라워 / 129
페니실린/퀴놀론 계열의 항생제 / 183
페리틴 / 165
펩타이드 / 37
편도 / 136
편도선 부종 / 137
편도체 / 49
평균 수면 대기 시간 / 227
평균 수면잠복기 / 235
폐 / 136
폐쇄성 수면무호흡증 / 235
표준시계(중추시계) / 247
프라믹펙솔 / 197
프라이버시 침해위험성 / 340
프라조신(알파 아드레날린 길항제) / 323
플라시보(대조치료법) / 60
플라크 / 305
플루라제팜 / 124
피리어드(period) / 249
피츠버그수면질척도 / 90
피터 하우리(Peter Hauri) / 60

(ㅎ)

하드웨어 / 345
하악 후퇴 / 145
하이포크레틴 / 37
하이포크레틴 세포파괴 및 농도감소 / 221
하이포크레틴-오렉신 수치 / 321
하지불안(restless legs) / 162
하지불안증후군 / 162
하지불쾌감 / 162
학습과 기억 / 20
한국판 아침형-저녁형 설문 / 266
한버거 / 10
합성 화합물 / 128
항경련제 / 127
항불안제 / 128
항상성 조절 / 70
항우울제 / 127
항정신병 및 항우울제 약물 / 211
항정신병 약물 / 127
항콜린성 부작용 가능성 / 126
항히스타민제 / 128
해마의 활성화 / 47
행동치료 / 81
행동학적 요인 / 62
현실검증력 / 237
혈관성 치매 / 307
혈관수축 / 163
혈액순환장애 / 166
협착 / 144
협착경향성 / 152
호흡 정지 / 144
호흡노력 / 152
호흡명상법 / 79
호흡수 / 39
호흡억제 작용 / 117
호흡역동학적 / 152

호흡잡음 / 136
혼미각성상태(Confusional arousals) / 204
홉 / 129
환경 적응 / 248
환경적 요인 / 61
활동기록기평가 / 90
회복 / 18
후두개 / 136
후퇴한 턱 / 137
휴대용 광치료 장치 / 112
히스타민 수용체 길항제 / 126
히스타민(histamine) / 36
히스타민작용 / 116
히포크라테스 / 314
히포크레틴 / 125
힐링핏 / 346
힘줄 / 182

알기 쉬운 수면 이야기

1판 1쇄 발행　2025년 2월 28일
1판 2쇄 발행　2025년 8월 29일

지은이 / 김성재
발행인 / 김춘성
발행처 / 조선대학교 출판부
주소 / [우] 61452　광주광역시 동구 조선대길 146
전화 / (062) 230-6167
팩스 / (062) 608-5220
등록번호 / 제27호(84.9.25)

정가　15,000원
ISBN　978-89-8439-556-5 93510

본 도서는 조선대학교에 재직 중인 교원의 저작 의욕을
고취하기 위하여 지원하는 특별연구비로 출판되었습니다.